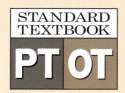

標準理学療法学・作業療法学
専門基礎分野

■シリーズ監修
奈良　勲　広島大学・名誉教授
鎌倉矩子　広島大学・名誉教授

生理学
第5版

■執筆
岡田隆夫　順天堂大学大学院医学教育学・特任教授
鈴木敦子　人間総合科学大学人間科学部・教授
長岡正範　順天堂大学大学院リハビリテーション医学・客員教授

医学書院

標準理学療法学・作業療法学　専門基礎分野
生理学

発　　　行	2000 年 4 月 15 日	第 1 版第 1 刷
	2003 年 4 月 15 日	第 1 版第 6 刷
	2003 年 9 月 15 日	第 2 版第 1 刷
	2005 年 6 月 1 日	第 2 版第 3 刷
	2007 年 1 月 1 日	第 3 版第 1 刷
	2013 年 5 月 1 日	第 3 版第 10 刷
	2013 年 8 月 1 日	第 4 版第 1 刷
	2017 年 10 月 1 日	第 4 版第 6 刷
	2018 年 11 月 15 日	第 5 版第 1 刷Ⓒ
	2019 年 10 月 1 日	第 5 版第 2 刷

シリーズ監修　奈良　勲・鎌倉矩子

著　　　者　岡田隆夫・鈴木敦子・長岡正範

発　行　者　株式会社　医学書院
　　　　　　代表取締役　金原　俊
　　　　　　〒113-8719　東京都文京区本郷 1-28-23
　　　　　　電話　03-3817-5600(社内案内)

印刷・製本　三美印刷

本書の複製権・翻訳権・上映権・譲渡権・貸与権・公衆送信権(送信可能化権を含む)は株式会社医学書院が保有します.

ISBN978-4-260-03644-3

本書を無断で複製する行為(複写,スキャン,デジタルデータ化など)は,「私的使用のための複製」など著作権法上の限られた例外を除き禁じられています.大学,病院,診療所,企業などにおいて,業務上使用する目的(診療,研究活動を含む)で上記の行為を行うことは,その使用範囲が内部的であっても,私的使用には該当せず,違法です.また私的使用に該当する場合であっても,代行業者等の第三者に依頼して上記の行為を行うことは違法となります.

JCOPY　〈出版者著作権管理機構　委託出版物〉
本書の無断複製は著作権法上での例外を除き禁じられています.複製される場合は,そのつど事前に,出版者著作権管理機構(電話 03-5244-5088,FAX 03-5244-5089,info@jcopy.or.jp)の許諾を得てください.
＊「標準理学療法学・作業療法学」は株式会社医学書院の登録商標です.

刊行のことば

　わが国に最初の理学療法士・作業療法士養成校がつくられたときから，はや30余年が過ぎた．いま全国の理学療法士・作業療法士養成校の数は，それぞれ100を超えるに至っている．はじめパラメディカル（医学に付属している専門職）を標榜していた2つの職種は，いつしかコメディカル（医学と協業する専門職）を自称するようになり，専門学校のみで行われていた養成教育は，短期大学，大学でも行われるようになった．そこで教授されているのは，いまや理学療法，作業療法ではなく，理学療法学，作業療法学である．教育大綱化の波はこの世界にも及び，教育の細部を法令によって細かく規制される時代は去った．

　だがこうした変革のなかでも，ほとんど変わらずに引き継がれてきたものはある．それは，専門基礎教育と呼ばれるものである．「人」「疾患と障害」「保健医療福祉の理念」についての教育科目群を関係者はこのように呼ぶ．特に前2者はいわゆる基礎医学系科目，臨床医学系科目と見かけが同じであるが，実際は理学療法学・作業療法学教育にふさわしいものとなるように，力点を変えて教えてきたものである．内容再編の方法は個々の教師にゆだねられていた．理学療法学生，作業療法学生専用のテキストはなかった．

　しかしいま，固有の教科書を生み出すべき時がやってきた．全国にかつてないほど沢山の理学療法学生，作業療法学生，そして新任の教師たちが生まれている．ベテランの教師たちに，テキストの公開を要請すべき時がやってきたのである．

　かくして，本教科書シリーズ「標準理学療法学・作業療法学　専門基礎分野」は企画された．もちろんこのほかに，それぞれの「専門分野」を扱うシリーズがなくてはならないが，これは別の企画にゆだねることになった．

　コメディカルを自称してきた人々のなかに，医学モデルからの離脱を宣言する人々が現れるようになって久しい．この傾向は今後加速されるであろうが，しかしどのような時代が来ようとも，理学療法学・作業療法学教育のなかで，人の身体と心，その発達，そして疾患と障害の特性を学ぶことの意義が失われることはないであろう．理学療法が理学療法であり，作業療法が作業療法であるために，これらの知識は常に必須の基盤を提供してきたのだから．

1999年12月

シリーズ監修者

第5版　序

　第4版を発行してから5年が経過した．この間，本書は多くの方々にご支持いただき，このたび第5版を発行する運びとなった．

　本書は，第4版から岡田隆夫と長岡正範が執筆にあたった．これまで医学生や看護学生向けの書籍を執筆するなかで学んだノウハウを生かして，「読みやすく」かつ「理解しやすい」教科書とするように努めたが，発行後，さまざまなご意見をいただいた．いずれも貴重なご意見であり，ありがたく真摯に受け止めている．

　第5版からは，新たに鈴木敦子が執筆に加わった．鈴木は，大学において理学療法学科・作業療法学科の教育に長く携わり，国家試験対策にも精通しており，本書を新たな視点から見直し，強力に補完してくれた．

　改訂にあたっては，理学療法士・作業療法士として知っておくべき生理学について，どういう言葉や文脈で記載するとよいかも含めて，あらためて検討した．内容面においては，超高齢社会である現状をふまえて，「老化」について第15章に新たに加筆し，「第16章　運動生理」も大幅に改めた．また，表記においては，同じものを意味する言葉でも，呼称や言い回しが異なると，学生は混乱することから，特に国家試験で出題される言葉との離齬がないように配慮した．

　第5版では，各章末に「復習のポイント」として，章の要点を箇条書きでまとめ，文中のキーワードを穴埋め形式にした．ここを読めば，章のポイントを復習できると同時に，自らの理解度を確認できる．また，巻末には過去の国家試験問題を章ごとに抜粋し，解説と解答を載せ，本書の関連ページを記載した．読者の日々の復習や国家試験対策に役立てば幸いである．

　「理学・作業療法との関連事項」では，各章で解説した生理学的機能が，どのように臨床と関連するかをわかりやすく説明した．また，随所に「NOTE」として，基本事項の解説，およびやや専門的な解説を挿入した．生理学の理解を深め，視野を広めるきっかけとしてご活用いただければ幸いである．

　生理学は学ぶべき知識が膨大で，「難解」という印象を抱きがちだが，すべて自分の身体で生じている現象のことである．本書を通して，生理学の面白さを感じていただければ，これ以上の幸せはない．

　本書の記述および図版の正確さには，細心の注意を払ったつもりである．しかし，まだまだ不備な点があるかもしれない．読者の方々からの忌憚のないご意見，ご指摘など頂戴できれば幸いである．

　最後になったが，今回の改訂でも医学書院医学書籍編集部と制作部にたいへんお世話になった．こころから感謝申し上げる．

2018年9月

著者を代表して　岡田隆夫

初版　序

　生体は高度に分化した細胞から構成されているが，一定の機能を有する細胞が集まって組織や器官(臓器)を形成している．また，器官がいくつか集まって特定の働きを営む系を構成している．生体はさらにいくつかの系が互いに作用し合って生体内外の種々の変化に適応して生体全体として調和のとれた生命現象が営まれている．すなわち，組織あるいは器官の機能が共同して生体全体が一定の動的平衡状態を保っている．この状態を保つには神経性と体液性調節による多くのフィードバック機構が関与している．

　生理学(physiology)は，このような生命現象の仕組みや意義について総合的に解明する生体科学ないし生命科学である．一方，生理学の研究分野は時代とともに細分化し，遺伝子・分子レベル，細胞レベル，組織・器官レベル，個体レベル，集団レベルと広範なレベルにまたがっている．

　将来，医療に携わる人にとって基礎医学を包含したヒトの生体機能を学ぶ生理学は解剖学とともに欠かせない学問である．しかし，理学・作業療法士のための生理学の講義時間数は実習を含めても十分とはいえず，医学部の生理学の約半分の時間数である．したがって，生理学の全般を広く深く学ぶことは到底できない．また，理学・作業療法士向けの生理学テキストは少なく，これまで医学生向けのテキストを用いざるをえなかった．

　本書は生理学の広い分野を詳細に記述するのではなく，理学・作業療法士向けのテキストとして編集されたが，その他の医療職を目指す人にも使用できるように心がけた．

　本書の構成は，まず生命現象の基本としての細胞機能と生体内の情報伝達機構を，次いで，植物と動物に存在する機能を系別に，そして，動物に特有な機能とし，全体として生理機能が理解しやすいように心がけた．

　執筆にあたっては，生体機能が理解しやすいように，できるだけ平易かつ簡潔な記述とし，多くの図や表を挿入することで視覚的にも理解しやすくした．また，理学・作業療法に重要な神経系，感覚系と筋系については比較的多くの紙面を割くとともに，生理学の実習にも役立つようにした．さらに，各章のはじめに「学習目標」を，おわりに「復習のポイント」を設け，紙面の許す限り「理学・作業療法との関連事項」を挿入した．巻末には「セルフアセスメント」として，学習の定着度を確認するための練習問題を用意し，解答と解説を加えた．

　しかし，本書の記述内容では，分野によって説明不足の部分があるかとも思う．もし不足の部分があれば，それぞれの専門書を参照していただきたい．

最後に，本書の編集と制作にあたり医学書院編集部坂口順一氏ならびに制作部平賀哲郎氏に心から感謝します．

2000 年 3 月

著者

目次

序説 PT・OT にとっての生理学　1

A　生理学とは……………………………1
B　対象者の状態を理解するために…………1
C　理学・作業療法との関連事項…………2

1　生命現象と人体　3

A　身体の階層性………………………………3
　1　組織……………………………………3
　2　器官……………………………………4
　3　器官系…………………………………5
B　生命現象……………………………………5
　1　ろうそくの燃焼と生命現象……………5
　2　人体におけるエネルギー産生…………5
　3　ヒトがヒトらしく生きるために………8
C　水……………………………………………8
　1　体内に含まれる水………………………8
　2　浸透圧…………………………………8
　3　低張，高張，等張………………………9
D　ホメオスタシスと負のフィードバック……10
　1　ホメオスタシス………………………10
　2　負のフィードバック…………………10
E　理学・作業療法との関連事項……………11

2　細胞の構造と機能　13

A　細胞の構造と機能………………………13
　1　細胞膜…………………………………13
　2　核………………………………………14
　3　細胞小器官……………………………16

B　静止電位と活動電位……………………16
　1　静止電位………………………………17
　2　活動電位………………………………18
C　理学・作業療法との関連事項…………19

3　神経の興奮伝導と末梢神経　21

A　神経細胞の構造…………………………21
B　興奮の発生と伝導………………………22
　1　興奮の発生……………………………22
　2　活動電位の発生と局所電流…………22
　3　跳躍伝導………………………………23
C　末梢神経の種類…………………………23
　1　機能による分類………………………23
　2　部位による分類：脳神経と脊髄神経…23
　3　神経線維の分類………………………24
D　自律神経…………………………………24
　1　交感神経………………………………25
　2　副交感神経……………………………26
E　シナプスにおける興奮の伝達…………26
　1　シナプスの構造………………………26
　2　神経伝達物質の放出…………………27
　3　活動電位の発生………………………28
　4　興奮の伝達……………………………29
　5　放出された神経伝達物質の処理………30
　6　神経伝達物質の種類…………………30
F　理学・作業療法との関連事項……………31

4　中枢神経系　33

A　中枢神経系とは…………………………33
　1　中枢神経系の構成……………………33

ix

2　中枢神経系の機能······················34
　　3　中枢神経系を保護するメカニズム·······34
　B　脊髄·····································34
　　1　脊髄の構造······························34
　　2　脊髄の上行路と下行路·················35
　　3　脊髄反射······························36
　C　脳幹·····································38
　　1　脳幹の機能······························38
　　2　自律神経中枢··························38
　　3　脳幹がつかさどる反射と脳死判定·······38
　　4　脳幹と姿勢の維持·····················39
　　5　網様体賦活系··························39
　D　小脳·····································40
　　1　小脳の機能······························40
　　2　小脳への入出力·····················40
　　3　運動学習······························40
　E　間脳：視床と視床下部·················40
　　1　視床·································41
　　2　視床下部······························41
　F　大脳皮質·····························42
　　1　前頭葉·································42
　　2　頭頂葉·································43
　　3　側頭葉·································43
　　4　後頭葉·································44
　G　脳の高次機能··························44
　　1　学習·································44
　　2　記憶·································45
　　3　随意運動······························46
　　4　脳波·································46
　　5　覚醒と睡眠······························47
　H　大脳基底核と脳梁·····················48
　I　辺縁系·································49
　J　脳室と脳脊髄液・血液脳関門·········49
　　1　脳脊髄液の機能·····················49
　　2　血液脳関門の機能·················50
　K　理学・作業療法との関連事項·········50

5　筋と骨　53

　A　筋の分類·································53
　B　骨格筋·································53
　　1　骨格筋の構造··························53
　　2　神経による骨格筋の支配·············54
　　3　骨格筋の興奮収縮連関·················56
　　4　骨格筋の収縮··························57
　　5　骨格筋線維の種類·····················61
　　6　筋の肥大と萎縮·····················62
　　7　筋紡錘と Golgi 腱器官·················62
　　8　筋電図·································63
　C　心筋·····································64
　　1　心筋の活動電位と興奮収縮連関·······65
　　2　収縮経過と不応期·····················65
　　3　長さ-張力関係·····················65
　　4　収縮性······························66
　D　平滑筋·································66
　　1　平滑筋の機能··························66
　　2　張力の発生と収縮·····················66
　E　骨·······································66
　　1　骨の構造······························67
　　2　骨の形成と吸収·····················67
　　3　骨の成長······························67
　　4　骨の老化······························68
　F　理学・作業療法との関連事項·········69

6　感覚　71

　A　感覚とは·································71
　　1　適刺激と閾値··························71
　　2　Weber の法則··························72
　　3　感覚の順応··························72
　B　体性感覚·································73
　　1　皮膚感覚······························73
　　2　深部感覚······························73
　C　内臓感覚·································73

1 臓器感覚………………………73		
2 内臓痛覚………………………74		
D 特殊感覚…………………………74		
1 視覚……………………………74		
2 聴覚と平衡感覚………………79		
3 味覚と嗅覚……………………81		
E 理学・作業療法との関連事項……………84		

7 血液 86

A 血液の組成と機能………………………86	
1 血液の組成……………………86	
2 血液の機能……………………86	
B 赤血球……………………………………88	
1 赤血球の形態…………………88	
2 赤血球数，ヘモグロビン濃度，ヘマト	
クリット値……………………88	
3 赤血球による酸素の運搬……89	
4 赤血球の新生…………………90	
5 赤血球の破壊(溶血)…………91	
6 貧血……………………………92	
C 白血球……………………………………93	
1 白血球の分類と機能…………93	
2 身体の防御機構………………94	
D 血小板……………………………………95	
1 血小板の形態と機能…………95	
2 血液凝固のメカニズム………96	
3 線維素溶解(線溶)……………96	
E 血漿………………………………………96	
1 電解質…………………………96	
2 グルコース……………………97	
3 血漿タンパク…………………97	
F 血液型……………………………………98	
1 ABO 式血液型…………………98	
2 Rh 式血液型…………………98	
3 主要組織適合抗原……………99	
G 理学・作業療法との関連事項……………99	

8 心臓と循環 102

A 血液の循環………………………………102	
1 心臓の働き……………………102	
2 全身の循環経路………………102	
B 心臓の興奮と刺激伝導系………………103	
1 心筋細胞の構造………………103	
2 心筋の活動電位の特徴………103	
3 自動性による興奮の発生……104	
4 神経による調節………………105	
5 刺激伝導系と興奮伝導速度…………105	
C 心電図……………………………………106	
1 心電図の導出法………………106	
2 Einthoven の正三角形と電気的心軸…107	
3 波形の異常……………………107	
D 血液の拍出と血圧………………………109	
1 血液の拍出……………………109	
2 血圧……………………………109	
E 心周期……………………………………114	
1 等容性収縮期…………………114	
2 拍出期…………………………115	
3 等容性弛緩期…………………115	
4 充満期…………………………115	
5 心音の種類……………………115	
F 前負荷・後負荷と収縮性………………115	
1 前負荷…………………………115	
2 後負荷…………………………116	
3 収縮性…………………………116	
G 心機能曲線………………………………116	
H 血圧の調節………………………………117	
1 筋原性反応による調節………118	
2 液性因子による調節…………119	
3 自律神経による調節…………120	
4 腎臓による調節………………121	
5 代謝需要による血流の再配分………121	
I 微小循環と物質交換……………………122	
1 毛細血管の構造………………122	
2 濾過と再吸収…………………122	

xii ● 目次

3　物質の移動：拡散……………………122
4　浮腫…………………………………123
J　静脈還流………………………………123
1　起立性低血圧………………………124
2　筋ポンプ……………………………124
K　臓器循環………………………………124
1　冠循環………………………………124
2　脳循環………………………………125
3　門脈循環……………………………126
4　皮膚循環……………………………126
5　肺循環………………………………126
L　リンパ循環……………………………127
M　理学・作業療法との関連事項………127

9　呼吸とガスの運搬　131

A　外呼吸と内呼吸………………………131
B　気道と肺胞……………………………131
1　鼻腔…………………………………132
2　咽頭…………………………………132
3　喉頭…………………………………132
4　気管と気管支………………………133
5　肺胞…………………………………134
C　呼吸運動………………………………134
1　吸息…………………………………134
2　呼息…………………………………134
3　呼吸筋の神経支配…………………134
4　補助呼吸筋…………………………134
D　呼吸気量………………………………135
1　呼吸数………………………………135
2　1回換気量と死腔…………………135
3　予備吸気量と予備呼気量…………135
4　肺活量………………………………136
5　残気量と機能的残気量……………136
6　1秒率………………………………136
7　肺胞換気量と毎分肺胞換気量……137
E　ガス交換とガスの運搬………………137
1　肺におけるガス交換………………137

2　血液によるガスの運搬……………138
F　呼吸の調節……………………………138
1　呼吸中枢……………………………139
2　化学受容器…………………………139
3　肺の伸展受容器を介する反射……139
G　病的呼吸………………………………140
1　過換気症候群………………………140
2　睡眠時無呼吸症候群………………140
3　Kussmaul 呼吸 ……………………140
4　Cheyne-Stokes 呼吸 ………………141
5　換気障害……………………………141
6　拡散障害……………………………142
7　CO_2 ナルコーシス ………………142
8　呼吸不全……………………………142
H　理学・作業療法との関連事項…………142

10　尿の生成と排泄　144

A　腎臓の役割……………………………144
1　尿の生成……………………………144
2　内分泌機能…………………………144
B　腎臓の構造……………………………145
1　腎単位(ネフロン)…………………145
2　腎臓の血流…………………………145
C　尿の生成………………………………145
1　腎小体における血液の濾過………146
2　近位尿細管における再吸収と分泌……146
3　Henle ループにおける間質浸透圧勾配
　の形成………………………………147
4　集合管における尿の濃縮…………148
D　クリアランス…………………………149
1　クリアランス………………………149
2　糸球体濾過量………………………149
3　腎血漿流量…………………………150
4　妊娠時の変化………………………150
E　排尿……………………………………150
1　排尿路………………………………150
2　蓄尿反射……………………………150

3　排尿反射‥‥‥‥‥‥‥‥‥‥151
F　尿の性状と排尿の異常‥‥‥‥‥‥151
1　尿量の異常‥‥‥‥‥‥‥‥‥151
2　尿の成分の異常‥‥‥‥‥‥‥152
3　排尿の異常‥‥‥‥‥‥‥‥‥152
G　理学・作業療法との関連事項‥‥‥‥153

11　酸塩基平衡　　　155

A　血漿の pH 調節‥‥‥‥‥‥‥‥‥155
1　pH 調節と緩衝系‥‥‥‥‥‥155
2　炭酸・重炭酸緩衝系‥‥‥‥‥155
B　アシドーシスとアルカローシス‥‥‥157
1　呼吸性アシドーシス‥‥‥‥‥157
2　呼吸性アルカローシス‥‥‥‥157
3　代謝性アシドーシス‥‥‥‥‥157
4　代謝性アルカローシス‥‥‥‥157
C　理学・作業療法との関連事項‥‥‥‥158

12　消化と吸収　　　159

A　消化器の役割‥‥‥‥‥‥‥‥‥159
B　口腔内消化と嚥下‥‥‥‥‥‥‥160
1　咀嚼‥‥‥‥‥‥‥‥‥‥‥160
2　嚥下‥‥‥‥‥‥‥‥‥‥‥160
C　食道における食物輸送‥‥‥‥‥‥161
D　胃の役割と消化‥‥‥‥‥‥‥‥161
1　食物の貯蔵と輸送‥‥‥‥‥‥161
2　胃底腺と胃液‥‥‥‥‥‥‥162
3　胃における消化‥‥‥‥‥‥‥163
4　嘔吐‥‥‥‥‥‥‥‥‥‥‥164
E　十二指腸における消化‥‥‥‥‥‥164
1　膵液‥‥‥‥‥‥‥‥‥‥‥165
2　胆汁‥‥‥‥‥‥‥‥‥‥‥165
F　空腸・回腸における消化と栄養素の吸収
‥‥‥‥‥‥‥‥‥‥‥‥‥‥‥166
1　空腸・回腸における消化‥‥‥166

2　空腸・回腸における栄養素の吸収‥‥‥167
G　大腸の役割‥‥‥‥‥‥‥‥‥‥168
1　大腸の吸収能‥‥‥‥‥‥‥168
2　腸内細菌叢‥‥‥‥‥‥‥‥168
3　排便反射‥‥‥‥‥‥‥‥‥168
H　肝臓の役割‥‥‥‥‥‥‥‥‥‥169
1　代謝機能‥‥‥‥‥‥‥‥‥169
2　解毒・排泄機能‥‥‥‥‥‥169
3　ホルモンの不活性化‥‥‥‥‥170
4　胆汁の産生‥‥‥‥‥‥‥‥170
5　貯蔵機能‥‥‥‥‥‥‥‥‥170
6　造血機能‥‥‥‥‥‥‥‥‥170
I　理学・作業療法との関連事項‥‥‥‥170

13　内分泌　　　172

A　内分泌機能とホルモン‥‥‥‥‥‥172
1　ホルモンの役割‥‥‥‥‥‥172
2　ホルモンの種類‥‥‥‥‥‥173
3　ホルモンの分泌調節‥‥‥‥174
B　各腺から分泌されるホルモンの作用‥‥178
1　下垂体と視床下部‥‥‥‥‥‥178
2　甲状腺‥‥‥‥‥‥‥‥‥‥179
3　副甲状腺(上皮小体)‥‥‥‥180
4　副腎皮質‥‥‥‥‥‥‥‥‥181
5　副腎髄質‥‥‥‥‥‥‥‥‥182
6　膵臓‥‥‥‥‥‥‥‥‥‥‥183
7　性腺‥‥‥‥‥‥‥‥‥‥‥184
8　その他の内分泌腺・内分泌細胞‥‥‥185
C　理学・作業療法との関連事項‥‥‥‥185

14　代謝と体温　　　188

A　栄養素‥‥‥‥‥‥‥‥‥‥‥‥188
1　栄養‥‥‥‥‥‥‥‥‥‥‥188
2　物質代謝‥‥‥‥‥‥‥‥‥191
B　エネルギー代謝‥‥‥‥‥‥‥‥192

1	エネルギーの単位	192	

1　エネルギーの単位……………192
2　呼吸商………………………193
3　基礎代謝量…………………193
4　代謝当量……………………193
5　エネルギー必要量…………193
C　体温……………………………193
1　熱の出納……………………194
2　核心温と皮膚温……………195
3　体温調節中枢………………195
4　発熱と解熱…………………197
5　高体温………………………197
6　低体温………………………197
D　理学・作業療法との関連事項……198

15　生殖と発生・成長と老化　199

A　男性生殖機能…………………199
1　男性生殖器…………………199
2　精巣…………………………199
3　精子の形成と成熟…………200
4　勃起と射精…………………201
B　女性生殖機能…………………202
1　視床下部-下垂体系と女性生殖器……202
2　卵巣周期……………………204
3　月経周期……………………204
4　卵の減数分裂………………205
C　受精，着床，胎児の発生……206
1　受精…………………………206
2　卵割と着床…………………206
3　胎盤の機能…………………208
4　胎児の血液循環……………209
5　分娩と授乳…………………210

D　成長と老化……………………210
1　成長…………………………210
2　老化…………………………212
E　理学・作業療法との関連事項……213

16　運動生理　216

A　筋力と持久力…………………216
1　筋力…………………………216
2　持久力………………………216
B　筋収縮のエネルギー源………217
1　クレアチンリン酸系………217
2　グリコーゲン-乳酸系………217
3　有酸素系……………………218
4　酸素負債……………………218
5　運動強度と酸素摂取量……218
C　運動に伴う全身の変化………219
1　循環器………………………219
2　呼吸器………………………220
3　皮膚…………………………220
D　トレーニングの効果…………221
1　筋の変化……………………221
2　全身の変化…………………221
3　筋力の性差…………………221
E　加齢変化………………………222
1　運動ニューロン……………222
2　持久力………………………222
F　理学・作業療法との関連事項……223

生理学分野の国家試験問題と解答，解説……225

索引………………………………241

NOTE

第1章　生命現象と人体
1　浸透圧 ································· 9
2　フィードフォワード ·············· 11

第2章　細胞の構造と機能
1　染色体と数の異常 ·············· 14
2　静止電位 ························ 17
3　活動電位 ························ 18

第3章　神経の興奮伝導と末梢神経
1　複合筋活動電位 ················ 23

第4章　中枢神経系
1　錐体路と皮質延髄路 ············ 36
2　錐体路徴候 ····················· 36
3　痙縮 ···························· 38
4　階層説 ·························· 38
5　陽性徴候と陰性徴候 ············ 39
6　小脳症状 ······················ 40
7　運動連合野 ···················· 42
8　大脳皮質の局所病変がおこす症候群 ··· 44
9　Pavlov の実験 ·················· 45
10　認知症と記憶障害 ············· 46
11　概日リズム ··················· 48
12　脳脊髄液関連疾患 ············· 50

第5章　筋と骨
1　筋収縮の分類 ·················· 60
2　運動単位の種類 ················ 62

第6章　感覚
1　感覚と知覚 ···················· 71
2　二次的な感覚 ·················· 71
3　自律神経過反射 ················ 75
4　側方抑制 ······················ 77
5　Parkinson 病と Alzheimer 型認知症に
　　おける嗅覚障害 ··············· 83

第7章　血液
1　気圧，分圧，血圧 ·············· 90
2　抗がん剤の副作用 ·············· 91
3　運動療法と貧血 ················ 92
4　赤血球増加症 ·················· 92
5　サイトカイン ·················· 95
6　予防接種 ······················ 95
7　播種性血管内凝固症候群 ········ 96
8　膠質浸透圧 ···················· 98

第8章　心臓と循環
1　血圧の単位 ···················· 110
2　層流と乱流 ···················· 112
3　高血圧 ························· 114
4　Ⅱ音の分裂 ···················· 115
5　前負荷，後負荷，収縮性 ········ 116
6　濾過-再吸収の法則 ·············· 123
7　起立性低血圧 ·················· 124
8　門脈圧亢進症 ·················· 126

第9章　呼吸とガスの運搬
1　拡散 ··························· 138

第12章　消化と吸収
1　ヘリコバクター・ピロリ ········ 163
2　セクレチン ···················· 165
3　胆石症 ························· 166

第13章　内分泌
1　Selye のストレス学説 ·········· 182
2　がんと肉腫 ···················· 183

第14章　代謝と体温
1　単糖類，二糖類，多糖類 ········ 188
2　低体温療法 ···················· 198

第16章　運動生理
1　ドーピング ···················· 222
2　サルコペニアとフレイル ········ 222

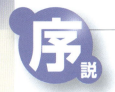

PT・OTにとっての生理学

A 生理学とは

　生理学は，解剖学とならんで医学の基本となる学問である．解剖学が電子顕微鏡などを駆使して微細な構造まで含めて身体の構造を研究する学問であるのに対して，生理学は機能（働き）を研究する学問である．

　私たちの身体をテレビにたとえるならば，テレビがどのような部品で構成され，どのように配線されているのかを調べるのが解剖学，ICチップや抵抗，コンデンサなどがどのように働き，どのような役割を担っているのかを調べるのが生理学である．

　別のたとえをあげよう．▶図1はあるオフィスの様子である．このイラストを見れば机がどのように配置され，エアコンのダクトがどのように配管され，そしてコンピュータが何台使用されているかなどがわかる．これが解剖学である．とこが，この図だけではこのオフィスでどのような仕事が行われ，ここを1日に何人が訪れ，どのような物資が搬入あるいは搬出され，そしてどのような情報がどのように流れているのかはわからない．

　このように対象を，静的ではなく動的に解明しようとする学問が生理学である．

B 対象者の状態を理解するために

　理学療法士・作業療法士は精神・身体機能に障害をもつ人々を対象として，専門知識と技能を駆使してその機能を回復させる手伝いをする．その際に障害されている機能が，本来もっているべき機能からどの程度，そしてどのように障害されているかを判定できなくては話にならない．さらに，たとえば運動器に障害のある人でも，運動器はそれ単独で働いているわけではない．筋肉に酸素や栄養素を送り届ける血液の循環も関係しているし，酸素を取り込む呼吸器や，栄養素を吸収する消化器とも連動する．さらに眼や耳，手足の位置を感知する深部感覚など感覚器系にも影響される．リハビリテーションへの意欲や達成感を生み出す脳の働きも，当然かかわってくる．

　このように，相互に密接に関連して働いている身体内の諸臓器・組織の機能を全体として理解していることが必要となる．

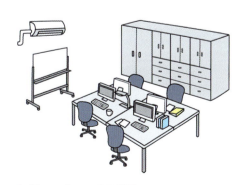

▶図1　オフィスの様子

もう1点，注意すべき事項がある．私たちは体重3kg前後，身長50cm程度の新生児としてこの世に生を受ける．そして成長して思春期をむかえて性的に成熟し，25歳ごろをピークとして，その後加齢に伴って身体機能が次第に衰えていく．対象者が子どもや高齢者である場合は，年齢に伴う機能の変化にも注意する必要がある．多くの教科書に示されている正常値（基準値）は，通常は若年成人のものであり，子どもや高齢者にそのまま当てはまるものではない．たとえば血圧（最高血圧＝収縮期血圧 ➡110頁参照）は，30歳前後の健常者では120mmHg程度であるが，10歳の子どもでは105mmHg程度と低く，70歳の高齢者では，健常者であっても150mmHgと高くなっている．さらに女性では，妊娠しているかどうかでも違ってくる．このような対象者の置かれている状況による変化にも十分に注意する必要がある．

疾病のおこり方には，脳卒中や骨折など急に発症する急性疾患と，変形性関節症や動脈硬化症など徐々に進行する慢性疾患がある．疾患の特徴に合わせたリハビリテーションが重要となる．

次の第1章「生命現象と人体」では，人体の構成と機能を概観する．これは読者の皆さんの基礎知識レベルをそろえるための章である．人によってはすでに知っている内容もあるかもしれないが，知識の確認として利用してほしい．第2章以降で各機能ごとに詳しく解説していく．

▶表1　生物学と医学における用語の違い

生物学	医学
体液性免疫	液性免疫
ゴルジ体	ゴルジ装置
鎌状赤血球貧血症	鎌状赤血球症
杆体細胞/錐体細胞	杆体/錐体
筋繊維/神経繊維	筋線維/神経線維
細尿管	尿細管
生殖腺刺激ホルモン	性腺刺激ホルモン
組織液	間質液（ともいう）
うずまき管	蝸牛

なお，高校で学習した生物学とこれから学習する医学では，名称が微妙に異なるものがある．▶表1にその例をあげる．

C 理学・作業療法との関連事項

■生理学の必要性—臓器，個人，社会とのかかわりについて

肺や心臓の病気をもっていることは，その人にどのような影響を及ぼすだろうか．たとえば，速足で歩くと息が切れてしまう肺気腫の人は，家族との会話や日常生活活動にも制限を感じるだろうし，このような状態が一定期間続けば，仕事にも影響が出るであろう．

リハビリテーションでは，臓器の障害を機能障害（impairment），個人における日常生活活動の遂行の障害を能力低下（disability），さらに，社会のなかでの役割の障害を社会的不利（handicap）と呼ぶ．機能障害と能力低下には，ある程度の因果関係がみられ，障害をもつ人々の治療を行うために，臓器，個人，社会のどのレベルに介入したらよいかの見当をつけることができる．このような考え方は障害モデルと呼ばれる（国際障害分類：International Classification of Impairments, Disabilities and Handicaps；ICIDH）．

一方，人間の働きをさらに広い視点でとらえるべきとして，国際生活機能分類（International Classification of Functioning, Disability and Health；ICF）が提唱されている．人間の生活を，心身機能・身体構造，活動，参加の相互関係としてとらえ，その背景因子として環境因子と個人因子があるという考え方である．

理学療法士・作業療法士として，疾病に基づく臓器，個人の機能回復を目指す場合には，ICIDHの考えをよく理解したうえでICFに含まれる環境因子や個人因子を考えるのがよいだろう．そのためにも，生理学の知識が重要となる．

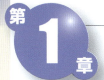

第1章 生命現象と人体

学習目標
- 細胞，組織，器官，器官系の関係を説明できる．
- 生命の維持メカニズムの概略を説明できる．
- 体内に含まれる水とその役割を説明できる．
- 体内環境の調整メカニズムを説明できる．

A 身体の階層性

約35億年前，地球の海の中で生命が誕生した．最初に誕生した生命は，アメーバや細菌（赤痢菌やブドウ球菌など）のような1個の細胞からなる生物である．このような**単細胞生物**が原始の海を漂っていたと考えられている．当時の海水の塩分濃度は0.9％と見積もられており，現在の海水の塩分濃度（約3.5％）と比べてかなり薄かったと推定されている．

その後，何億年にもわたる進化の過程で，複数の細胞からなる**多細胞生物**が誕生した．多細胞生物は単に多くの細胞が集まったものではなく，各細胞が分化して，それぞれ特有の役割を果たすようになっていった．そのなかの一部が陸上に進出し，現在のカエルやヘビ，スズメ，イヌ，そしてヒトなどとなった．

ヒトの身体は約60兆個の**細胞**から構成されており，各細胞は役割に応じて特有の形態をとっている（▶表1-1）．とはいえ，単細胞生物時代と同様に，細胞が生命の基本単位であることには変わりない．

1 組織

同じ役割を担う同種の細胞が集まったものを，組織と呼ぶ．組織は次の4つに分けられる．

a 上皮組織

身体の表面や消化管，気管，血管，膀胱，尿道などの内腔，胸腔・腹腔の表面を覆う．身体の表面を覆う皮膚は強靱で，軟らかい内部を守るとともに，細菌などの侵入を防いでいる．

消化管の内腔表面を覆う粘膜は，栄養素を吸収したり，消化液を分泌したりする．

b 支持組織

コラーゲンなどの線維成分や脂肪細胞を含む．体を支える，臓器の形を保つ，内臓を保護するなどの働きをする．含まれる細胞の種類によって疎性結合組織，緻密結合組織，軟骨組織，骨組織などに分けられる．血液やリンパも支持組織に含まれる．

c 筋組織

文字どおり筋細胞からなる組織である．四肢や胸部などの**骨格筋**組織と，消化管・気管・血管の壁を構成する**平滑筋**組織がある．

消化管では平滑筋の収縮・弛緩によって消化を助ける蠕動運動をおこし，血管では平滑筋の収縮・拡張によって血圧を調節している．

心臓は，心臓独自の細胞である心筋細胞の塊であり，ほとんどが**心筋**組織であるといえる．

▶表 1-1　ヒトの身体を構成する細胞の種類

細胞		特徴
上皮細胞		皮膚を形成するほか，大部分の器官の表面および中空器官の内腔を覆う．ここで示した細胞は小腸粘膜の細胞である
骨格筋細胞		紡錘形の細長い細胞なので，筋線維とも呼ばれる．多核であり，2種類の収縮フィラメントが整然と配列するため，横縞が見られる
神経細胞		電気的シグナルを受け取るための短い突起(樹状突起)と，シグナルをほかの細胞に送るための長い線維(軸索)をもつ
赤血球		酸素を運搬するヘモグロビン分子の入った袋である．細胞としては例外的に無核であり，中心がへこんだ円盤状をしている
白血球(好中球)		形態を自由に変え，アメーバ運動を行って移動したり，異物を貪食する．核は成熟するにつれて球状から棍棒状(桿状核)，枝分かれした形態(分葉核)へと変化する
脂肪細胞		細胞質に脂肪滴を含んでいる．脂肪は，エネルギー産生のための貯蔵物質であるばかりでなく，皮下脂肪として外部からの衝撃をやわらげるクッションの役割も果たす．また，ホルモンなどさまざまな生理活性物質を放出する
精子		父方由来の遺伝子のセットを含む頭部と，卵に向かって推進するための長い鞭状の尾部をもっている
卵細胞		直径約 100 μm と巨大である．母方由来の遺伝子のセットと，初期胚を形成するための最初の細胞分裂に必要なエネルギーを供給する栄養素を含んでいる

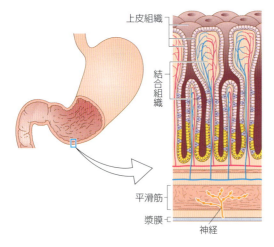

▶図 1-1　胃壁の断面

d 神経組織

　神経細胞の塊である脳や脊髄が代表的である．脳や脊髄から出る末梢神経は，全身の組織に分布して筋の収縮状態を調節したり，分泌腺の活動状態を調節したりしている．

2 器官

　ある目的のために複数の(通常はすべての)種類の組織が組み合わさって形成された構築物で，甲状腺，肺，胃，肝臓，腎臓などが該当する．
　▶図 1-1 は胃壁の断面の模式図である．内腔表面を上皮組織が覆い，その下に結合組織の層と平滑筋の層が存在する．平滑筋には神経が分布し，その収縮を制御している．

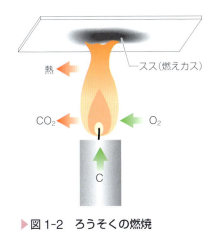

▶図1-2 ろうそくの燃焼

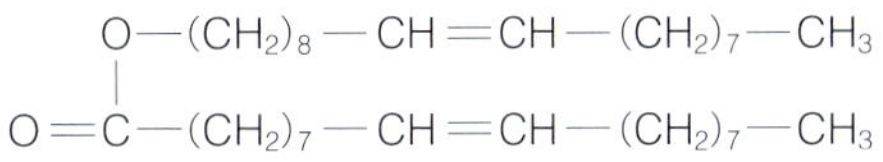

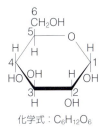

▶図1-3 ろうの構造

この例はオレイン酸とオレイルアルコールのエステル.

化学式：$C_6H_{12}O_6$

▶図1-4 ブドウ糖（グルコース）の構造

3 器官系

ある目的を達成するために複数の器官が集まって構成される機能単位である．消化器系，呼吸器系，泌尿器系，循環器系などがそれに当たる．本書の章立ても，ほぼ器官系ごとに分けられている．たとえば泌尿器系は腎臓，尿管，膀胱，尿道によって構成される．

B 生命現象

1 ろうそくの燃焼と生命現象

ろうそくが燃えるとき（▶図1-2），熱によって溶けたろう〔▶図1-3：ほとんどが炭素（C）と水素（H）からなっている〕が毛細管現象によって芯を登り，これが熱で気化して空気中の酸素（O_2）と反応し，二酸化炭素（CO_2）と水（水蒸気，H_2O）となる．この過程で熱（エネルギー）が発生する．また，炎の上にガラス板を置くと黒く染まることからわかるように，燃えカスであるススも発生する．つまり，

$C + O_2 \rightarrow CO_2 + $エネルギー$+$燃えカス

という反応がおこっている．

私たちの生命現象も，原理的にはろうそくの炎とほとんど同じである．人間の場合，O_2はエネルギーの産生源となるのではなく，エネルギー産生過程で発生する水素イオン（H^+）を水として処理（$2H + O \rightarrow H_2O$）するために使われる．

2 人体におけるエネルギー産生

私たちの体におけるエネルギー産生は，発電所のようなどこか1か所でエネルギーを産生し，それを全身の細胞に供給するのではない．身体を構成する細胞1個1個がエネルギーを産生している．

生命維持のためのエネルギー源（ろうそくのろうに相当する物）となるのは，糖質（炭水化物）・脂質・タンパク質である．このうちエネルギー源として代表的なものは**糖質**，特に**ブドウ糖（グルコース：glucose：▶図1-4）**である．**脂質**（▶図1-5）や**タンパク質**（▶図1-6）は貯蔵されたり，ホルモンや体のタンパク質（酵素や筋肉など）を合成する原材料として用いられる一方で，エネルギー

アラキドン酸 CH₃(CH₂)₄C=C-CH₂-C=C-CH₂-CH₂-C=C-CH₂-C=C(CH₂)₃COOH
　　　　　　　　　　　　H H　　　　H H　　　　　　　　H H　　　　H H

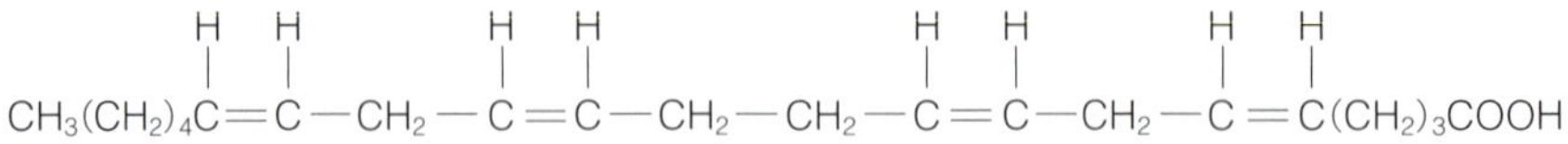

パルミチン酸 CH₃(CH₂)₁₂CH₂CH₂COOH

ステアリン酸 CH₃(CH₂)₁₂CH₂CH₂CH₂CH₂COOH

▶図1-5　脂質を構成する脂肪酸の構造
大部分の脂質は脂肪酸が主要構成成分となっている．

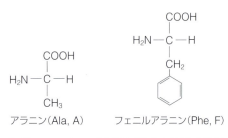

アラニン（Ala, A）　　フェニルアラニン（Phe, F）

▶図1-6　タンパク質を構成する代表的アミノ酸の構造
タンパク質は20種類のアミノ酸が100～1万個つながって構成される．

源としても利用される．

　これらは食物として摂取され，体内に吸収される．この仕事のために働く胃や腸，それに付属する肝臓や膵臓をまとめて**消化器系**（▶図1-7）と呼ぶ．

　エネルギー産生のために必要な酸素（O₂）は，呼吸によって体内に取り込まれる．同時にエネルギー産生の結果として生じた二酸化炭素（CO₂）は，呼吸によって体外に排出される．この仕事のために働く鼻腔や気管，肺をまとめて**呼吸器系**（▶図1-8）と呼ぶ．

　エネルギー産生や，その他の体内における化学反応の結果生じた燃えカス，つまり老廃物は体外に排出される．糖質と脂質は原則として炭素（C），水素（H），酸素（O）のみからなるため（▶図1-4，5），代謝された結果としての最終産物は二酸化炭素（CO₂）と水（H₂O）になる．しかしタンパク質の構成要素であるアミノ酸は，窒素（N）を含むため（▶図1-6），呼吸により排出することがで

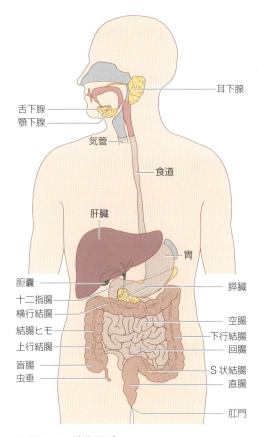

▶図1-7　消化器系

きず，尿素（CH₄N₂O）やクレアチニン（C₄H₇N₃O）などとして尿中に排泄される．尿を生成して体外に捨てるために働く腎臓や膀胱をまとめて**泌尿器系**（▶図1-9）と呼ぶ．

　さらに，消化器系で吸収された栄養素を全身の細胞に送り，全身の細胞で発生した老廃物を腎臓に送り，O₂を全身の細胞に送るのと同時にCO₂

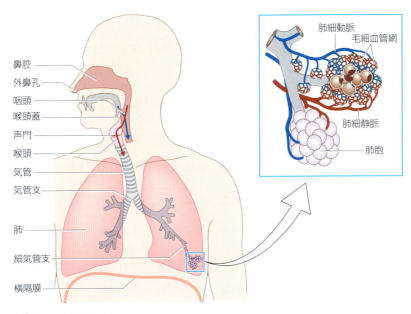

▶図1-8 呼吸器系

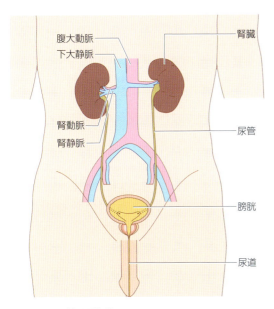

▶図1-9 泌尿器系

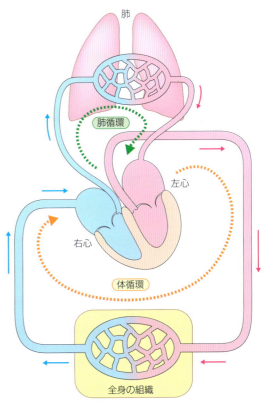

▶図1-10 循環器系

を肺に送って排出するためには,輸送システムが必要である.この役割を担うのが血液とポンプ,すなわち心臓と,血液の通り道となる血管である.これらをまとめて**循環器系**(▶図1-10)と呼ぶ.

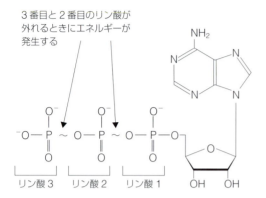

▶図 1-11　ATP の構造

以上，消化器系，呼吸器系，泌尿器系，循環器系がそろうことで，全身の細胞はエネルギーを産生し，生きていくことができる．ろうそくが燃えることによって発生するエネルギーは熱(熱エネルギー)であるのに対し，生体内で発生するエネルギーは，**アデノシン三リン酸**(adenosine triphosphate；**ATP**：▶図 1-11)という化学エネルギーとして蓄えられ，必要に応じて利用される．たとえばグルコースでは，1 分子のグルコース($C_6H_{12}O_6$：▶図 1-4 参照)が酸化されることにより，

$C_6H_{12}O_6 + 6O_2 \rightarrow 6CO_2 + 6H_2O +$ エネルギー

の形で，36 分子の ATP が産生される．

3 ヒトがヒトらしく生きるために

生きていくために必須の消化・呼吸・泌尿・循環の機能に加えて，これらの機能を調節する**自律神経系**と**内分泌系**，子孫を存続させるために必要な**生殖器系**など，ほかにも重要な機能がある．

さらに，ヒトがヒトらしく(ネコはネコらしく，ネズミはネズミらしく)生きるためには，考えたり内臓機能を調節したりするためのさまざまな指令を発する脳と脊髄からなる**中枢神経系**，その指令を末梢器官に伝えるとともに，さまざまな情報を脳に伝える**末梢神経系**，外界からの刺激を受容する**感覚器系**，そして身体を移動させるための**筋・骨格系**(運動器系)などが必要となる．

C 水

1 体内に含まれる水

私たちの体には多量の水が含まれており，体内に含まれる水の量は若年成人で体重の約 60%(男性：60%，女性：55%．女性では脂肪の量が多いため，相対的に小さな値となる)を占める．

この水の 2/3，つまり体重の約 40% を占める水は細胞内にあり，**細胞内液**と呼ばれる．体内(主に細胞内)ではさまざまな化学反応がおこっているが，その大部分が水溶液の形で行われる．その意味で私たちにとって水は必須である．

残り 1/3 は細胞の外にあり，**細胞外液**と呼ばれる．細胞外液は，細胞と細胞の間を満たす**間質液**(体重の約 15%：組織液とも呼ぶ)，血漿(血液から細胞成分を除いた液体成分)やリンパなど管の中を流れる**管内液**(体重の約 5%)などである．血液の容積の約半分を水が占めるおかげで，血液は流れることができ，酸素や栄養素を身体の隅々まで送り届けることができる．

体内の水にはいろいろなイオンが含まれている．その組成は細胞内液と細胞外液とで大きく異なる(▶図 1-12)．ポイントは，細胞外液の主要な陽イオンが Na^+ であるのに対し，細胞内液のそれは K^+ が圧倒的に多い点である．さらに，細胞外液の陰イオンは**塩素**(Cl^-)が多いのに対し，細胞内液の陰イオンは**リン酸イオン**(HPO_4^{2-})と**タンパク質**が大部分を占める．

2 浸透圧

水(溶媒：物質を溶かしている液体)は通すが，溶質〔溶媒(ここでは水)に溶けている物質〕は通さない膜を**半透膜**という．

半透膜を境に 2 種類の溶液が接しているとき，溶質の濃度が高いほうへと水を吸い込む力が発生

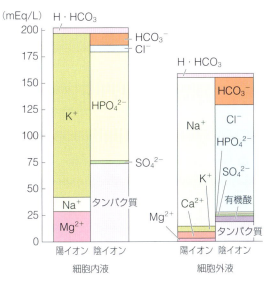

▶図 1-12　細胞内液と細胞外液の組成

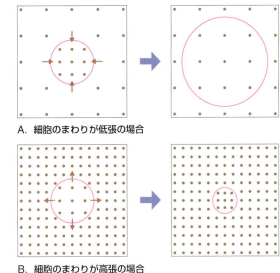

A. 細胞のまわりが低張の場合

B. 細胞のまわりが高張の場合

▶図 1-13　間質液

する．この力のことを**浸透圧**（→NOTE**1**）という．浸透圧はその溶液中にどれくらいの数のイオンや分子が溶けているかによって決まり，単位は**Osm**（オスモル）で表される．たとえば，砂糖は水に溶けても解離しないため，1 M（モル：濃度の単位）の砂糖水は1 Osm である．一方，食塩（NaCl）のような電解質の場合は，水に溶けるとNa^+とCl^-の2つのイオンに電離するため，1 M の食塩水は2 Osm となる．生体内での浸透圧は低いので，通常は Osm の 1/1,000 の単位である**mOsm**（ミリオスモル）の単位を使う．血漿や間質液の浸透圧は 275〜295 mOsm/L である．

3 低張，高張，等張

　細胞膜は半透膜であり，間質液中の水は細胞内へと自由に通るが，そこに溶けているNa^+などのイオンは通さない．このため，間質液の浸透圧が低下する（**低張**になる）と，水が細胞内に流入して細胞が腫脹し，ひどいときには破裂してしまう（▶図 1-13A）．逆に間質液中の水分が減少すると浸透圧が上昇し（**高張**になる），水が細胞から吸い出され，細胞は機能できなくなってしまう（▶図 1-13B，14）．

　このように**細胞内液量は間質液のイオン濃度によって決まり，間質液のイオン濃度は血漿のイオン濃度によって決まる**（▶図 1-15）．そして**血漿**のイオン濃度，すなわち浸透圧は，飲水などによる水分摂取量と尿量などの水分排泄量とによって調節される．

NOTE

1 浸透圧

　下図のように半透膜で仕切りをした容器の右側に蒸留水を，左側に同量の食塩水を入れた場合を考えてみよう．水分子の量としては食塩（NaCl）がない分だけ右側が多い．水分子は食塩水を希釈するように右側から左側に移動するため，左側の水面が上昇し，右側の水面は低下する．このときの水面の高さの差が浸透圧である．

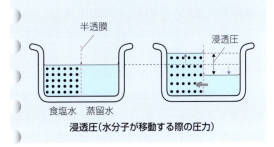

浸透圧（水分子が移動する際の圧力）

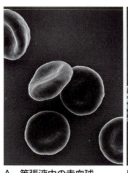
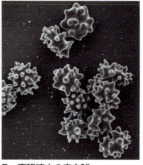

A. 等張液中の赤血球　　B. 高張液中の赤血球

▶図1-14　周囲による赤血球の変化

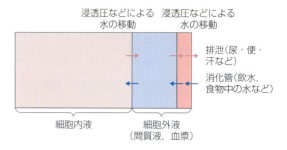

▶図1-15　体液の調節

なお，血漿や間質液などの細胞外液の浸透圧は0.9％食塩水や5％グルコース溶液（ブドウ糖液）に等しい．これを**等張**という．0.9％食塩水は**生理食塩水**とも呼ばれ，冒頭で述べた原始の海の塩分濃度に等しい．つまり，陸上で生活する動物は原始の海を細胞外液という形で体内に取り込んでいることになる．

血漿と等張の生理食塩水や5％グルコース溶液は，薬物を静脈内投与する際の溶媒として用いられることが多い．

透圧だけではない．体温は37℃前後，体液のpHは7.40±0.05の弱アルカリ性に保たれている．これはさまざまな化学反応を触媒する酵素の働きが最高となる温度とpHである．また，赤血球数や血圧，動脈血中の酸素濃度，さらに血液中のグルコース濃度（血糖値）やCa^{2+}濃度もほぼ一定である．

つまり，あらゆる面で体内環境が一定に保たれることによって身体機能は最高に発揮される．逆にいうと，ホメオスタシスを保つことができなくなった状態が**疾病**であるといえる．

D ホメオスタシスと負のフィードバック

1 ホメオスタシス

しばらく水分を摂取しないと喉が渇き，私たちは水分をとる行動に駆り立てられる．同時に，そのような状態のときには尿量が減少している．逆に水分をとりすぎると尿量が増加する．

このようにして体内水分量あるいは体液の浸透圧は，常に狭い範囲で一定になるように調節されている．このように，細胞の機能が最適に保たれるように体内環境を一定に維持する働きを，**ホメオスタシス**（homeostasis：生体恒常性）と呼ぶ．狭い範囲で一定に保たれているのは，水分量や浸

2 負のフィードバック

ホメオスタシスのためには調節が必要である．

ここでは血圧を例に，調節のメカニズムを説明しよう．血圧を調節するためには，まず血圧が高すぎるのか，ちょうどよいのか，低すぎるのかを感知しなくてはならない．この血圧センサー（圧受容器）は大動脈と頸動脈にあり，血圧が上昇するとその情報がセンサーから神経を通って脳へと伝えられる．脳は身体内外の環境の状況（たとえば運動中か否か：身体運動中は血圧が上昇する，気温は高いか低いか：寒いと血圧が上昇する，など）を勘案したうえで，必要以上に血圧が上昇していれば，血圧を下げる指令を発する．この指令は自律神経を通って心臓に達し，心臓の拍動を遅くするとともに，収縮力を低下させて心拍出量を

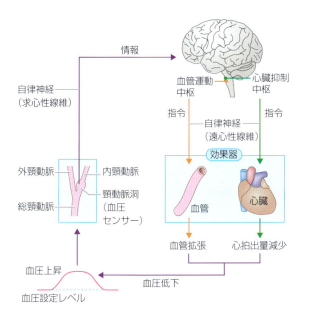

▶図 1-16　負のフィードバック

> **NOTE**
>
> **2 フィードフォワード**
>
> 　生体のホメオスタシスの調節には，このほかにフィードフォワード（feedforward）がある．生体の出力に影響を及ぼす可能性のある外的変化を予測し，あらかじめその変化に対する生体の反応を見越して調整する仕組みである．たとえば，運動を始めると，血液中の酸素濃度がまだ低下していなくても呼吸が促進される，などである．

▶表 1-2　身体の階層性とアプローチ方法

異なるレベル	器官(臓器)レベル	個人レベル	社会レベル
レベルを表す言葉	病理	行動	役割
どのような状態が生じるか	解剖学的,生理学的,知的,感情的な障害	課題遂行の障害	社会的規範や政策に影響される環境面の障害
それを表す言葉は何か	機能障害(器官機能異常)	機能的制限(課題遂行困難)	障害(社会的不利)
どのような制限か	技能面の制限	課題遂行での制限	役割遂行における制限
分析方法は何か	器官(臓器)の診断的記載	パフォーマンスの記載	役割の記載
介入方法は何か	医学的治療,機能回復	補装具や課題の実施方法による障害の軽減	支援的サービス,役割の変更

減少させる．さらに，血管にも作用して血管を拡張させる．これによって血圧が十分に低下すると調節は終了する．

　このように，生じた変化（血圧の上昇）と逆向きの調節（血圧の低下）が行われるため，このような調節は**負のフィードバック**（negative feedback）と呼ばれる（▶図 1-16）．血圧や体温などは**自律神経**によって調節されるが，血糖値や血漿の浸透圧，Ca^{2+}濃度などは**ホルモン**による負のフィードバックを受けて調節される．

E 理学・作業療法との関連事項

　身体の階層性は，器官（臓器）レベルから社会レベルまで，▶表 1-2 のように整理することができる．

　器官（臓器）の病気は機能障害（器官機能異常）と呼ばれる．たとえば，心臓であれば心不全，肺であれば呼吸不全がこれにあたる．その制限は器官（臓器）のもつ技能面の制限である．それを分析するのは特殊な診断検査であり，介入方法は心臓や肺の医学的治療や機能回復である．

器官(臓器)の集合である個人のレベルでは，行動に注目することになり，その障害は機能的制限(課題遂行困難)と呼ばれる．このレベルの介入方法は，補装具やADL実施方法の変更による障害の軽減である．

人間を社会的な存在として考えると，そのレベルでは役割の問題となり，障害(社会的不利)と表現される．その介入方法は，支援的サービスの提供，政策変更，役割の変更などである．

障害のとらえ方には，ICIDH(国際障害分類)とICF(国際生活機能分類)がある．医学的な解決を目指す場合はICIDHをきちんと学ぶ必要があり，障害をもつ人の生活を重視すればICFの考え方に準拠して対応を考えることが重要になる．

復習のポイント

- [ ] 人体は，さまざまな形と機能をもった[　①　]で構成されている．
- [ ] 同種あるいは類似の性質をもった細胞が集まって，[　②　]，[　③　]，[　④　]，[　⑤　]の4つの組織が構成される．
- [ ] 4つの組織が組み合わさって[　⑥　]がつくられ，同じ目的のために働く[　⑥　]が集まって[　⑦　]が構成される．
- [ ] [　⑧　]，[　⑨　]，[　⑩　]はエネルギー源となる．生じたエネルギーは熱エネルギーとして放出されるほか，[　⑪　]という化学エネルギーとして蓄えられる．
- [ ] 人体には体重の約60%の水が含まれ，その2/3は細胞内に[　⑫　]として，1/3が細胞外に[　⑬　]として存在する．
- [ ] 細胞膜は半透膜であり，細胞内外の溶質濃度の差によって[　⑭　]を生じる．
- [ ] [　⑭　]は，細胞機能を大きく左右するため，一定になるよう厳密に調節されている．
- [ ] [　⑮　](生体恒常性)は，主として[　⑯　]のフィードバックで維持されている．

①細胞　②上皮組織　③支持組織　④筋組織　⑤神経組織　⑥器官　⑦器官系　⑧糖質　⑨脂質　⑩タンパク質　⑪アデノシン三リン酸(ATP)　⑫細胞内液　⑬細胞外液　⑭浸透圧　⑮ホメオスタシス　⑯負

第2章 細胞の構造と機能

学習目標
- 細胞膜の機能を説明できる.
- 細胞小器官の名前をあげ，その役割を説明できる.
- 静止電位，活動電位の発生メカニズムを説明できる.

A 細胞の構造と機能

私たちの身体はさまざまな種類の細胞で構成されている. 細胞は，多くの共通する構造と機能を備えている.

1 細胞膜

細胞膜は細胞の内側と外側とを隔てる膜であり細胞の基本構成要素といえる. 細胞膜の主成分はリン脂質で，コレステロールも含まれている.

リン脂質は，親水性の頭部と疎水性の尾部をもち，▶図 2-1 のように疎水性の尾部を間に挟んだサンドウィッチのような**脂質二重層**を形成している. 脂質二重層からなる細胞膜のところどころに**タンパク質**が島嶼状に散在している. このタンパク質は**受容体**，**チャネル**，**担体**，**酵素**などとして働き，細胞機能の発揮や調節にきわめて重要な役割を果たしている.

a 受容体

受容体（receptor）は，細胞外からの情報を受け取り，それを細胞内に伝える（▶図 2-2A）. 神経の末端から放出される神経伝達物質と結合したり，ホルモンと結合したりすることで，その効果を発揮する. 神経伝達物質やホルモンの種類によって，結合できる受容体は異なる. たとえばあるホルモンに対する受容体をもつ細胞は，そのホルモンには反応して機能を変化させるが，別のホルモンに対しては反応しない.

b チャネル

半透膜である細胞膜は，通常はイオンを通さない. しかし**チャネル**（channel）が開くと，**電気化学的勾配**（電位差や濃度差）に従って細胞内細胞外に出入りする（▶図 2-2B）. チャネルは，活動電位の形成にきわめて重要な役割を果たす. 通すイ

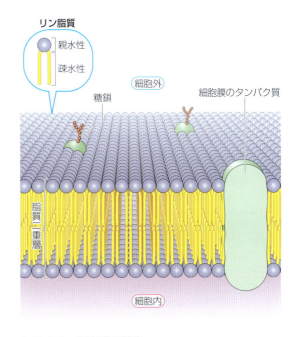

▶図 2-1　細胞膜の構造

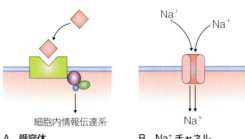
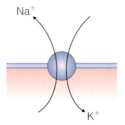
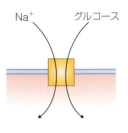

A. 受容体　　B. Na⁺チャネル　　C. Na⁺-K⁺ポンプ　　D. グルコース輸送体

▶図2-2　細胞膜のタンパク質の役割

オンの種類によって，Na⁺チャネル，K⁺チャネル，Ca²⁺チャネル，Cl⁻チャネルなどと名づけられる．

腎臓には水を通す水チャネルがあり，このチャネルにより水を再吸収し尿量を調節している．

c 担体

担体（carrier）にはエネルギーを消費する**ポンプ**（pump）と，ポンプによって形成された濃度勾配を利用して物質を輸送する**輸送体**（transporter）がある（▶図12-9➡166頁参照）．

（1）ポンプ

エネルギー（アデノシン三リン酸；ATP）を消費することで，電気化学的勾配に逆らって細胞内外のイオンを交換する．**Na⁺-K⁺ポンプ**が代表的であり（▶図2-2C），Na⁺を濃度の低い細胞内から高い細胞外へ，K⁺を濃度の低い細胞外から高い細胞内へと輸送する．静止電位の維持・形成に重要である．**一次性能動輸送**ともいう．

（2）輸送体

たとえばNa⁺-K⁺ポンプによって作り出されたNa⁺の濃度勾配（細胞内が低く，細胞外が高い）を利用して，Na⁺を細胞内に輸送すると同時に，グルコースなどを細胞内に運ぶ（▶図2-2D）．2種類の分子やイオンを反対向きに運ぶものは**交換体**（exchanger）と呼ばれる．

エネルギーを消費するポンプによって作り出された環境を利用して，エネルギーを使わないで輸送するため，**二次性能動輸送**とも呼ばれる．

d 酵素

大部分の**酵素**（enzyme）は細胞内に存在するが，消化酵素など細胞外に分泌される酵素や細胞表面に存在する酵素もある．小腸粘膜の上皮細胞の膜には糖やペプチドを分解する酵素があり，細胞表面でこれらを分解してそのまま吸収する．

2 核

細胞は基本的に1個の核をもつ．例外として，骨格筋細胞のように多数の核をもつものや，赤血球のように無核のものもある．核の中には遺伝子である**DNA**が存在する．DNAは非常に長い鎖状の分子で，細胞が分裂する時には**ヒストン**というタンパク質と結合し，何重にも折り畳まれたものが凝集して**染色体**を形成する（➡NOTE1）．

> **NOTE**
>
> **1 染色体と数の異常**
>
> 染色体は同じものが2つずつ対になって存在する．例えばヒトの染色体数は常染色体22対（＝44本）と性染色体1対（＝2本）の合計23対（＝46本）である．ある生物に必要な遺伝情報（DNA）は，1組の染色体の中に一通り含まれており，これをゲノムという．
>
> 卵子や精子が形成されるときに染色体の分配が正常に行われないと，ある染色体の数が通常の2本ではなく，増えたり減ったりすることがある．1本だけの場合をモノソミー，3本の場合をトリソミーという．例えばダウン症候群は，21番目の染色体が3本あるトリソミーである．

A 細胞の構造と機能

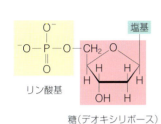
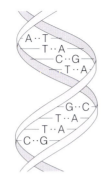

A. DNA鎖を構成するヌクレオチド　　B. 二重らせん構造

▶図2-3　DNAの構造
A：ヌクレオチドが多数つながってポリヌクレオチド鎖になる.

a DNAとRNA

DNA (deoxyribonucleic acid：デオキシリボ核酸) とRNA (ribonucleic acid：リボ核酸) はどちらも塩基とリン酸と糖が結合したヌクレオチドが多数つながったポリヌクレオチドで，**核酸**と呼ばれる（▶図2-3）．

DNAを構成する糖はデオキシリボースで，塩基はアデニン(A)，グアニン(G)，シトシン(C)，チミン(T)の4種類である．DNA分子は非常に長い2本のポリヌクレオチド鎖からなり，核内に存在する．2本の鎖は塩基同士で結合し，塩基対を内側にしたらせん状構造をとる（**二重らせん**）．塩基が結合する組み合わせはAとT，CとGのみで，このように結合する組み合わせが特異的なことを**相補的（相補性）**という．

RNAを構成する糖はリボースで，塩基はA，G，Cとウラシル(U)の4種類で，チミンは含まれない．RNAは1本の短いポリヌクレオチド鎖で，核内にも存在するが，細胞質に存在するものが多い．RNAにはメッセンジャーRNA (mRNA)，トランスファーRNA (tRNA)，リボソームRNA (rRNA) がある．

b DNAの複製

体細胞分裂ではDNAが複製され，分裂して生じた細胞に分配される．つまり，分裂して新たに生じた細胞は，元の細胞と同じDNA（遺伝情報）をもつことになる．

DNAが複製されるときには二重らせんが開き，元の鎖と相補的な塩基をもつヌクレオチドが連結され，新しい鎖が合成される．この結果，元の鎖と新しく合成された鎖の二重らせんが2つできる．

c タンパク質の合成

生体に必要なタンパク質は，DNAの情報に基づき，細胞内で合成される．タンパク質はアミノ酸が多数つながったもので，アミノ酸の配列順序でタンパク質の種類が決まる．DNAの塩基配列は隣り合った3つで一組になっており，これを**コドン**という．コドンの大部分はアミノ酸に対応するが，一部のコドンはタンパク質合成の開始や停止の信号として働く．

タンパク質が合成されるときには，合成するタンパク質に対応する部分のDNAが開き，その塩基配列に相補的なmRNAが合成され，DNAの情報がmRNAに写し取られる．この過程を**転写**という．mRNAは核膜孔を通って細胞質に移動し，リボソームに結合する．

リボソームはタンパク質合成の場となっており，rRNAとタンパク質からなる．tRNAはリボソームに結合したmRNAのコドンを読み取り，対応するアミノ酸を運ぶ．このようにして，mRNAのコドンの順にアミノ酸がつながり，特定のタンパク質が合成される．この過程を**翻訳**という．

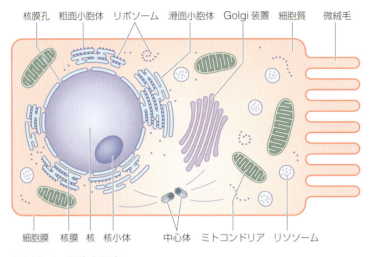

▶図2-4　細胞小器官

3 細胞小器官

細胞内の核以外の部分を**細胞質**と呼ぶ．ここにもさまざまな構造物があり，**細胞小器官**と呼ばれる（▶図2-4）．

a ミトコンドリア

ミトコンドリア（mitochondria）は二重の膜で包まれた短いソーセージ形をしている．大部分のATPがここで産生され，細胞内のエネルギー産生工場といえる．

また，プログラムされた**細胞死**（アポトーシス；apoptosis）に際しては，ミトコンドリアから細胞質中へ放出された酵素が，一連の化学反応の引き金を引く．

b リボソームと小胞体

リボソーム（ribosome）は小さな顆粒状の構造で核膜および小胞体の表面に存在する．タンパク質合成の場として重要である（前述）．

小胞体（endoplasmic reticulum）は薄い膜で覆われた袋状（あるいは管状）の構造で，細胞内に網のように広がっている．表面にリボソームが付着したものを**粗面小胞体**という．タンパク質の合成を盛んに行う細胞では，粗面小胞体が発達している．一方，リボソームが付着していない小胞体は**滑面小胞体**と呼ばれ，脂質代謝などに関与する．特に筋細胞ではCa^{2+}の貯蔵部位として筋収縮に重要な役割を果たす（**筋小胞体**）．

c その他

Golgi（ゴルジ）装置は扁平な袋が重なった構造で，合成されたタンパク質に糖鎖を付けるなどの修飾を行う．リソソームは加水分解酵素を多く含み，細胞内の不要になったタンパク質など取り込んで分解する．

中心体は小さな棒状の中心小体（中心子）2つが直角方向に対になったもので，核分裂の際に染色体を両極に引き離す役割を担う．

B 静止電位と活動電位

細胞膜は，細胞の内側と外側とを隔て，細胞内外への物質輸送を行うだけではなく，電気信号を発生する場として重要な働きをしている．

神経細胞や感覚受容器細胞などでは，鋭い電位変化（**活動電位**：action potential）を生じ，これが神経を通って脳に伝えられる．脳内の神経回路で

▶図 2-5　静止電位の発生

も活動電位を生じており，たとえばこれが末梢神経（運動ニューロン）を介して筋に伝えられると，筋細胞の細胞膜に活動電位が生じ，収縮を引き起こす．活動電位を生じることを「興奮する」といい，神経細胞や筋細胞などの興奮する細胞のことを**興奮性細胞**と呼ぶ．

1 静止電位

安静な状態では，細胞内の陽イオンにはK^+が多く，細胞外にはNa^+が多い．

細胞膜上のチャネルは，通常はすべて閉じているが，例外的にK^+チャネルだけは開いている．このためカリウムイオンは拡散によって濃度の高い細胞内から細胞外へと移動する．ところが，プラスの荷電をもつK^+が細胞外に出ると，細胞内は相対的にマイナスに帯電する．磁石のN極とS極とが引き合うように，負の電位は陽イオンであるK^+を引き付けるため，K^+の細胞外への移動はやがて止まる．このように濃度勾配によるK^+を細胞外に遊出させる力と，電位勾配によってK^+を細胞内に引き止める力とが釣り合ったところでK^+の移動が止まる（▶図2-5）．

このときの細胞内の電位を**静止電位**（resting potential：→NOTE❷）という．静止電位は，神経細胞で−60 mV，骨格筋細胞で−90 mV 程度である．

NOTE

❷静止電位

陽イオンを女の子に，陰イオンを男の子にたとえてみよう．骨格筋細胞内の陽イオンは，大部分がカリウムイオンのK子ちゃん，陰イオンは主にタンパク質のタンパくんである（▶図1-12 →9頁参照）．

K子ちゃん用のドア（K^+チャネル）は開いているため，混雑した室内から広々とした屋外へと，多くのK子ちゃんが飛び出して行った．ところがタンパくんたちは外に出られないため，室内にはタンパくんが余ってしまった．そこでタンパくんは，K子ちゃんに「行くなよ．寂しくなるから僕のそばにいてくれよ」と頼んだ．タンパくんにそう言われては出て行きたいという気持ちもしぼむ．このようにして多くのK子ちゃんが室内にとどまった．

このように広い屋外へ出て行きたい気持ち（濃度勾配）とタンパくんのそばにとどまりたい気持ち（電位勾配）が釣り合った状態で，K子ちゃんの動きが止まる．このときの余っているタンパくん（陰イオン）の数が静止電位である．

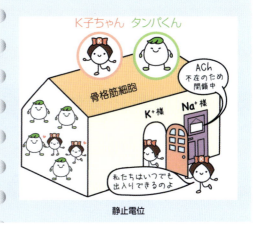

静止電位

2 活動電位

a 活動電位の発生のしくみ

細胞外からの情報は，ホルモンや神経末端から放出されるアセチルコリンやノルアドレナリンなどの神経伝達物質によって伝えられる．

たとえば運動ニューロンから放出されたアセチルコリンが骨格筋細胞膜の受容体に結合すると，ナトリウムイオンが細胞内に流入して**脱分極**（マイナスの静止電位が上昇しゼロに近づく）を生じる（▶図2-6a）．この脱分極が大きくなってある限度（**閾値**：threshold）を超えると（▶図2-6b），電位依存性 Na^+ チャネルが開き，Na^+ が濃度勾

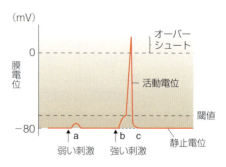

▶図2-6 膜電位と脱分極

配に従い細胞外から細胞内へと流入する．プラスのイオンが流入するため，膜電位は上昇し，一時的に細胞内は細胞外に対してプラスとなる（**オーバーシュート**）．Na^+ チャネルは短時間しか開いておらず，すぐに閉じる．その後は K^+ が流出するため，膜電位はすぐにもとに戻る（▶図2-6c．→NOTE③）．活動電位が発生したことで細胞内に増加した Na^+ と減少した K^+ は，Na^+-K^+ ポンプの働きによってもとの状態に戻される．神経や骨格筋の活動電位の持続時間は 1〜5 ms（ミリ秒．1 ms は 1 秒の 1/1,000）で，電位波形が鋭く尖っているため，**インパルス**（衝撃）とも呼ばれる．

b 不応期

活動電位発生直後，細胞は興奮性を失っており，いくら強い刺激を与えても活動電位を発生しない．この時期のことを，**絶対不応期**と呼ぶ．絶対不応期に続いて，強い刺激にのみ反応する**相対不応期**がみられる．**不応期**（refractory period）の持続時間は細胞の種類によって異なる．

c 活動電位の特徴

① 発生した活動電位はすぐ隣の部位を興奮させて新たな活動電位を発生させるため，減衰せずに遠くまで伝わることができる（▶図2-7）．
② 活動電位の大きさは細胞によって一定である〔**全か無の法則**（all-or-none law）〕．たとえば感覚刺激の強弱は活動電位の発生頻度に変換されることよって伝えられる（▶図2-8）．

NOTE

③ 活動電位

骨格筋細胞の外には大勢の Na ガールズがいるが，室内（細胞内）にはほとんどいない．Na ガールズは部屋の中に入ってみたくてしかたがない．しかも室内には男の子がたくさん余っている．アセチルコリン（ACh）が来て Na ガールズ用のドア（Na^+ チャネル）を開けてくれた．Na ガールズは憧れの室内に飛び込んでいく（脱分極）．あまりに多くの Na ガールズが室内に入ったため，女の子の数のほうが多くなってしまった（オーバーシュート）．これに驚いた K 子ちゃんたちは外に逃げ出してしまう（再分極）．これが活動電位の経過である．

なお，Na ガールズと K 子ちゃんはその後で Na^+-K^+ ポンプの働きによって交換される（Na ガールズは室外へ，K 子ちゃんは室内へ）．

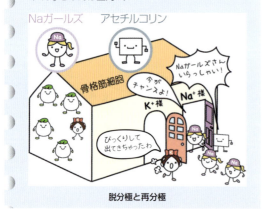

脱分極と再分極

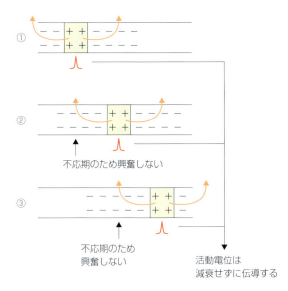

▶図2-7 活動電位の特徴

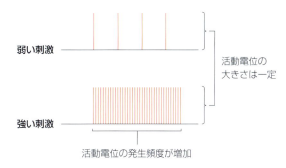

▶図2-8 刺激の強弱と活動電位

③**伝導速度**は，最も速い神経線維では120 m/秒（時速にすれば400 km/時以上）に達する．

d 活動電位の役割

感覚器によってとらえられた外界や身体内部の環境の変化は，活動電位という電気信号に変換され，神経系を介して脳に伝えられる．環境の変化に対応すべく，身体を動かしたり，内臓の諸機能を調節したりするための脳からの指令も，活動電位としていくつかのニューロンを経由して筋や内臓に伝えられる．そして筋肉でも活動電位が発生し，その情報は瞬時に筋線維の末端まで伝えられ，収縮がおこる．

脳，心筋，骨格筋で発生した活動電位を，体表に置いた電極によって記録したものが脳波，心電図，筋電図である．

C 理学・作業療法との関連事項

■ さまざまな計測機器

一般には，脳波，心電図，筋電図はそれぞれの記録のために，脳波計，心電計，筋電計を用いる．しかし，原理としてはそれぞれの活動電位に適した①増幅度，②フィルター，③電極を選べば，たとえば脳波計で心電図や筋電図を記録することも可能である．ちなみに，心電図(electrocardiogram)，心電計(electrocardiograph)，心電図(検査)法(electrocardiography)と呼ぶ．脳波と筋電図についても同じように呼称する．

一方，活動電位が同期して発生した場合に，電流が誘起する磁場を記録する方法がある．脳磁図(magnetoencephalogram；MEG)である．脳磁場は非常に弱いため，超伝導量子干渉計という装置が必要になる．

その他に生体の機能を調べる画像診断装置には，シンチグラム，単光子放射コンピュータ断層撮影(single photon emission computed tomography；SPECT)，陽電子放射断層法(positron emission tomography；PET)などがある．

生体の構造を調べる診断法には，X線，コンピュータ断層撮影法(computed tomography；CT)，核磁気共鳴画像(magnetic resonance imaging；MRI)がある．

血流変化から脳の活動を調べるfMRI(functional MRI)は，理学療法士・作業療法士の研究に用いられることがある．

20 ● 第2章：細胞の構造と機能

復習のポイント

- [ ] 細胞膜上のタンパク質は，[　①　]，[　②　]，[　③　]，[　④　]などとして働いている．
- [ ] 核酸は，糖と塩基とリン酸が結合したポリヌクレオチドで，[　⑤　]と[　⑥　]がある．
- [ ] [　⑤　]は，遺伝子を含み，遺伝情報を伝え，タンパク質合成の指令を出す．
- [ ] [　⑥　]は，[　⑤　]の指令に基づき，タンパク質合成において重要な役割を担う．
- [ ] 細胞内には，核のほかに[　⑦　]，[　⑧　]，[　⑨　]，[　⑩　]，[　⑪　]などの細胞小器官があり，ATP合成やタンパク質合成などそれぞれの役割を果たしている．
- [ ] 細胞内外のカリウムイオンの濃度勾配と電位勾配の平衡によって，[　⑫　]が生じる．
- [ ] Na^+チャネルの開口によってNa^+が細胞内に流入することで，[　⑬　]が発生する．
- [ ] 体表に置いた電極から記録される活動電位として，[　⑭　]，[　⑮　]，[　⑯　]がある．

関連する国試問題は➡225，226頁参照

①受容体　②チャネル　③担体　④酵素　⑤DNA　⑥RNA　⑦ミトコンドリア
⑧リボソーム　⑨小胞体　⑩Golgi装置　⑪中心体　⑫静止電位　⑬活動電位
⑭脳波　⑮心電図　⑯筋電図

第3章 神経の興奮伝導と末梢神経

学習目標
- 神経細胞の構造を説明できる．
- 神経における興奮伝導のメカニズムとその特徴を説明できる．
- 末梢神経の分類法を複数あげて説明できる．
- 自律神経を分類し，それぞれの機能を説明できる．
- シナプスにおける興奮の伝達メカニズムを説明し，重要な神経伝達物質の名前と機能部位を説明できる．

　私たちは思考し，記憶し，感情をもっている．これらはすべて脳の中の神経細胞の複雑なネットワークを，活動電位が駆け巡ることによって生じている．脳はまた，感覚器からの情報を受け取り，それを視覚や聴覚などの感覚として知覚し，骨格筋に指令を出し，さらに内臓の諸機能を微妙に調節する指令も出している．

　脳とそれに続く巨大な神経の通り道である脊髄を**中枢神経系**，脳や脊髄から出て全身の隅々まで分布する神経を**末梢神経系**と呼ぶ．

A 神経細胞の構造

　▶図 3-1 に典型的な**神経細胞**（ニューロン：neuron）の形を模式的に示す．星型の部分が細胞体であり，ここから多数の枝のような樹状突起と1本の軸索が伸びている．**細胞体**は，神経細胞の生存のために最も重要な部分である．ここに核やミトコンドリアなどが存在し，タンパク質の合成が行われる．**樹状突起**はほかの神経細胞から情報を受け取る部分であり，ほかの神経の末端が接続している．**軸索**は長く伸び，その末端は枝分かれ

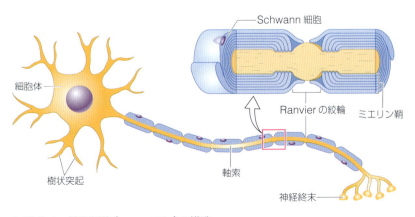

▶図 3-1　神経細胞（ニューロン）の構造

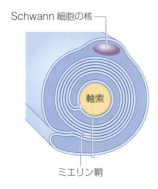

▶図 3-2　ミエリン鞘の構造

して**神経終末**となってほかの神経細胞や筋，分泌組織などに連絡し，情報を伝える役割を果たしている．神経細胞による情報のやりとりを電波にたとえるなら，樹状突起は電波を受けるアンテナ，細胞体がアンプ，軸索が導線，そして神経終末が発信器といえよう．

　ニューロンは支持細胞に覆われている．末梢神経の支持細胞は**Schwann（シュワン）細胞**，中枢神経の支持細胞は**グリア細胞**と呼ばれる．ニューロンの軸索と，それをとりまく支持細胞を合わせたものを**神経線維**という．末梢神経ではSchwann細胞が軸索をとりまいているが，Schwann細胞がそのまま数本の軸索をまとめてとりまく場合と，Schwann細胞の細胞膜が薄く伸びてシート状になって，1本の軸索の周囲を何重にもとりまいてミエリン鞘（髄鞘）を形成する場合がある．**ミエリン鞘**は脂質の膜で，絶縁性が高い（▶図3-2）．ミエリン鞘とミエリン鞘の間には狭い隙間があり，この部分を**Ranvier（ランヴィエ）の絞輪**（node of Ranvier）と呼ぶ（▶図3-1）．ミエリン鞘をもつ神経線維を**有髄神経線維**，もたないものを**無髄神経線維**という．

　細胞体で合成された物質（細胞の維持に必要なタンパク質など）は，軸索内を軸索末端まで輸送される．ニューロンの軸索が損傷されると，このような軸索輸送が途絶えてしまうため，損傷部より神経終末側の軸索は変性する（**ワーラー変性**）．ニューロンは細胞体が損傷されていなければ，軸索の切断端から軸索を伸ばして再生することが可能である．ただし，中枢神経では損傷部にグリア瘢痕が形成されるため，再生しづらい．

B 興奮の発生と伝導

1 興奮の発生

　実験的には，神経細胞や筋細胞を電気刺激することによって活動電位を発生させる＝興奮させることができる．しかし生体内では，後述するシナプスや神経筋接合部において神経細胞の軸索末端から放出される神経伝達物質により，接続する別の神経細胞や筋細胞の細胞膜上にあるイオンチャネルが開口し，ナトリウムイオンが細胞内に流入することで活動電位が発生する（→18頁参照）．

2 活動電位の発生と局所電流

　神経細胞体で活動電位が発生すると，その活動電位は軸索を末梢の方向に伝わっていく．これを**興奮の伝導**という．活動電位が発生すると，それまで細胞外が正で，細胞内が負に帯電していた状態（静止電位）から逆転し，細胞外が負で細胞内が正となる．これによって興奮している部分と興奮していない部分との間に電位差を生じ，電流が流れる．これを**局所電流**と呼ぶ．局所電流によって興奮部位に隣接する部分が刺激され，隣接する部位に活動電位が発生，再び局所電流が発生し，といった具合に次々と隣接部位に活動電位が発生して興奮が伝播していく（▶図2-7→19頁参照）．このため，長距離を伝導しても減衰することがない（**不減衰伝導**）．また，神経束などで1本の神経線維が興奮しても，その興奮が並走するほかの線維を興奮させることはない（**絶縁性伝導**）．直前に活動電位を発生した部分は不応期（→18頁参照）となるので，活動電位は後戻りすることなく伝わって

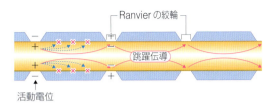

▶図3-3 跳躍伝導

いく．このため軸索中央部分を電気刺激したような場合は，活動電位は両方向に伝わる（**両側性伝導**）．生理的には一方向，たとえば運動ニューロンでは細胞体から末梢へと伝導する．

3 跳躍伝導

　有髄神経線維は絶縁性の高いミエリン鞘で包まれているため，局所電流は鞘で包まれていないRanvierの絞輪を流れ，そこに活動電位を発生させる．つまり，活動電位はRanvierの絞輪から次のRanvierの絞輪へとジャンプするように伝導していく．これを**跳躍伝導**と呼ぶ（▶図3-3）．

　跳躍伝導では伝導速度が無髄の場合の50倍以上になる．また，軸索の全長にわたって活動電位を発生させる必要がないため，活動電位の発生と，その後のイオン環境の回復（Na^+-K^+ポンプによるNa^+の汲み出し）のためのエネルギー消費を大幅に節約できる．

C 末梢神経の種類

1 機能による分類

　情報を活動電位の形で中枢（脳・脊髄）に伝える神経線維を**求心性線維**（afferent fiber），中枢からの指令を末梢の筋や臓器に伝える線維を**遠心性線維**（efferent fiber）と呼ぶ（▶図3-4）．求心性線維のうち，感覚器からの線維を特に**感覚神経**，遠心

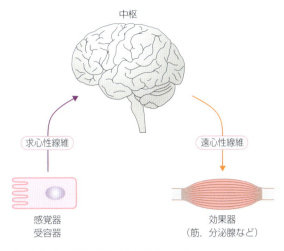

▶図3-4 求心性線維と遠心性線維

性線維のうち骨格筋に行く線維を**運動神経**と呼ぶ．

　私たちの意識とは無関係に，内臓の機能を調節したり血管の収縮状態や汗腺の働きを自動的に調節したりしているのが，**自律神経**である．自律神経には身体運動や精神的緊張が亢進した際に強く働く**交感神経**と，リラックスしたときに働く**副交感神経**がある．

2 部位による分類：脳神経と脊髄神経

　末梢神経が出てくる部位によって分類する場合もある．脳から出る12対の末梢神経が**脳神経**，

> **NOTE**
>
> **1 複合筋活動電位（CMAP）**
>
> 　運動神経を最大刺激強度で電気刺激した際に，その神経の支配筋から記録される活動電位のことを，複合筋活動電位（compound muscle action potential；CMAP）と呼ぶ．
> 　慢性炎症性脱髄性多発ニューロパチー（CIDP）では髄鞘に炎症が及び，脱髄（髄鞘の破壊）が生じて，跳躍伝導が障害される．この結果，CMAPは，健常者の2相性波形ではなく，時間的分散（temporal dispersion）を特徴とする複雑な波形となる．

▶表 3-1 脳神経

I	嗅神経	嗅覚情報を伝える感覚神経
II	視神経	視覚情報を伝える感覚神経
III	動眼神経	眼瞼や外眼筋を支配する運動神経，瞳孔と毛様体筋を支配する副交感神経
IV	滑車神経	外眼筋を支配する運動神経
V	三叉神経	顔面の体性感覚を伝える感覚神経，咀嚼筋を支配する運動神経
VI	外転神経	外眼筋を支配する運動神経
VII	顔面神経	顔面の表情筋を支配する運動神経，舌前 2/3 の味覚を伝える感覚神経，舌下腺（唾液腺の 1 つ）を支配する副交感神経
VIII	内耳神経	聴覚と平衡覚を伝える感覚神経
IX	舌咽神経	舌後 1/3 の味覚と咽頭の感覚を伝える感覚神経，咽頭の嚥下運動をおこす運動神経，耳下腺（唾液腺の 1 つ）を支配する副交感神経
X	迷走神経	咽頭・喉頭を支配する感覚神経と運動神経，胸腹部内臓を支配する副交感神経
XI	副神経	胸鎖乳突筋や僧帽筋を支配する運動神経
XII	舌下神経	舌筋を支配する運動神経

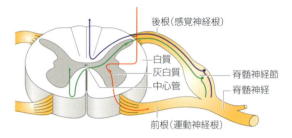

▶図 3-5 脊髄

脊髄から出る 31 対の末梢神経が**脊髄神経**である．脳神経は▶表 3-1 のように名前がつけられている．

脊髄神経は脊髄を▶図 3-5 のように出入りし，全身に分布する．脊髄の前根から運動神経が出力され，後根を通って感覚神経が脊髄に入る〔Bell-Magendie（ベル-マジャンディ）の法則〕．

3 神経線維の分類

神経線維の伝導速度は有髄線維のほうが無髄線維より速く，さらに直径が大きいものほど速い．神経線維は線維の太さと伝導速度によって分類することができ，2 種類の分類法がある．

1 つは Erlanger（アーランガー）と Gasser（ガッサー）の一般分類である．神経線維を A, B, C の 3 種類に分け，A 線維を α, β, γ, δ の 4 つにわける．

もう 1 つは Lloyd（ロイド）と Hunt（ハント）の**分類**という．求心性線維を受容器の種類によって I～IV 群に分け，I 群をさらに I a 群と I b 群に分ける．

A, B と I～III 群が有髄線維であり，C と IV 群が無髄線維である．各線維のおよその直径と伝導速度，各線維の役割を▶図 3-6 に示す．

D 自律神経

自律神経はその名のとおり自律性があり，自動的に内臓の諸機能を調節しており，意思の力でその働き具合を変化させることはできない．

たとえば，血圧のレベルは頸動脈洞の**圧受容器**（血管壁の伸展受容器）によって絶えずモニターされている．血圧が上昇すると，その情報が頸動脈洞から舌咽神経を通って脳幹の中枢に伝えられる．脳幹からの指令は自律神経（交感神経と副交感神経）を通して心臓と血管に伝えられ，心拍出量の減少と血管の拡張を生じて血圧が低下する．このような受容器-求心性神経-中枢-遠心性神経-効果器（▶図 3-7 では心臓と血管）の経路を，**反射弓**と呼ぶ．このように内臓の諸機能は反射的に調節されている．

大部分の臓器は交感神経と副交感神経の両者に支配されている（**二重支配**）．この両者は多くの場合，臓器に対して逆の指令を発する．たとえば心臓に対して交感神経は促進，副交感神経は抑制の効果を発揮する．これを**拮抗支配**という．

運動神経では中枢神経から出てきた軸索がそのまま骨格筋に至るのに対し，自律神経では中枢神経から出てきた軸索は途中でニューロンを換え，

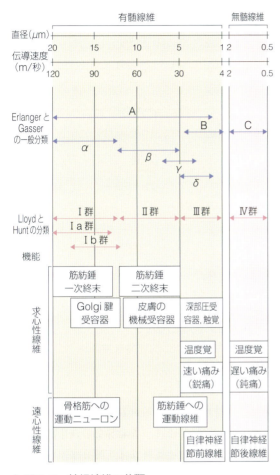

▶図 3-6 神経線維の分類
〔Ward J, Clarke R, Linden R : Physiology at a Glance. Wiley, 2005. 岡田隆夫(監訳)：一目でわかる生理学. p 14, メディカル・サイエンス・インターナショナル, 2006 より一部改変〕

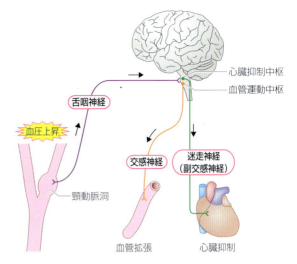

▶図 3-7 反射弓

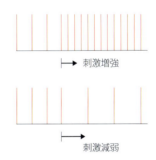

▶図 3-8 持続支配

次のニューロンが内臓などの効果器に至る．途中でニューロンを換える場を**自律神経節**といい，中枢神経から節に至るニューロンを**節前ニューロン**，節から効果器に至るニューロンを**節後ニューロン**という．

自律神経は必要なときにだけ臓器にインパルスを発するのではなく，常にある程度の頻度で臓器を刺激しており，インパルス頻度の増減によって臓器の機能を変化させる．これを**持続支配**という（▶図 3-8）．

1 交感神経

交感神経の節前ニューロンの軸索（**節前線維**）は第 1 胸髄から第 3 腰髄の高さで前根から出て，白交通枝を通って交感神経幹に達する．多くの場合，脊椎近傍の交感神経幹（自律神経節が縦につながった鎖）で節後ニューロンに連絡し，節後ニューロンの軸索（**節後線維**）が全身の諸臓器，血管，汗腺などに分布する（▶図 3-9）．交感神経節前線維の末端からは**アセチルコリン**（acetylcholine ; ACh）が放出され，節後ニューロンを興奮させる．節後線維の末端からは**ノルアドレナリン**（noradrenaline）が放出されて，支配臓器の機能

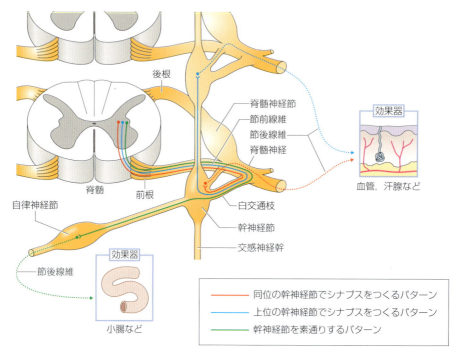

▶図3-9 交感神経の伝導路

を変化させる．

　交感神経は精神的に緊張したり，運動時などに活動が亢進する．具体的には心臓を促進し心拍数を増加させ，気管支を拡張，瞳孔を散大（散瞳）させる．一方で，消化液の分泌や消化管の運動は抑制する．また，血管の大部分，汗腺，副腎髄質などは交感神経の単独支配を受ける（▶図3-9，10A）．

2 副交感神経

　副交感神経の節前ニューロンの細胞体は脳幹と仙髄に存在する．脳幹から出る副交感神経は，脳神経（動眼神経，顔面神経，舌咽神経，迷走神経）を通る．動眼神経，顔面神経，舌咽神経は眼の虹彩や口腔の唾液腺など，頭部の器官に分布する．**迷走神経**は頭蓋から頸部を下行し，肺，心臓，胃，小腸，大腸の一部というように，ほとんど全身の臓器に分布する．副交感神経は支配する臓器のごく近傍でニューロンを換え，節前線維から節後線維になる．仙髄から出る副交感神経は骨盤神経を通り，直腸，膀胱，生殖器などの骨盤内臓器を支配する．副交感神経では，節前線維も節後線維も末端から**アセチルコリン**が放出される．

　副交感神経はリラックスしたときに活動が亢進する．具体的には心臓を抑制して心拍数を減らし，瞳孔を縮小（縮瞳）させる．一方で，消化機能を促進する（▶図3-10B）．

E シナプスにおける興奮の伝達

1 シナプスの構造

　ニューロンの軸索末端（**神経終末**）は，標的細胞（神経が情報を伝えるほかの神経細胞や筋細胞，腺細胞など）の細胞膜との間に**シナプス**（synapse）を形成する（▶図3-11）．

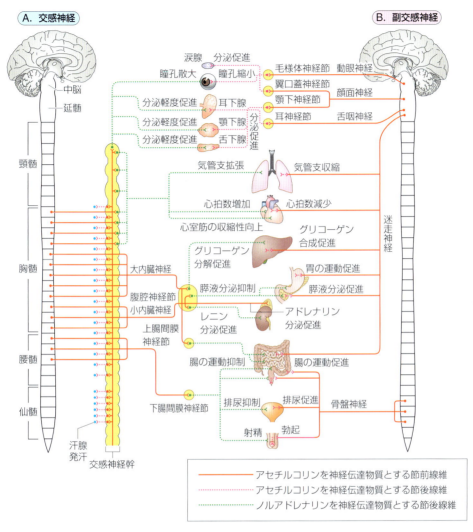

▶図 3-10 交感神経と副交感神経

　神経終末は足のように膨大し，中に**神経伝達物質**（neurotransmitter）が入った多数の**シナプス小胞**を含んでいる．神経終末と標的細胞との間には 20〜50 nm（1 nm は 1 mm の 100 万分の 1）ほどのわずかな隙間があり，**シナプス間隙**と呼ばれる．標的細胞の細胞膜上には神経伝達物質と結合する受容体が多数発現している．

2 神経伝達物質の放出

　活動電位が軸索を伝導して神経終末に到達する と，神経終末が脱分極する．これによって神経終末に存在する電位依存性（脱分極すると開口する）の Ca^{2+} チャネルが開口し，Ca^{2+} が細胞内に流入する（▶図 3-12 ①）．細胞内に流入した Ca^{2+} は，Ca^{2+} 受容タンパク質に結合し，シナプス小胞の神経終末細胞膜に接近し，融合する（▶図 3-12 ②）．細胞膜に融合したシナプス小胞は中に含まれていた神経伝達物質をシナプス間隙に放出する（▶図 3-12 ③）．このような分泌のしかたを**開口分泌**（エクソサイトーシス：exocytosis）という．

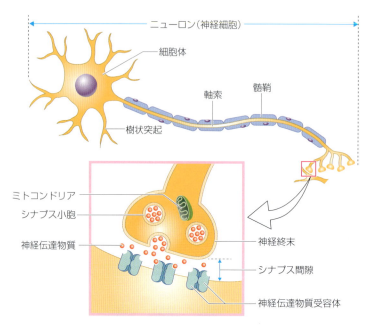

▶図 3-11　シナプスの構造

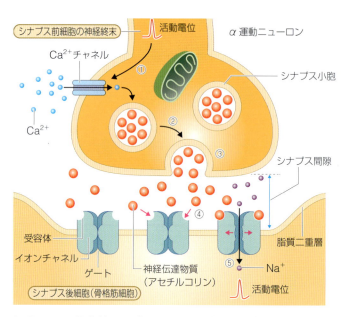

▶図 3-12　興奮性シナプスにおける興奮の伝達（骨格筋）

3 活動電位の発生

　放出された神経伝達物質はシナプス間隙を拡散によって移動し，標的細胞の受容体に結合する（▶図 3-12 ④）．

　シナプスとして**神経筋接合部**（→54 頁参照）を例にとる．α 運動ニューロンから放出されたアセチルコリン（ACh）は，骨格筋細胞に存在する ACh 受容体に作用する．この受容体はイオンチャネル

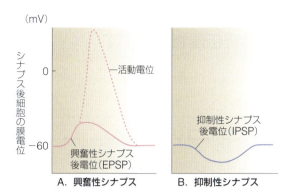

▶図3-13 興奮性シナプスと抑制性シナプス

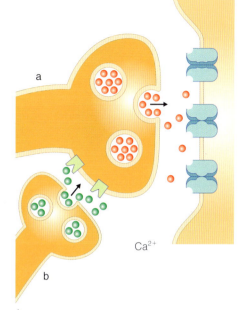

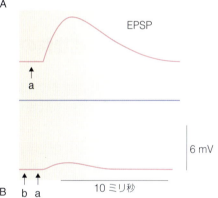

▶図3-14 シナプス前抑制
抑制性の神経(b)は神経線維(a)の神経終末にシナプスをつくり,抑制性の伝達物質を放出する(A).これによりaからの神経伝達物質の放出が抑制され,標的細胞に出現するEPSPが縮小する(B).

内蔵型受容体であり,AChが結合することによってチャネルが開き,Na^+が細胞内に流入して脱分極を引き起こす(▶図3-12⑤).このような標的細胞を興奮させるシナプスを**興奮性シナプス**と呼び,標的細胞に出現する脱分極を**興奮性シナプス後電位**(excitatory post-synaptic potential;EPSP)という(▶図3-13B).

一方,標的細胞の興奮性を抑えるシナプスも存在し,それらは**抑制性シナプス**と呼ばれる.神経伝達物質が標的細胞の受容体に結合して過分極を引き起こすものを**シナプス後抑制**といい(▶図3-13B),生じた過分極を**抑制性シナプス後電位**(inhibitory post-synaptic potential;IPSP)という.また,シナプス前細胞の神経終末にシナプスを形成して,神経伝達物質の放出を抑制する場合もあり,これを**シナプス前抑制**という(▶図3-14).

シナプスでは通常,1個のニューロンが1回活動電位を発生しただけでは放出される神経伝達物質の量が少ないため,標的細胞に活動電位が発生することはない.しかし,短い時間間隔で続けざまに何回も活動電位が到達することで,放出される神経伝達物質の量が十分に多くなり,脱分極が十分に大きくなって閾値を超えると,標的細胞に活動電位が発生する(**時間的加重**:▶図3-15A).また,多数のシナプスが同期して神経伝達物質を放出した場合も脱分極が大きくなり,活動電位の発生につながる(**空間的加重**:▶図3-15B).

4 興奮の伝達

シナプスにおいて興奮が神経細胞から標的細胞へと受け渡されることを**興奮の伝達**という.

シナプス伝達の特徴は,①伝導とは異なり一方向性であり,標的細胞から神経細胞へと興奮が伝わることがないこと,②シナプス伝達の速度は興

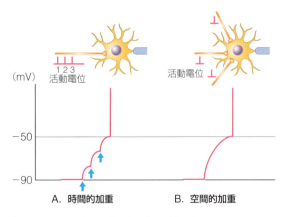

▶図3-15 時間的加重と空間的加重

奮の伝導よりも遅いため，多くのシナプスを介する経路ほど，興奮が最終標的細胞に達するのに時間がかかることである．

5 放出された神経伝達物質の処理

放出された神経伝達物質がいつまでもシナプス間隙にとどまっていると，標的細胞は繰り返す刺激に反応することができない．このため神経伝達物質はシナプス間隙から速やかに除去される．

アセチルコリン（ACh）は，シナプス間隙に存在する**アセチルコリンエステラーゼ**（acetylcholine esterase；AChE）によって酢酸とコリンに分解される．これによって生じたコリンの約50％がシナプス前神経終末に回収され，ACh 生成のために再利用される．

もう1つの代表的な神経伝達物質である**ノルアドレナリン**の場合，放出されたノルアドレナリンの50〜80％がそのまま神経終末に回収されて再利用される．残りは周囲の間質液を経て血流中に拡散するか，組織中の**モノアミンオキシダーゼ**（monoamine oxidase；MAO）によって分解される．その他の神経伝達物質も，多くは神経終末に再び取り込まれて再利用される．

6 神経伝達物質の種類

多くの神経伝達物質が作用しているが，ここでは代表的なものをあげる．

a アセチルコリン（acetylcholine；ACh）

ACh は，運動神経と骨格筋とのシナプスである神経筋接合部，自律神経の節前線維と節後線維間のシナプス，副交感神経節後線維末端と効果器のシナプスなどで放出される．

また，ACh は脳内においても伝達物質として働いており，Alzheimer（アルツハイマー）型認知症は大脳基底部での ACh 枯渇が原因と考えられている．

末梢の ACh 受容体は2種類ある．1つは骨格筋細胞や自律神経節（節後ニューロンの細胞体）に存在する**ニコチン性受容体**である．もう1つは副交感神経に支配されている臓器・組織に存在する**ムスカリン性受容体**である．

b ノルアドレナリン（noradrenaline）

末梢では交感神経節後線維から放出される神経伝達物質として重要である．中枢では脳幹部にも多く存在しており，覚醒と睡眠のほか，さまざまな精神症状との関連が注目されているが，いまだ十分には明らかになっていない．

ノルアドレナリンやアドレナリンなどは，**カテコールアミン**と総称されるが，カテコールアミンに対する受容体（**アドレナリン受容体**と呼ばれる）にもいくつかの種類がある．▶表3-2に受容体の名前と分布部位，その受容体にカテコールアミンが結合したときの作用を示す．アドレナリンは α，β のすべての受容体に結合するが，ノルアドレナリンは β_2 受容体には結合しづらい．

c γ-アミノ酪酸
　　（γ-amino-butyric acid；GABA）

中枢神経内における主要な抑制性伝達物質であ

▶表3-2 アドレナリン受容体の分布部位と作用

受容体名		分布部位	作用
α受容体	$α_1$	血管平滑筋 胃腸管平滑筋 膀胱括約筋 肝細胞	収縮 収縮 収縮 グリコーゲン分解
	$α_2$	交感神経節後線維の神経終末 血管平滑筋	ノルアドレナリン放出抑制 収縮
β受容体	$β_1$	心筋	収縮性向上 心拍数増加 興奮伝導速度向上
	$β_2$	血管平滑筋 気管支平滑筋 尿路平滑筋 肝細胞	弛緩 弛緩 弛緩 グリコーゲン分解
	$β_3$	脂肪組織	脂肪分解

▶表3-3 H波とF波の特徴

鑑別点	H波	F波
閾値	運動線維の閾値以下	大径の運動感覚線維より高い
伝導速度	一定	刺激ごとに数ミリ秒で変化
潜時	F波と同程度	H波と同程度
振幅	M波に匹敵する程度の場合もある	M波の1〜5%
波形	3相性の定常波形	不定
出現部位	ヒラメ筋を代表として大腿, 下腿筋群, 上腕, 前腕筋群	固有手筋, 足などの小さい筋

り, シナプス後細胞の Cl^- チャネルを開口させて Cl^- を流入させることによって IPSP を発生させる.

d グルタミン酸(glutamic acid)

中枢神経内の多くの興奮性シナプスにおいて神経伝達物質として働いている. 記憶や学習にも関係する.

e ドパミン(dopamine)

中脳, 視床下部に多く存在し, Parkinson(パーキンソン)病, 統合失調症の発症に深く関係している.

f セロトニン

(5-ヒドロキシトリプタミン;5-HT)

末梢組織では血小板の活性化や腸管運動の調節など多彩な作用をもつが, 脳内では神経伝達物質としても働いている. セロトニン(serotonin)の減少はうつ病の原因の1つとされている.

g オピオイド(opioid)

モルヒネなどの麻薬と同じ受容体に結合する内因性神経伝達物質であり, 痛覚に関係するシナプスを抑制し, 強力な鎮痛作用を発揮する.

F 理学・作業療法との関連事項

■筋電図とリハビリテーション

末梢神経の電気刺激で誘発される筋電位には, M波, H波, F波がある. M波は複合筋活動電位(compound muscle action potential;CMAP)と同じである. 潜時の長いH波・F波のうち, H波は伸張反射弓(脊髄反射弓)で生じる波でおもに脊髄運動ニューロンの興奮性を, F波は運動ニューロンの軸索の逆行性刺激で生じる波で, 脊髄前角, 神経根など中枢部での神経伝導速度・脊髄運動ニューロンの興奮性を調べるために用いられる(▶表3-3, 図5-19→64頁参照).

M波・H波を下腿ヒラメ筋から記録しているときに, 被検者が被検筋から離れている手を握る, あるいは歯を噛みしめるなどの動作を行うと, H波振幅が増強する. これは, ヒラメ筋前角細胞の安静時電位が, 遠隔部位の収縮で増大したため, シナプス伝達の効率が上がることによる.

リハビリテーションにおいて, 運動コントロールの実験に用いられる方法である.

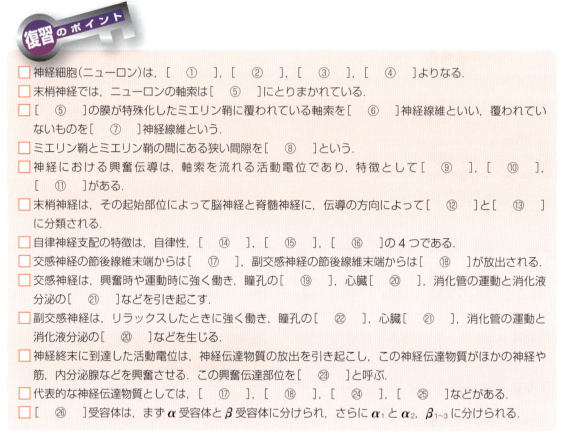

- 神経細胞（ニューロン）は，［ ① ］，［ ② ］，［ ③ ］，［ ④ ］よりなる．
- 末梢神経では，ニューロンの軸索は［ ⑤ ］にとりまかれている．
- ［ ⑤ ］の膜が特殊化したミエリン鞘に覆われている軸索を［ ⑥ ］神経線維といい，覆われていないものを［ ⑦ ］神経線維という．
- ミエリン鞘とミエリン鞘の間にある狭い間隙を［ ⑧ ］という．
- 神経における興奮伝導は，軸索を流れる活動電位であり，特徴として［ ⑨ ］，［ ⑩ ］，［ ⑪ ］がある．
- 末梢神経は，その起始部位によって脳神経と脊髄神経に，伝導の方向によって［ ⑫ ］と［ ⑬ ］に分類される．
- 自律神経支配の特徴は，自律性，［ ⑭ ］，［ ⑮ ］，［ ⑯ ］の4つである．
- 交感神経の節後線維末端からは［ ⑰ ］，副交感神経の節後線維末端からは［ ⑱ ］が放出される．
- 交感神経は，興奮時や運動時に強く働き，瞳孔の［ ⑲ ］，心臓［ ⑳ ］，消化管の運動と消化液分泌の［ ㉑ ］などを引き起こす．
- 副交感神経は，リラックスしたときに強く働き，瞳孔の［ ㉒ ］，心臓［ ㉑ ］，消化管の運動と消化液分泌の［ ⑳ ］などを生じる．
- 神経終末に到達した活動電位は，神経伝達物質の放出を引き起こし，この神経伝達物質がほかの神経や筋，内分泌腺などを興奮させる．この興奮伝達部位を［ ㉓ ］と呼ぶ．
- 代表的な神経伝達物質としては，［ ⑰ ］，［ ⑱ ］，［ ㉔ ］，［ ㉕ ］などがある．
- ［ ㉖ ］受容体は，まず α 受容体と β 受容体に分けられ，さらに $α_1$ と $α_2$，$β_{1〜3}$ に分けられる．

関連する国試問題は→226頁参照

①細胞体 ②樹状突起 ③軸索 ④神経終末 ⑤Schwann細胞 ⑥有髄 ⑦無髄 ⑧Ranvierの絞輪 ⑨不減衰伝導 ⑩絶縁性伝導 ⑪両側性伝導 ⑫求心性線維 ⑬遠心性線維 ⑭二重支配 ⑮拮抗支配 ⑯持続支配 ⑰ノルアドレナリン ⑱アセチルコリン ⑲散大 ⑳促進 ㉑抑制 ㉒縮小 ㉓シナプス ㉔ドパミン ㉕セロトニン ㉖アドレナリン

第4章 中枢神経系

学習目標
- 中枢神経系の各部位(脊髄〜大脳)の役割・機能を説明できる.
- 脊髄反射について,例をあげて説明できる.
- 睡眠を含む脳の高次機能を分類して説明できる.
- 脳脊髄液の役割,血液脳関門について概説できる.

A 中枢神経系とは

1 中枢神経系の構成

a 脊髄と脳

中枢神経系は脊髄と脳から構成されている.

脊髄は脊柱の脊柱管の中に入っており(▶図4-1),外側の椎骨の名称に対応して**頸髄**,**胸髄**,**腰髄**,**仙髄**,**尾髄**に分けられる.脊髄は第1〜第2腰椎くらいの高さで終わり,それ以下では脊髄神経の束となっており,**馬尾**と呼ばれる(▶図4-2).脊髄の上端は大後頭孔を通して頭蓋内に入り,脳の末端である延髄となる.

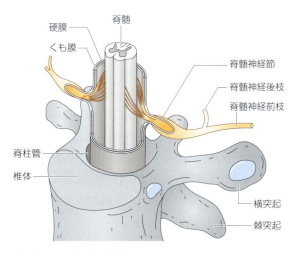

▶図4-1 脊髄の構造

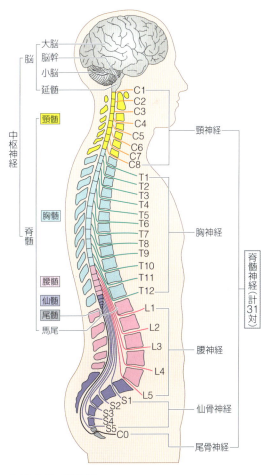

▶図4-2 神経系

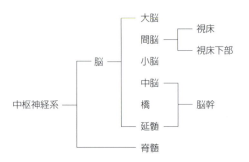

▶図4-3 中枢神経系の構成

脳は延髄，橋，中脳，小脳，間脳，大脳に分けられる．延髄・橋・中脳は機能的には連続しているため，まとめて脳幹と呼ばれる（▶図4-3）．

b 灰白質と白質

中枢神経系において，神経細胞体が多く集まっている部分は，灰色に見えるため灰白質と呼ばれる．神経線維が集合して走っている部分は，白色に見えるため白質と呼ばれる．

脊髄では，中心部に灰白質があり，周囲を白質がとりまいている．それに対し大脳では，周囲が灰白質で中心部が白質であり，脊髄とは逆になっている．

また，白質の中に，灰白質が島嶼状にある場合は神経核（赤核，レンズ核など）と呼ばれる（▶図4-4A）．細胞の中にある核とはまったく別のものである．

2 中枢神経系の機能

中枢神経系は，全身の感覚器（ここでいう感覚器は私たちが意識する感覚のみならず，たとえば血圧の高低など意識にのぼらない感覚も含む）から情報を受け取り，解析・処理するとともに，骨格筋へ運動の指令を発する．さらに自律神経を介して内臓機能を調節し，体内環境が好適に維持されるように調整する．大脳においては，複雑な神経回路による思考，記憶，意欲の発生など，いまだにそのメカニズムが十分に解明されていない機能もある．

このように中枢神経系は，精神活動とともに，生命維持のための調節機能を担っている．

3 中枢神経系を保護するメカニズム

中枢神経系は，その機能が十分に発揮できるように，さまざまなメカニズムによって守られている．

第一に，脊髄は連続する椎骨によって，脳は頭蓋骨によって囲まれており，外力によって障害されることがないよう，機械的に守られている．

第二に，脳の重量は体重の2％にすぎないが，安静時に全身の血流量の15％を受け，全身の酸素消費量の20％を消費する．つまり，ほかの臓器よりもはるかに潤沢な血流を受けている．さらに，全身の血圧が変動しても脳血流は変動しないように，自動調節機序が備えられている．

第三に，血液脳関門によって，神経細胞にとって有害あるいは不用な物質が，血液から神経組織に移行しないように制限されている（→50頁参照）．

B 脊髄

1 脊髄の構造

▶図4-4Bに脊髄の横断面を示す．中心部のH字型が灰白質，その周囲が白質である．

求心性線維は後根から脊髄に入る．そのまま白質を上行する場合と，灰白質で別の神経細胞とシナプスを形成し，線維を換えて上行する場合とがある．遠心性線維は白質を下行し，灰白質でシナプスを形成して線維を換え，前根を通って脊髄を出る．

灰白質の前角の神経細胞は骨格筋を支配する運動ニューロンである．後角の神経細胞は，種々の

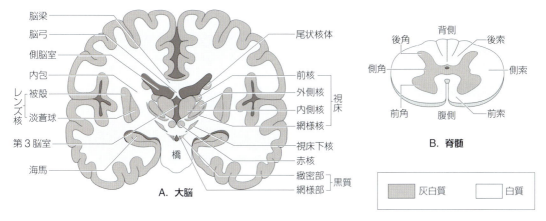

▶図 4-4　大脳と脊髄の断面図

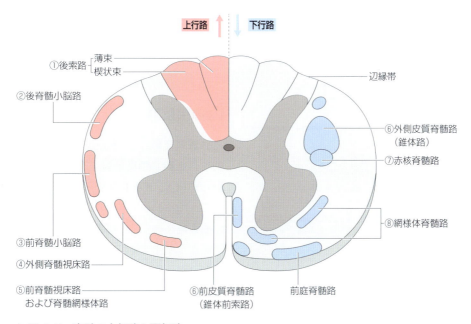

▶図 4-5　脊髄の上行路と下行路

感覚神経の入力を受ける．**側角**には，自律神経系の遠心性の神経細胞が集まっている．

2 脊髄の上行路と下行路

　脊髄を上行する求心性線維，下行する遠心性線維はそれぞれ決められたルートを通っている．
▶図 4-5 にそのルートを示す．図中の番号は以下の説明に対応している．

a 上行路（感覚性入力）

①**後索路**：同側の触圧覚や深部感覚を延髄に伝える．内側の薄束は下半身からの，外側の楔状束は上半身からの感覚情報を伝える．

②**後脊髄小脳路**：同側の下半身の筋紡錘，腱などの深部感覚を小脳に伝える．

③**前脊髄小脳路**：対側の下半身の筋紡錘，腱などの深部感覚を小脳に伝える．

④**外側脊髄視床路**：対側の温度覚，痛覚を視床に

伝える.

⑤**前脊髄視床路**：対側の粗大な触圧覚を視床に伝える.

b 下行路（運動性出力）

⑥**皮質脊髄路**：随意運動に重要な経路で，大脳皮質運動野に起始した線維が延髄の錐体を通って脊髄を下行する経路である．**錐体路**とも呼ばれる（→NOTE**1 2**）．大部分の線維は延髄錐体で交叉して対側の脊髄外側（側索）を下行する（**外側皮質脊髄路**）が，一部の線維は延髄錐体で交叉せず，同側の脊髄前索を下行する（**前皮質脊髄路**）.

⑦**赤核脊髄路**：対側の赤核からの線維が通る．運動皮質から脊髄に送る側副路として機能する.

NOTE

1 錐体路と皮質延髄路

皮質延髄路は大脳皮質運動野から脳幹の運動ニューロンへの下行路で，頭部・顔面の筋に随意運動の指令を伝える．大脳皮質からの運動指令を伝える経路という意味では，皮質脊髄路と同様である．このため，皮質延髄路は延髄錐体を通らないにもかかわらず，錐体路に含めて考えられることがある.

2 錐体路徴候

錐体路は随意運動に重要であるので，障害により随意運動が障害され，麻痺や手指の巧緻運動障害などがおこる．臨床的に，錐体路の障害でみられる徴候（錐体路徴候）は，(1)筋萎縮を伴わない痙性麻痺，(2)腱反射亢進，(3)Babinski（バビンスキー）反射の出現，とされるが，(1)と(2)は錐体外路障害の関与も含まれていることがわかってきている.

Babinski反射とは，足底の外側を，先端を鈍磨したピンや鍵などで，踵から小趾そして母趾の付け根にかけて，1，2秒でゆっくりこするとき，母趾が背屈し他の趾が開扇する現象である．2歳までの小児にみられるが，その後は，同じ刺激が足趾の底屈を誘発する足底反射に移行する．一度消失したBabinski反射が再び出現する場合，Babinski徴候陽性であると表現し，錐体路障害の存在を示唆される.

痙縮がある状態では，Babinski徴候も陽性であることが多いが，特に，錐体路障害の急性期には，Babinski徴候陽性でも痙縮がみられないことがある.

⑧**網様体脊髄路**：橋・延髄の網様体からの下行路で両側の頸髄から仙髄に至り，姿勢の調節などにかかわる.

3 脊髄反射

反射とは，感覚受容器からの刺激が求心性線維を通って中枢に至り，そこから遠心性線維を介して筋などの効果器に反応をおこさせるものである．このような神経回路を，**反射弓**という．つまり，意思の力ではコントロールできない反応である.

反射のうち中枢が脊髄にあるものを**脊髄反射**と呼ぶ．脊髄反射には骨格筋を効果器とする**体性神経反射**と，内臓系で働く**自律神経反射**（▶図3-7 →25頁参照）がある.

a 伸張反射

膝蓋腱反射（L2〜L4）が代表的であるが，臨床的には**上腕二頭筋反射**（C5〜C6）や**上腕三頭筋反射**（C6〜C8），**アキレス腱反射**（S1〜S2）なども検査する.

膝蓋腱反射とは，膝蓋腱を膝下でゴム製のハンマーなどで叩くと，大腿四頭筋が収縮して下腿が跳ね上がる反射である．これは，膝蓋腱を叩くことによって大腿四頭筋が引き伸ばされ，筋紡錘が伸展し，その興奮が**Ia群求心性線維**を通して脊髄に伝えられ，運動神経を通して大腿四頭筋を収縮させる．伸張反射は，生体内で唯一の**単シナプス反射**（中枢神経系内のシナプスが1つ，つまり1回だけ線維を換える）である.

Ia群求心性線維の興奮は，同時に抑制性介在ニューロンを介して拮抗筋である大腿二頭筋への運動神経を抑制し，弛緩させる（▶図4-6）．この反射を**相反抑制（拮抗抑制）**といい，このように相反性に抑制する神経支配を**相反神経支配**という.

一方，腱の部分にはGolgi（ゴルジ）腱器官と呼ばれる受容器が，筋線維と直列に位置している．Golgi腱器官は，筋張力発生による腱の伸展に対

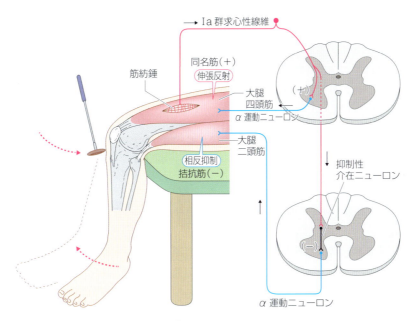

▶図4-6 伸張反射(膝蓋腱反射)と相反抑制

して強く反応し，張力のセンサーとして働く．大腿四頭筋の収縮によりGolgi腱器官が興奮すると，その情報はIb群求心性線維を介して脊髄に送られ，抑制性介在ニューロンを介して大腿四頭筋へのα運動ニューロンを抑制する．この反射を**自原抑制(Ib抑制)**という．伸張反射による過剰な収縮を防ぐメカニズムである(▶図4-7).

脊髄損傷などにより四肢の筋緊張が持続的に亢進している痙性麻痺の患者では，四肢の受動的伸展に対して強い抵抗を示すが(→NOTE❸)，ある点を越えると急激に筋緊張が低下する．この現象を**折りたたみナイフ現象**といい，Golgi腱器官-Ib群求心性線維を介する自原抑制に起因する．ふくらはぎにこむら返りを生じた際に，痛みをこらえて足部を背屈させると，あるところで急激に筋の緊張が緩み，痛みが消失するのも，このしくみである．

b 屈曲反射と交叉性伸展反射

誤って熱い物に触れて手を引っ込めたり，画鋲を踏んで思わず足を引き上げたりする反射が**屈曲反射**で，代表的な防御反射の1つである．これ

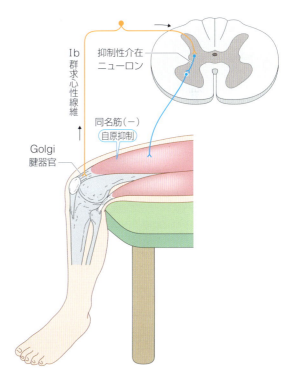

▶図4-7 Golgi腱器官による自原抑制の経路

は，皮膚からの感覚入力が脊髄の反射中枢に至り，これが介在ニューロンを介して屈筋へ行く運動神経を興奮させるものである．このとき，同時に抑制性の介在ニューロンを介して伸筋が抑制される．さらに反対側の四肢では逆に伸筋が興奮し，屈筋が抑制されて体を支える反応が起こる．これが**交叉性伸展反射**である．

c 自律神経反射

射精（中枢は腰髄）や排尿（中枢は仙髄）も脊髄反射によっておこる．

排尿反射では，膀胱排尿筋の収縮と，膀胱と尿道の境にある膀胱括約筋の弛緩が同時におこり，

NOTE

3 痙縮

伸張反射の亢進は，痙縮（spasticity）と呼ばれる．検者が関節を急速に屈曲・伸展させ，関節についている筋を伸張する際に，大きな抵抗が生じる現象である．ゆっくり屈曲・伸展するときには生じない．階層説では，上位中枢の機能が損なわれて，下位中枢の働きが亢進した状態と考えられている．一方，伸張速度に関係なく抵抗がみられるのが，筋固縮であり，痙縮との区別が大切である（例：Parkinson 病）．

4 階層説

神経系には，上位・中位・下位中枢の 3 つの階層があると考える．大まかに，上位は大脳，中位は脳幹部，下位は脊髄が相当する．相互の機能について運動で説明すると，下位中枢は自動的なものに関与する（例：筋を伸張した際にみられる伸張反射）．上位になるにつれて随意的な運動の制御にかかわる．生理的な状況では，上位中枢は，中位・下位中枢を抑制している．そのため，（下位中枢の関与する）伸張反射に邪魔されることなく，自由な運動が上位中枢の働きによって実現している．ところが，疾患で上位中枢に障害が生じると（例：脳卒中），中位・下位中枢の機能が上位中枢の抑制から解放され，独自の運動を強めることになる（例：脳卒中で麻痺側の伸張反射が亢進する）．これは Jackson（ジャクソン）による考えで，**階層説**と呼ばれる．

中枢神経疾患では，上位中枢の障害によって随意運動が不能になるだけではなく，下位中枢の自動的な型にはまった随意的制御のきかない姿勢・運動が現れる．中枢神経疾患の臨床では，この階層説に沿って症状の成り立ちを説明し，その治療を検討することが重要となる．

尿が体外に排出される（→151 頁参照）．ただし，脊髄の排尿中枢は常に上位の中枢（→**NOTE 4**）によって抑制されており，排尿の準備が整った時点で抑制がとれて反射がおこる．

C 脳幹

1 脳幹の機能

延髄，橋，中脳からなる**脳幹**には循環や呼吸，消化など生命維持に直結する中枢が集中している．また，脳神経の**起始核**の大部分が存在し，前庭反射や対光反射などの種々の反射に関係する．

脳幹は，大脳と小脳，脊髄を結ぶ中継部位として，姿勢や歩行の調節に重要な役割を果たしている．さらに脳幹に存在する**網様体**は，大脳に線維を送り，大脳の覚醒レベルを維持する役割も担っている．

2 自律神経中枢

脳幹には，嗅神経と視神経を除くすべての脳神経の核が存在する．脳神経に含まれる副交感神経の起始核も存在する．また，延髄には循環中枢（心臓促進中枢，心臓抑制中枢，血管運動中枢），呼吸中枢，嚥下中枢，嘔吐中枢，橋には排尿中枢，中脳には対光反射中枢などが存在する．

たとえば，私たちは眠っている状態でも呼吸を続けているが，呼吸中枢が障害されると意識して呼吸しない限り，呼吸が停止してしまうことになる．

3 脳幹がつかさどる反射と脳死判定

脳幹は，以下のような反射の中枢となっている．これらの反射の有無を検査することは，脳死

判定に際し必須の項目と定められている．

a 対光反射

一方の眼に光を照射すると，その眼の瞳孔が収縮する(**直接対光反射**)と同時に，反対側の眼の瞳孔も収縮する(**間接対光反射**)．

反射経路は視神経 → 動眼神経副核(中脳) → 毛様体神経節 → 瞳孔括約筋である．

b 角膜反射

角膜を綿などで軽くこすると，瞬目(まばたき)を生じる．

反射経路は三叉神経 → 三叉神経核(橋) → 顔面神経核(橋) → 顔面神経 → 眼輪筋である．

c 前庭動眼反射

視線を一定に保つために，頭の振動をキャンセルするように眼球が回転する．この反射は外耳道に少量の冷水を注入することで誘発することができる．

反射経路は前庭神経 → 前庭神経核(橋・延髄) → 動眼神経・滑車神経・外転神経 → 外・内眼筋である．

4 脳幹と姿勢の維持

起立時の姿勢を維持するために，四肢，体幹，頸部の抗重力筋(伸筋)は持続的に収縮している．そこで重要なのは，内耳に存在する前庭器官から送られてくる頭部の傾きに関する情報である．この情報は脳幹(橋)にある前庭神経核に伝えられ，脊髄に出力されて，抗重力筋の収縮状態を自動的に調節している．

体が動いても頭部を垂直(正面)に維持しようとする動きは，脳幹を介する**前庭頸反射**による．さらに中脳レベルで脳を切断して脳幹への上位脳からの入力を遮断すると，γ運動ニューロンへの抑制がとれるために脳幹による抗重力筋の伸張反射が亢進して，いわゆる**除脳固縮**の状態となる(→

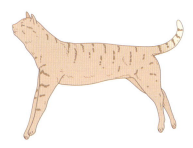

▶図 4-8 除脳固縮のネコの姿勢

NOTE 5，▶図 4-8)．

脳幹は，平衡覚をつかさどる前庭器官と線維連絡を有すると同時に，小脳とも線維連絡をもち，脊髄に出力している．このため，姿勢の制御に重要な役割を担っている(**姿勢反射**)．また脳幹には，リズミカルな歩行を誘発するニューロン，歩行を終わらせるニューロンが存在する．

5 網様体賦活系

脳幹の網様体は，視床を介して大脳に線維を送り，大脳の活動レベルを調節している．睡眠・覚醒に加えて，意識の集中や思考なども調節していると考えられている．

これらの神経はノルアドレナリン，ドパミン，セロトニンなどの**モノアミン**やアセチルコリンを神経伝達物質として放出する．

NOTE

5 陽性徴候と陰性徴候

まず，神経徴候を陽性徴候(正常では観察されない現象の出現)と陰性徴候(正常で観察される現象の消失)に分けて考える．陽性徴候は損傷部位より下位にある中枢が上位中枢の抑制から解放された結果，すなわち解放現象，陰性徴候は病変部位による機能障害である．

実際の臨床では，患者は陽性徴候と陰性徴候の混在した徴候を示している．リハビリテーションは，陽性・陰性徴候の軽減を目指して行われる．

D 小脳

1 小脳の機能

　小脳は身体の平衡や姿勢の維持，筋緊張の維持にかかわるとともに，大脳皮質と共同して運動の協調と運動の学習に重要な役割を果たしている．小脳を損傷すると，運動麻痺は生じないものの，異常な姿勢になったり，協調的な運動ができなくなったりする．障害部位により片足立ちができない，指で自分の鼻の頭に触れることがスムーズにできない，などの症状がみられる（→NOTE❻）．

2 小脳への入出力

　小脳へは，平衡覚をつかさどる前庭器官からの入力がある．また，筋紡錘やGolgi腱器官などの深部感覚受容器からの情報が，脊髄小脳路を通して入力される．大脳皮質運動野からの入力も受ける．

　小脳は，大脳皮質運動野からの**運動指令**と，脊髄や前庭器官からの**感覚情報**とを照合し，運動指令と実際の身体の運動状態との誤差を算出して，その信号を**小脳核（歯状核）**から大脳皮質に出力す

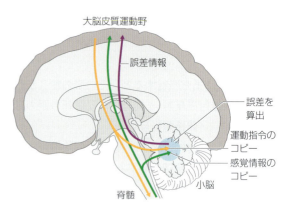

▶図4-9　小脳による運動調節

る．これによって誤差が補正され，円滑な運動が可能となる（▶図4-9）．

3 運動学習

　小脳による運動学習の効果は，初めて自転車に乗る練習をしたときのことを思い出せば理解しやすい．最初のうちは小脳による運動指令と身体の運動状態との誤差の補正が行われないため，自転車の乗り方はきわめてぎこちないものとなる．しかし，練習を繰り返すことによって小脳による自動的な誤差補正が行われるようになるため，乗り方はスムーズになっていく．水泳などを覚える場合も同様である．

　小脳の特徴は，いったん覚えた運動は忘れない点である．自転車の乗り方や水泳はいったん覚えれば，空白期間が何年あってもすぐに思い出すことができる．

E 間脳：視床と視床下部

　間脳は，大脳皮質側頭葉の内側に位置し，脳内に埋もれて隠れているため，外部から見ることはできない．間脳は視床と視床下部に分けられる（▶図4-10）．

NOTE

❻ 小脳症状

①手足が目標に正確に届かない（測定異常）
②運動が素早く開始できない，停止できない
③手の回内・回外反復運動の障害（反復拮抗運動不能：adiadochokinesis）
④臥位から，上半身を起こすときに下肢が持ち上がってしまう（協働収縮不能：asynergy）
⑤筋緊張低下
⑥構音障害（断綴性）
⑦バランスが悪い（平衡障害）
⑧酔っぱらったような歩き方（歩行失調）
　小脳は構造上，小脳半球と虫部に分けられる．①〜⑤の症状は小脳半球，⑥〜⑧の症状は虫部に対応する．

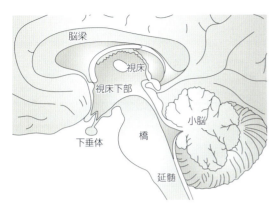

▶図 4-10　間脳の構造

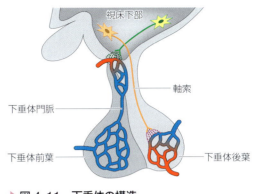

▶図 4-11　下垂体の構造

1 視床

視床は，間脳の約 4/5 を占める神経核である．感覚情報は視床でニューロンを換え，大脳皮質の感覚野（一次感覚中枢）に至る．つまり感覚情報の中継核として働いている．

2 視床下部

視床下部は，間脳の約 1/5 を占めるにすぎない小さな領域であるが，きわめて重要な役割を担っている．

a ホメオスタシスの中枢

生命維持に直結する中枢（循環中枢，呼吸中枢など）は脳幹に集中して存在するが，視床下部にはそれらを統括して生体の恒常性（ホメオスタシス）を維持する中枢が存在する．

（1）体温調節中枢
体温があらかじめ設定されたレベル（**セットポイント**：通常は 37℃前後）になるように，皮膚血管の収縮状態，汗腺の機能状態などによる熱放散の調節，骨格筋のふるえによる熱産生の増加などを引き起こす．

（2）摂食中枢と満腹中枢
血中グルコース濃度やインスリン濃度の低下によって摂食中枢が興奮し，摂食行動に駆り立てる．**摂食中枢**を破壊すると，動物は空腹感を生じないため食べなくなり，やせていく．

十分な量の食事を摂取して血中グルコース濃度やインスリン濃度が上昇すると，**満腹中枢**が興奮して摂食行動をやめさせる．

（3）飲水中枢
飲水中枢は血漿の浸透圧の情報を視床下部の浸透圧受容器から受け取り，浸透圧の上昇に応じて飲水行動に駆り立てるとともに，バソプレシン（抗利尿ホルモン；ADH）の分泌を促して尿量を減少させて，水分の排泄を節約する．

b 内分泌機能とその調節

視床下部は各種の放出ホルモンを分泌し，**下垂体前葉**に作用して下垂体前葉ホルモン分泌を調節する（▶図 4-11）．さらに，視床下部の細胞は軸索を下垂体後葉に送り，神経内分泌により**バソプレシンとオキシトシンを分泌する**（→177 頁参照）．

c 本能行動・情動行動の発現

視床下部は大脳辺縁系と協調して性行動や母性行動などの**本能行動**を発現させるとともに，怒りや恐怖を感じた際の表情や行動（**情動行動**）を発現させる．

また，物事を達成したときの快感（**報酬系**），失敗したときの不快感（**懲罰系**）を生じさせるのにも

重要な役割を果たしている．報酬系は中脳，視床下部，大脳辺縁系に広がる領域で，特に**側坐核**が重要とされている．懲罰系にも中脳や視床下部が含まれる．

F 大脳皮質

ヒトでは大脳がきわめて大きく発達し，脳の大部分を占め，大脳縦裂によって左右の大脳半球に分かれている．大脳の表面部分を**皮質**と呼び，神経細胞体を多く含む灰白質からなっている．大脳皮質には多くの溝があり，皮質の表面積を大きくしている．溝と溝との間の隆起部分は**回**と呼ばれる．溝のなかでも特に大きく深いものが**中心溝，外側溝，頭頂後頭溝**であり，これらの溝によって大脳皮質は**前頭葉，頭頂葉，側頭葉，後頭葉**に分けられる（▶図4-12）．また，側頭葉の内側には**辺縁葉**と呼ばれる発生学的に古い大脳皮質があるが，これについては後述する（→49頁参照）．

大脳皮質では，**機能局在**がきわめてはっきりしており，どの部分がどの仕事を担当するかが明瞭に決められている（▶図4-13A）．Brodmann（ブロードマン）は，皮質細胞の構造状態などから，大脳皮質を52の領野に分けた．ただし，ヒトでは48〜51領野はない（▶図4-13B，C）．

運動に関与する部分を**運動野**，感覚を担当する部分を**感覚野**という．運動野・感覚野のうち，最も基本的な役割を担っている部位は「一次」（primary），統合的な役割を担っている部位は「連合」

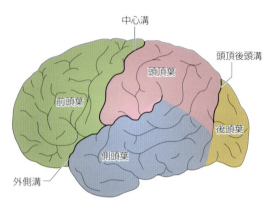

▶図4-12 大脳皮質の構造

（association）というように区別される．たとえば視覚野には，**一次視覚野**とその周辺の**視覚連合野**がある．

大脳皮質の領域で，一次運動野と一次感覚野以外の部分を**連合野**という（▶図4-14）．連合野は，さまざまな情報を統合して思考，記憶，判断など複雑な高次機能を営む（→NOTE7）．

1 前頭葉

中心溝より前の部分である．中心溝のすぐ前の部分は**中心前回**と呼ばれ，**一次運動野**であり，全身の骨格筋への運動指令を発する部分である．ここでも縦方向にどの部分がどこの筋肉を支配するかが明瞭に決まっており（**体部位局在**），下から順に舌，顔面，手指，手，上肢，体幹，下肢を支配する（▶図4-15A）．発声に関係する舌と口唇，細かい作業を行う手指を支配する部分が広いのが特徴である．

一次運動野の下前方，側頭葉に接する部分が**運動性言語野〔Broca（ブローカ）中枢〕**（▶図4-13A）であり，ここが障害されると言葉を理解はできるが流暢に話すことができなくなる．

運動野の前方は連合野である．この**前頭連合野**は，目標を設定し，計画を立て，効率的に仕事を遂行すること，性格の決定，社会性の育成，意思・意欲の発揮などに深くかかわっている（▶図

NOTE

7 運動連合野

運動野（一次運動野）の前方に位置する運動前野と補足運動野は運動機能にかかわる連合野で，**運動連合野**と呼ばれる．運動野と運動連合野をまとめて運動皮質として扱ってきた経緯があるため，運動連合野は連合野に含めないことが多い．

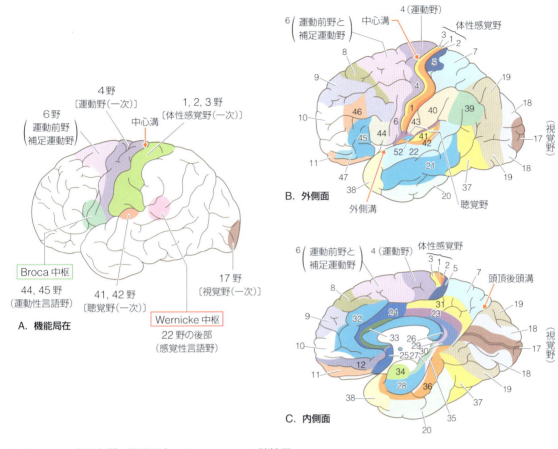

▶図 4-13 大脳皮質の機能局在と Brodmann の脳地図

4-14).

2 頭頂葉

中心溝から頭頂後頭溝までの部分である。中心溝のすぐ後ろの部分は**中心後回**と呼ばれ、**体性感覚野**(一次体性感覚)である。運動野と同様に体部位局在がある(▶図 4-15B)。

頭頂連合野は空間認知や自己の身体に対する意識などに関与する(▶図 4-14)。この部分が障害されると、三次元の空間が理解できなくなったり、眼では見えていても、たとえば自分の左側の世界を無視する(**左半側空間無視**)、自分の身体部位(膝や腹など)を認識できない(**身体失認**)などの症状が出現する。

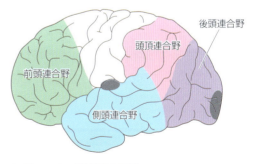

▶図 4-14 連合野の区分

3 側頭葉

外側溝のすぐ下の部分が**聴覚野**であり、ここで聴取した音の情報が感受される。聴覚野の後方部

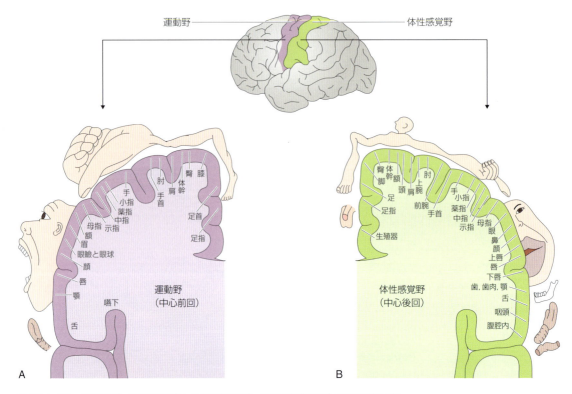

▶図 4-15　運動野(一次運動野)と体性感覚野(一次体性感覚野)の体部位局在

分が**感覚性言語野**〔Wernicke(ウェルニッケ)中枢〕であり，ここが障害されると言葉を理解することが困難になる(▶図 4-13A)．それ以外の部分が**側頭連合野**であり，ここでは見えている物が何であるかを理解したり，音楽のメロディやリズムを認識する(▶図 4-14)．また記憶にも大きくかかわっており，この部分が障害されると記憶喪失や健忘症が引き起こされる(→NOTE❽)．

4 後頭葉

後頭葉の内側には**視覚野**(一次視覚野)が広がり，一部が表面に出ている．それ以外の領域のほとんどは**視覚連合野**である．つまり後頭葉のほぼすべての領域が視覚をつかさどっている．

NOTE
❽ 大脳皮質の局所病変がおこす症候群

「症候群」とは特定の疾患や病変に伴う症状や徴候の組み合わせを指す．
大脳皮質の病変によって，特定の機能が損なわれることがあり，病変部位とその機能障害には一定の対応がある．言語中枢の障害である Broca 失語や Wernicke 失語はその一例である．側頭葉病変では，著明な記憶障害，恐怖・激怒反応の消失，食欲および性欲の異常亢進など大脳辺縁系の症状を特徴とする Klüver-Bucy(クリューヴァー-ビューシー)症候群がある．

G 脳の高次機能

1 学習

学習とは，経験に基づいて行動を変化させる，あるいは心の内的状態を変化させることである．学習は余剰学習，連合学習，結果学習の 3 つに分

けられる.

余剰学習は，無意味なものに反応しなくなることである．たとえば農村に住んでいた人が初めて都会に出て来ると，騒音と人波に驚くが，じきに慣れて何も感じなくなるなどである．

連合学習は，2つのものを関連させることを学習するものであり，Pavlov（パヴロフ）の条件反射の実験（→NOTE⑨）がその代表である．道を渡るときに左右を確認する，食事の際に箸やフォークを使うなどは，子どものころからの連合学習の結果といえるだろう．

結果学習は，動物実験でいうと，ライトがついたときに素早くレバーを押すと電気ショックを回避することができる，迷路の道順を覚えると速やかに餌を獲得できるなどの学習である．私たちの勉強を例にしても，進級できる，国家試験に合格できる，昇進できるなどが報酬（動物実験における餌の獲得に相当する）となり，留年する，試験に落第する，昇進を逃すなどが懲罰（動物実験における電気ショックに相当する）となっている．ただしヒトの場合，具体的な報酬がなくても，試験でよい点がとれた，仕事がうまくいったなどの達成感も報酬となっている．

② 記憶

記憶とは，経験や学習した結果をある一定期間保持する機能である．どのようにして記憶されるか，そのメカニズムはいまだ解明されていないが，新しい神経回路の形成，シナプス伝達の変化，シナプスにおけるチャネルの増加，新しいタンパク質の形成などが明らかになっており，これらが複雑に関連し合って記憶が形成されると考えられている．

ⓐ 記憶の分類

記憶は，持続時間の違いから，感覚記憶，短期記憶，長期記憶に分けられる（▶図4-16）．

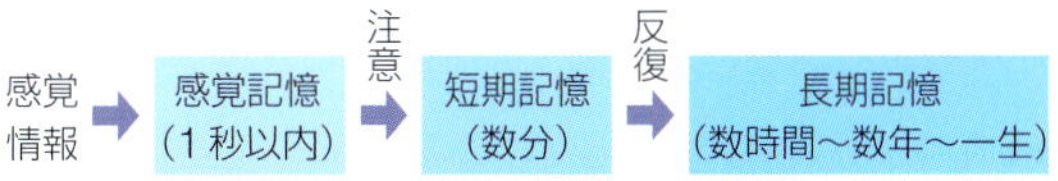

感覚記憶は，感覚器から入ってくる情報の記憶

▶図4-16 短期記憶と長期記憶

（たまたま目が合った知らない人の顔など）で，多くは1秒以内に忘れてしまう．感覚記憶の一部は短期記憶に転送されて数分間保持される（初めて聞いた電話番号に電話をかけるなど）．

短期記憶は，反復・練習・長時間曝露（しばらくの間，話をした人の顔など）によって長期記憶に転送される．

長期記憶は，数時間から数年を経て一生保持されうる．長期記憶は，**陳述記憶**（エピソード記憶と意味記憶）と**非陳述記憶**（手続き記憶など）に分類される．陳述記憶は言葉で表現できる記憶で，**エピソード記憶**は個人的な思い出（1週間前に友達と遊園地に行ったなど）であり，**意味記憶**は一般的な知識（砂糖は甘いなど）である．**手続き記憶**は運動や技術（自転車の運転など）の記憶で，意識されない．

短期記憶から長期記憶への転送により，記憶は固定される．大脳辺縁系の**海馬**は，陳述記憶の固定化に重要な役割を担っている．固定化は，最初に海馬で記憶が形成・貯蔵され，その後，時間を

NOTE

⑨ Pavlov の実験

Ivan P Pavlov（1849〜1936年）はロシア帝国・ソビエト連邦の生理学者である．1902年にイヌを用いた実験により条件反射の概念を確立した．具体的にはイヌの頬に手術を行って唾液を口腔外に導き，唾液の分泌量を測定した．餌を与えると唾液分泌が増加するが，餌を与える前にブザーを鳴らすことを繰り返すと，イヌはやがてブザーの音を聞いただけで唾液を分泌するようになった．つまり，イヌはブザーが鳴れば餌をもらえるということを学習したことになる．ブザーのことを条件刺激，ブザーの音で唾液を分泌する反応を条件反射という．Pavlovはこの功績により1904年にノーベル生理学・医学賞を受賞した．

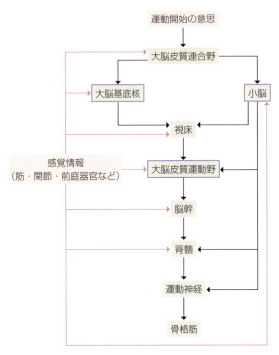

▶図 4-17 随意運動

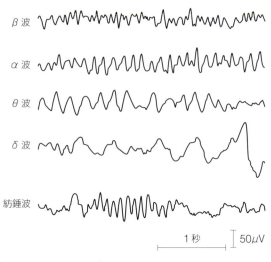

▶図 4-18 脳波の分類

経て大脳皮質に移行されると考えられている(→NOTE⑩).

3 随意運動

随意運動とは，ある運動および行動をとることを計画し，準備し，そして実際にその運動・行動を行うことである．つまり，精神活動を外部に表す反応である．

運動を開始させる意思は，おそらく前頭連合野で生じ，さまざまな感覚情報やほかの連合野からの情報もそれに影響を与えているものと考えられる．大脳皮質のさまざまな領域で処理された情報は，**大脳基底核**と**小脳**に送られ，そこでプログラムされた指令が**視床**を経由して**大脳皮質運動野**へ送られる．運動野からの指令は**脳幹**を経て**脊髄**を下行し，最終的に**運動神経**を介して骨格筋を収縮させて運動を起こす(▶図 4-17).

ひとたび運動が開始されると，筋紡錘や関節の伸展受容器，前庭器官から頭の傾きや加速度に関する情報が小脳，大脳基底核，大脳皮質運動野にフィードバックされる．さらに脊髄反射や脳幹の姿勢反射なども加わり運動がコントロールされる．

4 脳波

大脳皮質のニューロンの電気活動を頭皮上に置いた電極によって記録したものが**脳波**(electroencephalogram；EEG)であり，数十 μV の電位変化が記録される．波はその周波数によって δ 波 (1〜3 Hz)，θ 波 (4〜7 Hz)，α 波 (8〜13 Hz)，β 波 (14 Hz 以上) に分けられる (▶図 4-

> **NOTE**
>
> ### ⑩ 認知症と記憶障害
>
> 認知症は，ICD-10 で「脳疾患による症候群であり，通常は慢性あるいは進行性で，記憶，思考，見当識，理解，計算，学習能力，言語，判断を含む多数の高次皮質機能障害を示す」と定義されている．原因疾患により，アルツハイマー型認知症，血管性認知症，レビー小体型認知症などに区別される．
>
> 認知症では一般に陳述記憶が障害される．認知症のタイプによって違いはあるが，初期には，最近のことを思い出せない前向健忘が多く，進行につれて昔のことを思い出せない逆向健忘も顕著になってくる．

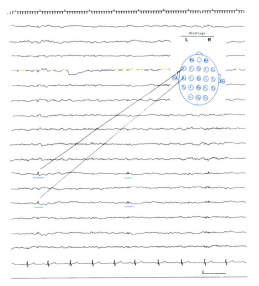
A. 側頭葉てんかんでみられるスパイク状脳波（青線部）

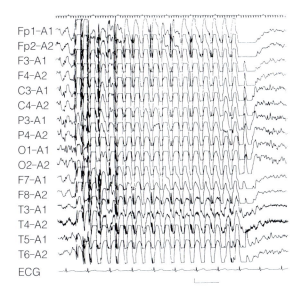
B. 3 Hz の spindle and wave を示す典型的なてんかんの脳波

▶図4-19　てんかんの脳波
〔四宮滋子博士（四宮クリニック）のご厚意による〕

18)．**紡錘波**（13〜15 Hz）は，非常に浅い眠りの際にみられる波で脳波の電位は浅くなっているが，時々α波が連続して出現する状態のことである．α波は覚醒状態で安静にし，閉眼しているときに記録される振幅 50 μV ほどの波で，後頭部での振幅が大きい．開眼しての暗算など精神を集中すると，10〜20 μV ほどの低振幅のβ波（速波ともいう）に変わる．β波は前頭葉や側頭葉でよくみられる．周波数が低いδ波とθ波は徐波と呼ばれ，睡眠時に出現する（▶表4-1→49頁参照）．

脳波は睡眠深度の測定に利用されるほか，てんかんの診断に活用される（▶図4-19）．また，特定の感覚刺激を与えたときに出現する波形変化（**誘発脳波**）は脳内の伝導障害の部位診断に有用である．

5 覚醒と睡眠

a 睡眠の役割

ヒトはおよそ24時間周期（→NOTE⓫）で覚醒と睡眠を繰り返している．

睡眠には，身体的休息のみならず，脳内におけるさまざまな機能のバランスを回復させ，記憶を定着させる役割があると考えられている．実際，断眠状態が長時間続くと思考力，判断力が低下するほか，イライラするなどの情緒的変化をきたす．

睡眠は，脳機能をリセットする過程である．このために積極的に睡眠を引き起こす**睡眠中枢**として，視床下部の**腹外側視索前野**が重要であると考えられている．また，睡眠を誘発する物質としては，**アデノシン**などが知られている．

b 睡眠の分類

睡眠はノンレム（nonREM）睡眠とレム（REM）睡眠に分けられる．入眠はノンレム睡眠で始まり，約90分周期でレム睡眠が出現する（▶図4-20）．

(1) ノンレム睡眠（徐波睡眠）

ノンレム睡眠は大脳皮質の休息時期であり，脳波によって4段階の深度に分けられる（▶表4-1）．

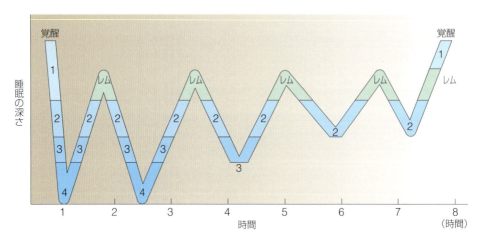

▶図4-20 睡眠の周期
1〜4の数字はノンレム睡眠の段階を示している．

(2) レム睡眠

レム睡眠は，成人では一晩のうちに3〜6回出現する．新生児ではレム睡眠の時間が長く，全睡眠時間の約半分を占める．成長とともにレム睡眠は短くなり，高齢者ではレム睡眠のみならずノンレム睡眠の長さも短くなり，睡眠深度も浅くなって，夜間にしばしば覚醒するようになる．

レム睡眠時はなかなか覚醒させることができないほど睡眠としては深いが，脳波上は覚醒時と同じ低い振幅の速波（β波）が観察されるため，**逆説睡眠**（paradoxical sleep）とも呼ばれる．レム睡眠時には全身の骨格筋は弛緩し，心拍数や呼吸数は増加して不規則となり，rapid eye movement（REM）の名のとおり急速な眼球運動が見られる．また，夢を見たり夜尿をするのもレム睡眠の時期であることが多く，陰茎の勃起が見られることもある．

レム睡眠の意義はいまだ解明されていないが，熟睡感を得るには十分なレム睡眠が必要である．通常の睡眠薬ではノンレム睡眠だけが長くなるために，また高齢者でもレム睡眠が短縮するため，熟睡感が得られにくい．

> **NOTE**
>
> ### 1 概日リズム（circadian rhythm）
>
> ヒトは朝に目覚め，夜になると眠る．覚醒-睡眠のリズムだけではなく，体温や血圧，メラトニン・成長ホルモン・コルチゾルなどのホルモン分泌も24時間周期で変動している．これを概日リズムと呼ぶ．このリズムのペースメーカとなっているのは，視床下部の視交叉上核と呼ばれる神経細胞群であり，この細胞群が自発的に活動度を変化させることでリズムを作り出している．
>
> これらの細胞群は，正確には約25時間周期でその活動度を変化させているが，朝の日光を浴びることによって，これらの細胞群の活動がリセットされ，24時間の概日リズムとなっている．
>
>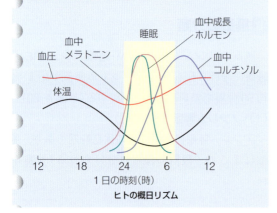
>
> ヒトの概日リズム

H 大脳基底核と脳梁

大脳皮質の下には神経線維からなる白質が広がるが，その基底部に，神経細胞体が集合している

▶表 4-1 睡眠の段階と脳波の特徴

第1期 (入眠期)	覚醒時に見られるα波の振幅が次第に減少し、θ波(4～7 Hz)が出現する.
第2期 (軽度睡眠期)	脳波は平坦化し、紡錘波(13～15 Hz)が出現する.
第3期 (中等度睡眠期)	ゆっくりとしたδ波(1～3 Hz 未満)が出現する.
第4期 (深睡眠期)	紡錘波は消失し、大きな振幅のδ波が続く.

大脳基底核がある．大脳基底核は**尾状核**と**被殻**からなる**線条体**と**淡蒼球**で構成される．

大脳基底核の上には**側脳室**（後述）があり，その上に左右の大脳半球の連絡路である**脳梁**が走っている（▶図 4-4）．

大脳基底核は大脳皮質の運動野と連合野，さらに脳幹の黒質からの入力線維を受ける．大脳基底核からは，視床を介して大脳皮質への出力があり，この経路によって運動の調節が行われる（▶図 4-17）．大脳基底核が障害されると，筋緊張が亢進し運動が減少する Parkinson（パーキンソン）病や，筋緊張が低下し不随意運動が発生する Huntington（ハンチントン）病などを生じる．

脳梁は左右の大脳半球をつなぐ連絡路として，きわめて重要な役割を担っている．一方の大脳半球に入力された情報（たとえば聴覚情報）は脳梁を通して速やかに他方の半球に伝えられる．これにより左右の大脳半球は共同して情報の処理に当たることが可能となる．

I 辺縁系

辺縁系は，大脳皮質の辺縁葉（**帯状回**，**海馬傍回**，**海馬**など），**扁桃体**などから構成される．視床下部とともに本能行動，情動行動の発現に関与している（▶図 4-21）．

海馬-脳弓-乳頭体-視床前核-帯状回-帯状束-海馬傍回-海馬という神経回路〔**Papez（ペーペズ）回路**〕は，情動に重要な回路として提唱されたが，

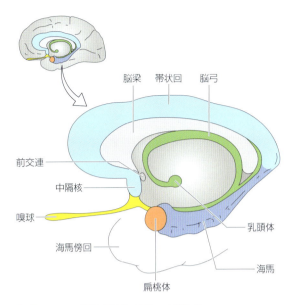

▶図 4-21 辺縁系（右大脳，内側面）

その後，記憶にも重要であることが明らかにされている．

J 脳室と脳脊髄液・血液脳関門

脳の中心部分には空洞があり**脳室**と呼ばれる．上から順に左右の**側脳室**，**第3脳室**，**第4脳室**であり，第4脳室から下は中心管となって脊髄の中心部を下行する（▶図 4-22）．

側脳室，第3脳室の内面を覆う脈絡叢において，血液の濾過・選択的分泌によって**脳脊髄液**（cerebrospinal fluid ; CSF）が産生される．脳脊髄液は脳室から脊髄中心管を流れるとともに，脳表面を灌流した後，髄膜腔のくも膜顆粒から静脈へと排出される．

1 脳脊髄液の機能

脳脊髄液の機能は，脳や脊髄を浮かべることにより外部からの衝撃や内部の拍動をやわらげることにある．また，脳を浮かべることにより自重に

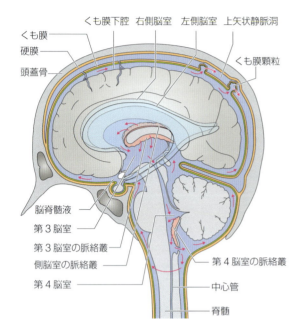

▶図 4-22　脳室と脳脊髄液
赤矢印：脳脊髄液の流れ．

よる脳底部の神経根や血管の圧迫を防ぐ役割もある（脳重量は 1,500 g であるが，浮力のため実効重量は 50 g となる）．さらに，脳のリンパとして働き，過剰な細胞外液を排出し，脳組織の状態を一定に保つのに役立つ．

脳脊髄液の示す圧力は第 3～4 あるいは第 4～5 腰椎の椎間を穿刺して測定される（**腰椎穿刺**）．圧力は臥位で 70～180 mm H_2O である．

脳脊髄液の流出障害や，脳内の占拠性病変（脳腫瘍や脳内血腫など）によって脳脊髄液圧が上昇した状態を**脳圧亢進**（**頭蓋内圧亢進**）といい，頭痛・嘔吐などの症状が出現する．過度の脳圧亢進は脳を圧迫し，隔壁を越えてはみ出させてしまう**脳ヘルニア**を生じ，致死的となる（→NOTE12）．

2 血液脳関門の機能

脳毛細血管の内皮細胞同士は**タイト結合**（tight junction：**融合膜**）によって密着しており，物質の透過が著しく制限されている．これを**血液脳関門**（blood-brain barrier）という．

血液脳関門は神経細胞周囲の環境を一定に保つのに役立ち，必要な物質を必要な量だけ取り込むことができるようになっている．具体的には多くの毒素やウイルス，色素はまったく透過せず，グルコースや必須アミノ酸，各種のイオンも輸送体によって必要量のみ透過される．ただし，酸素や二酸化炭素などの呼吸ガス，エタノール，ヘロイン，多くの全身麻酔薬などの脂溶性物質は，内皮細胞自体を貫通できるため，関門による制限を受けない．

K 理学・作業療法との関連事項

■高次脳機能障害について（▶図 4-23）

神経系を発生学的にみた場合，脊髄 → 脳幹 → 間脳 → 大脳基底核 → 大脳皮質と順序があり，は虫類であれば間脳あたりまででそれ以上の構造は発達していない．一方，ヒトでは大脳皮質が特に大きく発達しており，最も進化している．

大脳の働きについても，中枢が限局して機能を

NOTE

12 脳脊髄液関連疾患

腰椎穿刺の合併症として，腰椎穿刺後頭痛がある．穿刺部からの脳脊髄液の漏出が原因で頭痛が生じる．座位・立位で出現し，臥床で改善する．また特に原因がなくても低髄圧になることがあり，特発性低髄液圧症候群と呼ばれる．起立性頭痛と臥位で検者が患者の頭を持ち上げるときに生じる抵抗（項部硬直），嘔吐，悪心，耳鳴，めまいなど多彩な症状がある．

脳脊髄液の産生と吸収のバランスが崩れて産生＞吸収になると，脳室が拡大し水頭症となる．高齢者にみられる特発性正常圧水頭症（iNPH）は，歩行障害，認知症，尿失禁が特徴とされる．過剰な脳脊髄液は，脳室・腹腔（VP）シャントや腰部くも膜下腔・腹腔（LP）シャントで放出して治療する．iNPH に伴う認知症は，シャントで改善することがあり，治療可能な認知症（treatable dementia）と呼ばれる．

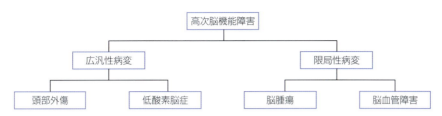
▶図 4-23　高次脳機能障害とその原因となる病理の関係

発揮する一次感覚野や一次運動野に対して，複数の脳部位の連合によって機能を発揮する大脳連合野の働きはより上位にあると考えられる．大脳連合野は，記憶・意欲・意志・判断力・創造力など高次の機能を担う．大脳の広汎性病変によって，大脳連合野の機能の損傷されたものを**高次脳機能障害**と呼ぶことがある．

一方，伝統的には大脳皮質の担う機能のうち言語，運動，感覚などそれぞれの皮質中枢とその関係する構造が担っている機能の障害（失語，失行，失認）を，（古典的）高次脳機能障害と呼ぶことがある．近年，交通事故による外傷性脳損傷に伴う大脳連合野の機能障害が注目され，高次脳機能障害という名称が強調されている．

広範な機能障害による記憶障害・意欲発動性の低下・遂行機能障害などを回復させる具体的な方法はまだない．リハビリテーションとしては，患者の障害の内容に応じて，代償手段の獲得，周囲の理解や対応方法の工夫，発生が予想される困難への事前の対応，環境の調整などの対策をとる．

■**大脳基底核の働き**

脳の運動系を，錐体路と錐体外路に分ける考え方がある．

錐体路とは，延髄の錐体という部分を通過する線維群であり，細かくすばやい運動に関連している（→36 頁参照）．

運動系の線維のうち，錐体路以外のものは**錐体外路**と呼ばれ，姿勢制御などに関連すると考えられている．錐体外路の主な中枢は，大脳基底核・脳幹諸核が担っていると考えられる．その疾患は，筋緊張と運動の量（運動が過剰になる過動と，少なくなってしまう無動あるいは寡動）によって次のように分けられる．

- **低緊張・過動：Huntington 舞踏病**
- **高緊張・寡動：Parkinson 病**

脳血管障害などで視床下核周辺の病変が生じると，病変側と反対の肢（主に上肢）を投げ出すように激しく動かす不随意運動が生じる．これが**ヘミバリズム**であり，舞踏病と同様に過動に属する．

Parkinson 病の症状である，無動・寡動・筋固縮・姿勢反射障害を，リハビリだけで改善させることは困難である．これらの症状がもたらす二次的な機能障害である胸郭運動の制限，関節可動域制限，筋力低下，消化管の運動低下，心理社会的な不活発さに対してリハビリを行うことになる．

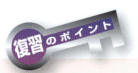

- ☐ 中枢神経系は，[　①　]と[　②　]からなる．
- ☐ 脊髄は，[　③　]，[　④　]，[　⑤　]，[　⑥　]，[　⑦　]に分けられる．
- ☐ 脳は，[　⑧　]（延髄,橋,中脳），[　⑨　]，[　⑩　]（視床と視床下部），[　⑪　]に分けられる．

□中枢神経系には，神経細胞体が集まった［　⑫　］と神経線維が集まった［　⑬　］がある．
□脊髄では中心部が［　⑫　］であるが，大脳では表面が［　⑫　］である．
□脳では白質の中に灰白質の塊がみられ，これを［　⑭　］という．
□中枢神経系は［　⑮　］と［　⑯　］の骨格系，脳血流を安定に保つ［　⑰　］機序，有害物質が血液から神経組織に移行するのを防ぐ［　⑱　］によって守られている．
□脊髄の後根は［　⑲　］，前根は［　⑳　］が通る．
□脊髄の白質には，末梢からの情報を脳に伝える後索路，脊髄視床路などの［　㉑　］と，脳からの指令を末梢に伝える皮質脊髄路などの［　㉒　］が通っている．
□脊髄反射には［　㉓　］，［　㉔　］，［　㉕　］などの運動反射，［　㉖　］などの自律神経反射がある．
□脳幹には脳神経の［　㉗　］や，循環中枢や呼吸中枢などの［　㉘　］が存在し，生命維持に重要な働きを担う．
□小脳は，姿勢制御，筋緊張の維持，運動の協調，［　㉙　］に重要な役割を担う．
□小脳は，大脳皮質運動野からの［　㉚　］と平衡覚や深部感覚などの［　㉛　］を照合し，それらの誤差を検出して大脳皮質に出力し，［　㉙　］を行っている．
□視床は感覚の［　㉜　］として働く．
□視床下部は，脳幹の自律神経中枢を統括し，［　㉝　］ホルモンの分泌を調節しており，生体のホメオスタシスの維持に重要である．
□視床下部と大脳辺縁系は協調して［　㉞　］・［　㉟　］の発現に関与する．
□大脳皮質には［　㊱　］があり，前頭葉の中心前回には［　㊲　］が，頭頂葉の中心後回には［　㊳　］，側頭葉には［　㊴　］，後頭葉には［　㊵　］がある．
□運動性言語野（［　㊶　］中枢）は前頭葉に，感覚性言語野（［　㊷　］中枢）は側頭葉に存在する．
□記憶は［　㊸　］→［　㊹　］→［　㊺　］へと転送され，長く保持されるようになる．［　㊺　］は［　㊻　］と［　㊼　］に分類される．
□脳波は周波数により，［　㊽　］（14 Hz 以上），［　㊾　］（8～13 Hz），［　㊿　］（4～7 Hz），［　(51)　］（1～3 Hz）に分けられる．
□睡眠は［　(52)　］（徐波睡眠）と［　(53)　］に分けられる．
□大脳基底核は，［　(54)　］と［　(55)　］で構成され，運動を調節する．

関連する国試問題は→227～229 頁参照

①脊髄　②脳　③頸髄　④胸髄　⑤腰髄　⑥仙髄　⑦尾髄　⑧脳幹　⑨小脳　⑩間脳　⑪大脳　⑫灰白質　⑬白質　⑭神経核　⑮頭蓋骨　⑯椎骨　⑰自動調節　⑱血液脳関門　⑲感覚神経　⑳運動神経　㉑上行路　㉒下行路　㉓伸張反射　㉔屈曲反射　㉕交叉性伸展反射　㉖排尿反射　㉗起始核　㉘自律神経中枢　㉙運動学習　㉚運動指令　㉛感覚情報　㉜中継核　㉝下垂体前葉　㉞本能行動　㉟情動行動　㊱機能局在　㊲一次運動野　㊳体性感覚野　㊴聴覚野　㊵視覚野　㊶Broca　㊷Wernicke　㊸感覚記憶　㊹短期記憶　㊺長期記憶　㊻陳述記憶　㊼非陳述記憶　㊽β 波　㊾α 波　㊿θ 波　(51)δ 波　(52)ノンレム睡眠　(53)レム睡眠　(54)線条体　(55)淡蒼球

第5章 筋と骨

学習目標
- 骨格筋の構造と機能との関係を説明できる．
- 骨格筋の収縮メカニズムを説明できる．
- 筋紡錘・Golgi 腱器官の機能を説明できる．
- 心筋，平滑筋の特徴を骨格筋と比較して説明できる．
- 骨の形成と吸収，成長と加齢に伴う変化を説明できる．

A 筋の分類

筋組織は，筋細胞と細胞間質からなる．細胞間質には，血管と神経が豊富に分布し，筋組織に栄養と酸素を与え，筋の収縮状態を調節している．

筋は3つに分類される．骨または皮膚に付着する**骨格筋**（skeletal muscle），心臓の壁を構成する**心筋**（cardiac muscle），そして血管や胃腸，虹彩，子宮などを構成する**平滑筋**（smooth muscle）である．

骨格筋と心筋は，顕微鏡で観察すると縞模様が見られるため，**横紋筋**と呼ばれる．また，心筋と平滑筋は，意思の力では収縮させたり弛緩させたりすることができないため，**不随意筋**と呼ばれる．骨格筋は，意思の力で動かすことができる**随意筋**である（▶図 5-1）．

B 骨格筋

1 骨格筋の構造

骨格筋細胞は多数の核をもつ細長い細胞（直径 20〜100μm，長さ数 cm〜10 cm 以上）で，**筋線維**とも呼ばれる（▶表 1-1 →4 頁参照）．数本〜数十本の筋線維が集まって**筋線維束**をつくり，筋線維束がたくさん集まって骨格筋が構成される（▶図 5-2）．骨格筋の周囲は筋膜によって覆われている．

筋線維は，多数の**筋原線維**（myofibril）から構成されている．筋原線維は，主として**アクチン**というタンパク質からなる細いフィラメントと，**ミオシン**というタンパク質からなる太いフィラメントの2種類からなる．これらのフィラメントが規則正しく並ぶことで，縞模様を形成する．暗く見える部分が太いフィラメントの存在する **A 帯**，

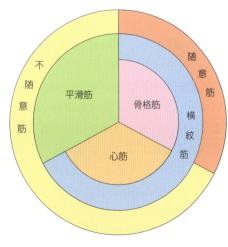

▶図 5-1 筋の分類

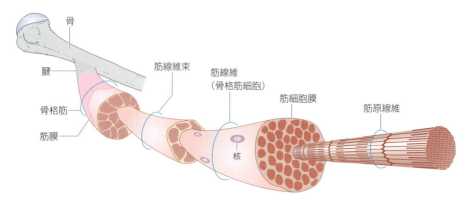

▶図 5-2　骨格筋の微細構造

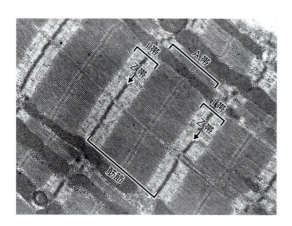

▶図 5-3　筋原線維

明るく見える部分が細いフィラメントのみからなるⅠ帯である（▶図 5-3）．Ⅰ帯の中央部に Z 帯がある．Z 帯から隣の Z 帯までを**筋節**（sarcomere）と呼び，これが収縮の単位となる．細いフィラメントと太いフィラメントは部分的に重なっている．太いフィラメントの中央部（太いフィラメントだけの部分）を，H 帯という．

細いフィラメントは，以下のように構成される．まず，球状の **G アクチン**がつながってできたひも状のものを **F アクチン**という．この F アクチンが 2 本より合わさって二重らせんを形成する．この二重らせんの溝にはまり込むように，**トロポニン**と**トロポミオシン**が乗っている．これが細いフィラメント（**アクチンフィラメント**）である（▶図 5-4B）．

太いフィラメント（ミオシンフィラメント）は，頭部と尾部からなるミオシン分子が束になったものである（▶図 5-4A）．ミオシン頭部には ATP 分解酵素活性があり，ATP（アデノシン三リン酸）を分解したエネルギーを利用して収縮する．

筋線維の細胞膜は A 帯と I 帯の境目付近で細胞内に深く陥入し，**横行小管**（T tubule：**T 管**）を形成する．**筋小胞体**（sarcoplasmic reticulum；SR：特殊化した滑面小胞体）は，筋原線維をとり囲むように走行し，Ca^{2+} を貯蔵している．筋小胞体は横行小管に接する部分で膨大し，**終末槽**（terminal cisterna）を形成する．筋小胞体の終末槽は両側から横行小管に接するため，これらを**三つ組**（triad）と呼ぶ（▶図 5-5）．

2 神経による骨格筋の支配

a 神経筋接合部

大脳皮質運動野に発した筋収縮の指令は，脳幹あるいは脊髄から出る α **運動ニューロン**によって骨格筋に伝えられる．運動ニューロンの末端は何本にも枝分かれし，各枝が 1 本の筋線維と**神経筋接合部**と呼ばれるシナプスを形成する（▶図 5-6）．神経終末にはアセチルコリンを含んだシナプス小胞が多数（約 30 万個）存在し，活動電位の到来によってアセチルコリンが放出される．そのメカニズムは他のシナプスと同じ（→27 頁参照）で，

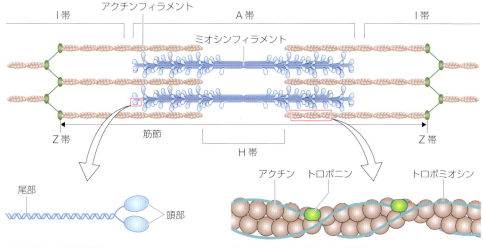

▶図5-4 筋原線維と筋フィラメントのらせん構造
図5-3を模式的に表した.

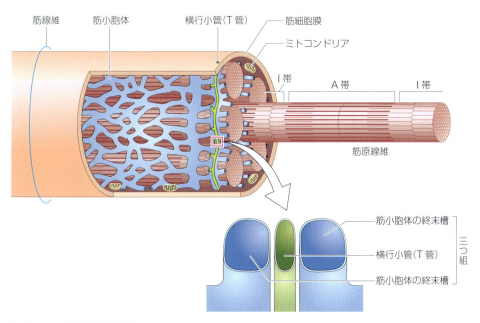

▶図5-5 筋線維の構造

活動電位による脱分極→Ca^{2+}の流入→シナプス小胞の細胞膜への融合→開口分泌によるアセチルコリンのシナプス間隙への放出,となる.

神経筋接合部の骨格筋細胞膜は**終板**(end plate)と呼ばれ,ここに多数の**ニコチン性アセチルコリン受容体**が集まっている.この受容体はイオンチャネルと一体になっており,アセチルコリンが結合すると,チャネルが開いてNa^+が流入し,骨格筋細胞膜に脱分極を生じる.これを**終板電位**(end plate potential)と呼ぶ.終板電位が閾値を超えると筋線維に**活動電位**が発生する.神経終末のシナプス小胞には1個あたり約1万分子の

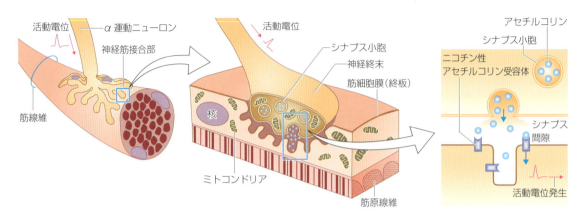

▶図5-6 神経筋接合部の構造と活動電位の発生

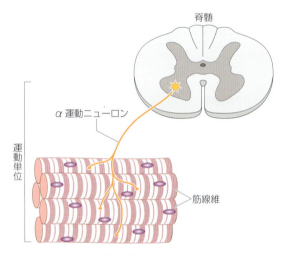

▶図5-7 運動単位の構造

アセチルコリンが含まれており、1回の興奮で約200個の小胞から放出されることから、約200万分子のアセチルコリンがシナプス間隙に放出されることになる。これによって、終板は約75 mV脱分極する。骨格筋線維に活動電位を発生させるには約40 mVの脱分極で十分であることから、2倍近い安全率が保証されていることになる。

b 運動単位

運動ニューロンの末端は枝分かれし、筋線維はそのうちの1本の枝によって支配される。つまり、1本の運動ニューロンは、複数の筋線維を支配している。1本の運動ニューロンとそれにより支配される筋線維群を合わせて**運動単位**（motor unit）と呼ぶ（▶図5-7）。1本の運動ニューロンに支配される筋線維の数を**神経支配比**という。神経支配比は、少ないところで2～3本、多いところでは2,000本以上に達する。手指の筋のように繊細な動きを必要とする筋では神経支配比が小さく、1本の運動ニューロンに支配される筋線維の数は少ない。一方、大腿の筋のように大きな力を必要とし、多数の筋線維が同期して収縮したほうが好都合な部位では神経支配比が大きくなっている。

運動単位ごとに刺激閾値が異なるため、動員される運動単位の数を変化させることによって、発生する張力を調節することができる。

3 骨格筋の興奮収縮連関

骨格筋が興奮してから（活動電位が発生してから）収縮を生じるまでの過程を**興奮収縮連関**（excitation-contraction coupling）と呼ぶ。

骨格筋細胞膜で発生した活動電位は、速やかに筋線維全体に広がると同時に、横行小管を通って筋線維内部まで伝搬する。横行小管に活動電位が発生することによって、電位センサーである**ジヒドロピリジン受容体**（**DHP受容体**）を介して横行小管に接している筋小胞体が刺激され、Ca^{2+}放出チャネル（リアノジン受容体）から中に蓄えられ

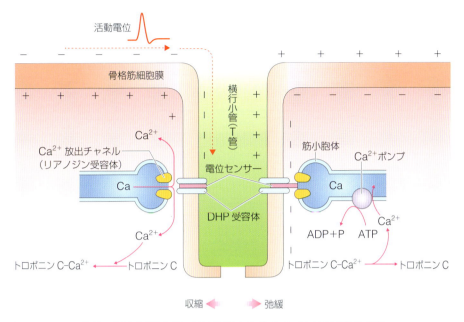

▶図 5-8　骨格筋の興奮収縮連関における筋小胞体の Ca^{2+} 放出と取り込み

ていた Ca^{2+} を細胞質中に放出する（▶図 5-8）．放出された Ca^{2+} は，拡散してアクチンフィラメント上のトロポニンと結合し，収縮の引き金を引く．

収縮が終了すると，筋小胞体膜上の Ca^{2+} ポンプによって，ATP を分解したエネルギーを用いて，Ca^{2+} 濃度の低い細胞質から濃度の高い小胞体内へと Ca^{2+} が取り込まれる．

4 骨格筋の収縮

a 骨格筋の収縮メカニズム

Ca^{2+} のトロポニンへの結合によって，収縮が開始される．トロポニンに Ca^{2+} が結合すると，トロポニンの分子構造が変化する．これによりトロポニンに結合しているトロポミオシンの位置がずれ，アクチン分子のミオシン結合部位が露出される（▶図 5-9）．ATP が加水分解されて高エネルギー状態となったミオシン頭部がアクチンフィラメントに接近し，**連結橋**（cross bridge）が形成される（▶図 5-10 ①）．ミオシン頭部からリン酸

（Pi）が離れることによってミオシン頭部（連結橋）の運動が起こり，アクチンフィラメントが筋節中央に向かって滑り込む（▶図 5-10 ②）．次いで ADP（アデノシン二リン酸）が解離し，ミオシン頭部はアクチンに結合したままとなる（▶図 5-10 ③）．ここで ATP がミオシン頭部に結合すると，ミオシン頭部はアクチンから離れ（▶図 5-10 ④），ATP を加水分解することにより再びもとの位置に戻る（▶図 5-10 ⑤）．

Ca^{2+} がトロポニンに結合している限り，ATP が供給され続ける限り，このサイクルが繰り返される．

このように，筋の収縮（短縮）はアクチンフィラメントがミオシンフィラメントの間に滑り込むことによって生じるのであり（▶図 5-11），フィラメント自体が短縮するわけではない．このようなメカニズムを**滑走説**（sliding theory）と呼ぶ．

神経からの刺激が途絶えて骨格筋の興奮が終了すると，トロポニンから Ca^{2+} がはずれて筋小胞体に取り込まれ，ミオシン頭部はアクチンから離れて弛緩する．

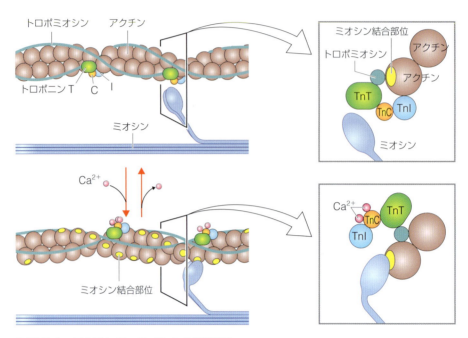

▶図5-9　アクチンフィラメントの構造変化
〔坂井建雄，河原克雅（編著）：人体の正常構造と機能，第3版．p762，日本医事新報社，2017より一部改変〕

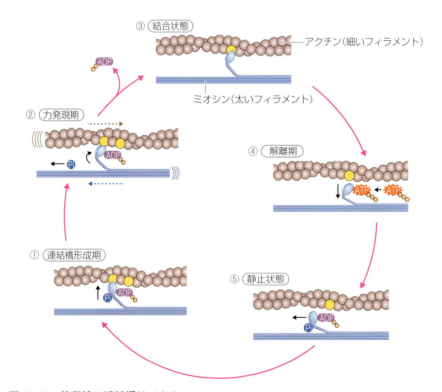

▶図5-10　筋収縮の連結橋サイクル
〔Boron WF, Boulpaep EL : Medical Physiology A Cellular and Molecular Physiology. Elsevier, 2005.
泉井 亮（総監訳）：ボロン ブールペープ 生理学—カラー版．p255，西村書店，2011より一部改変〕

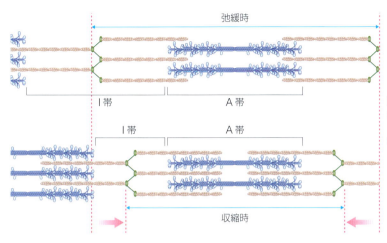

▶図 5-11　滑走説

b 単収縮と強縮，その他の収縮

1回の刺激によっておこる一過性の収縮を**単収縮**（twitch）という．筋が連続して刺激されると，単収縮が重なってより大きな収縮となる（**加重**）．高頻度刺激ではスムーズで大きな収縮となり，これを**強縮**（tetanus）と呼ぶ（▶図 5-12）．生体内における骨格筋収縮のほとんどが強縮である．

実験的に細胞外液の K^+ 濃度を上昇させて筋線維を長時間脱分極させたり，薬物によって筋小胞体による Ca^{2+} の取り込みを抑制したりすることによって生じる長時間の収縮を，**拘縮**（contracture）と呼ぶ．また，ATP の枯渇によって連結橋が離れなくなった状態が**硬直**で，死後硬直が代表的である．臨床的に見られる**痙縮**や**固縮**は運動神経の異常により，筋が刺激され続けている状態であり，拘縮や硬直とは異なる病態である．

c 等尺性収縮と等張性収縮

筋の長さ（筋長）が一定のまま張力を発生する収縮を**等尺性収縮**（isometric contraction）という．実験的には張力曲線が記録される（▶図 5-13A）．動かない壁を押したり，起立静止時の下肢や背中の筋群の収縮がこれにあたる．

物体を持ち上げる場合のように，一定の張力（物体の重量に等しい）を発生しながら短縮する収

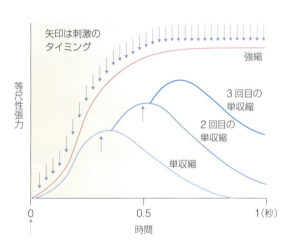

▶図 5-12　単収縮および強縮中の張力発生の経時的変化
〔Ward J, Clarke R, Linden R：Physiology at a Glance. Wiley, 2005. 岡田隆夫（監訳）：一目でわかる生理学．p 104, メディカル・サイエンス・インターナショナル，2006 より〕

縮を**等張性収縮**（isotonic contraction）という（→NOTE①）．張力曲線とともに，短縮曲線が記録される（▶図 5-13B）．

d 長さと張力の関係

摘出したカエルの縫工筋を，いろいろな筋長に固定して電気刺激したときの張力曲線を▶図 5-14 に示す．刺激前の張力は，筋長を生体内での長さ（静止長）よりも長くすると大きくなる．これ

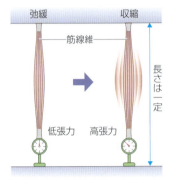
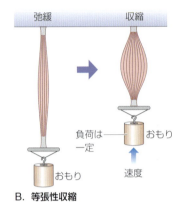

A. 等尺性収縮　　B. 等張性収縮

▶図 5-13　等尺性収縮と等張性収縮

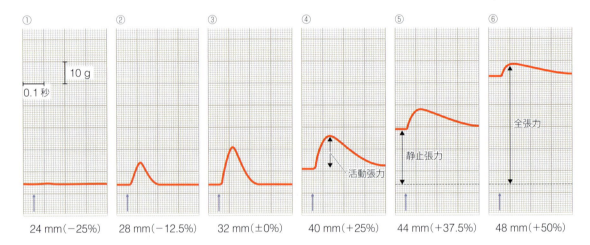

▶図 5-14　縫工筋の張力曲線（カエル）
（　）内は生体内での長さから縮めた/伸ばした割合を示す．↑で電気刺激を加えた．

NOTE

1 筋収縮の分類

筋長の変化しない等尺性収縮に対して，等張性収縮では通常，関節運動を伴う．

重い荷物をゆっくり下ろすような場合には，筋収縮によって張力は発生するが，外部負荷（荷重）が大きいため筋長は長くなる．これは**遠心性収縮**である．

逆に，重い荷物を床から持ち上げる場合，筋の発生する張力は，外部負荷（荷重）に打ち勝って，筋長は短くなる．これは**求心性収縮**である．

外部負荷と張力が釣り合っている特殊な状態では，筋長は不変であり，これを**静止性収縮**と呼ぶ．

日常生活では，筋長と張力が時間とともに変化することが多い．臨床では筋力訓練に等速性運動を利用した訓練機器が用いられる．

は筋の構造タンパク質（筋の形を保ち，収縮フィラメントをつなぎ止めているタンパク質）や腱が伸展されたことで生じる張力で，**静止張力**（resting tension）と呼ばれる（▶図 5-15B 青の曲線）．

一方，刺激に応じてアクチンフィラメントとミオシンフィラメントとの間に連結橋を生じることで，能動的に発生する張力が**活動張力**（active tension）である（▶図 5-15B ピンクの曲線）．活動張力の大きさは筋長（筋節長）に依存して変化する．筋節の長さが極端に短いとき（▶図 5-14 ①，15A ①），左右からくるアクチンフィラメントは筋節中央部で二重にオーバーラップしており，ここでは連結橋がつくれないため，発生する張力は

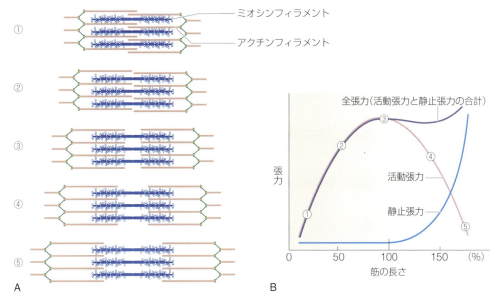

▶図 5-15 筋節の長さと張力の関係

小さい．この状態から次第に筋を伸展していくと，形成できる連結橋の数が次第に増加し，発生張力も次第に増大する（▶図 5-14 ②，15A ②）．筋長が静止長のときに，形成できる連結橋の数は最大になり，活動張力も最大になる（▶図 5-14 ③，15A ③）．その後はミオシンフィラメントとアクチンフィラメントとの重なりが減るため，活動張力は次第に減少する（▶図 5-14 ④〜⑥，15A ④⑤）．

静止張力と活動張力とを合わせたものが**全張力**（total tension）である．

静止張力が発生し始める筋長を**静止長**という．これは筋肉が生体内で弛緩し，関節が中間の位置にあるときの長さ（**生体長**）にほぼ等しい．静止長は，活動張力が最大となる**至適筋長**でもある．

c 負荷と速度の関係

摘出したカエルの腓腹筋に負荷をかけて等張性に収縮させると，筋の短縮速度は負荷が増加するほど遅くなる（▶図 5-16）．短縮速度は負荷がないときに最大になり，負荷が等尺性の最大張力と等しいときにゼロになる．

5 骨格筋線維の種類

骨格筋線維は，収縮速度，代謝過程によって，タイプⅠ，タイプⅡA，タイプⅡBの3種類に分類される（▶表 5-1，→NOTE❷）．

・**タイプⅠ線維**：収縮速度は遅いが，疲労しにくい．
・**タイプⅡB線維**：収縮速度は速いが，疲労しやすい．
・**タイプⅡA線維**：両者の中間型．

収縮速度から，タイプⅠ線維を**遅筋**，タイプⅡ線維を**速筋**ともいう．また，タイプⅠ線維は，組織中で酸素を貯蔵するミオグロビン含有量が多いため，赤みが強く**赤筋**と呼ばれる．一方，タイプⅡB線維はミオグロビン含有量が少なく，相対的に白っぽく見えるため，**白筋**と呼ばれる．

背筋群は姿勢維持のために長時間収縮している必要があるためタイプⅠ線維が多く，眼球を動かす動眼筋や細かい動作を必要とする手指の筋にはタイプⅡB線維が多い．

これらの線維の比率は遺伝的に決まっており，

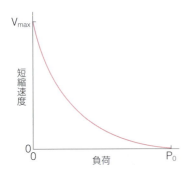

▶図5-16　負荷と短縮速度との関係

▶表5-1　骨格筋線維のタイプ

特徴	I	ⅡA	ⅡB
持久力	高い	中間	低い
運動ニューロンの大きさ	小さい	中間	大きい
収縮速度	遅い	速い	速い
発生張力	小さい	中間	大きい
毛細血管密度	高い	中等度	低い
ミトコンドリアの密度	高い	中等度	低い
ミオグロビン含有量	多い	中等度	少ない
グリコーゲン量	少ない	多い	多い
ミオシンATPase活性	低い	高い	高い

生まれつきのものである．生来タイプⅠ線維の多い人はマラソンなどの持久的な運動に向いており，タイプⅡB線維の多い人は短距離走を得意とする．トレーニングによってそれぞれの線維を肥大させることはできるが，タイプⅠ線維がタイプⅡB線維に変わったり，その逆になることはおこりにくい．

6 筋の肥大と萎縮

筋は，トレーニングによって肥大し太くなる．これは筋線維の数が増えるためではなく，1本1本の筋線維が太くなり，中に含まれる筋原線維の数が増えるためである．

逆に，宇宙飛行士が長期間無重力状態にいたり，神経変性疾患により筋への刺激が長い間途絶えたりすると，筋は萎縮する．萎縮も肥大と同様に筋線維の数の減少ではなく，筋線維自体が細くなることによる．

7 筋紡錘とGolgi腱器官

私たちは眼をつぶっていても手足の位置や動き，そしてそこにかかっている力を感知することができる．これを**固有感覚**（proprioception）という．この固有感覚の受容器となっているのが**筋紡錘**（muscle spindle）と**Golgi（ゴルジ）腱器官**（腱受容器）である．

a 筋紡錘

筋の中には，通常の筋線維に挟まれるようにして筋紡錘が存在する．**筋紡錘**は結合組織で包まれた組織であり，その中に数本の細く短い筋線維（錘内筋線維）が束になって走っている．**錘内筋線維の中央部分が長さ受容器である**．錘内筋線維は**核袋線維**と**核鎖線維**に大別される．核袋線維は中央部が膨らんでおり，核鎖線維は細長い．錘内筋線維の中央部にはIa群あるいはⅡ群求心性線維が分布し，筋長の情報を中枢神経系に伝えている．Ia群求心性線維の終末を**一次終末**，Ⅱ群求心性線維の終末を**二次終末**という．Ia群線維は核袋線維と核鎖線維の両方に分布するが，Ⅱ群線維は主に核鎖線維に分布する（▶図5-17）．Ia群求心性線維は筋の長さが変化する速度を感受し，

NOTE

2 運動単位の種類

筋線維のタイプと，これを支配するα運動ニューロンの大きさには関係がある．タイプⅠ筋線維は小型，タイプⅡAは中型，タイプⅡBは大型のα運動ニューロンによって支配され，それぞれの運動単位はS型，FR型，FF型と呼ばれる（→222頁参照）．

S型（slow-twitch type）はゆっくり収縮して小さい張力を発生するが，疲労しにくい．**FF型**（fast-twitch fatigable type）は速く収縮して大きい張力を発生するが，疲労しやすい．**FR型**（fast-twitch fatigue resistant type）はS型とFF型の中間の性質をもつ．

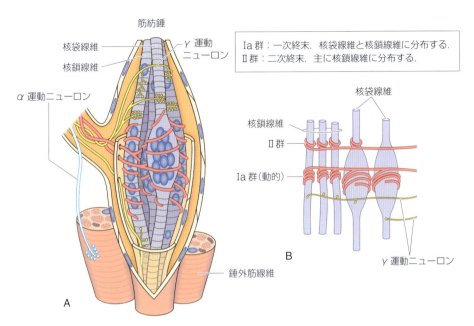

▶図 5-17　筋紡錘
〔Hulliger M：The mammalian muscle spindle and its central control, Rev Physiol Biochem Pharmacol 101：1-110, 1984. より一部改変〕

腱を叩いたときのような瞬間的な長さの変化にもよく応答する（**動的感受性**）．Ⅱ群求心性線維は筋の長さを感受する（**静的感受性**）．

腱を叩くと，腱とつながっている筋組織が瞬間的に伸展され，筋紡錘も伸展される．この急速な長さの変化により筋紡錘が興奮し，Ⅰa群求心性線維を通って脊髄に伝えられ，脊髄内で1個のシナプスを介して同名筋を支配するα運動ニューロンを興奮させ，同名筋が収縮する．この反射を**伸張反射**という．

一方，錘内筋線維は有髄のγ運動ニューロンに支配されている．錘内筋線維ではアクチンフィラメントとミオシンフィラメントが筋線維の両端にのみ存在する．このため，γ運動ニューロンの刺激により錘内筋線維の両端が収縮すると，中央部分が伸展される．つまりγ運動ニューロンが働くと，周囲の通常の筋線維（錘内筋線維に対して錘外筋線維という）が伸展されていなくても，錘内筋線維からの求心性線維が興奮して，伸張反射を引き起こす．このようなγ運動ニューロン-筋紡錘-Ⅰa群線維のループを**γ環**（γ loop）という．

つまりγ運動ニューロンの活動状態によって，筋紡錘の感度が調節されていることになる．どの程度の伸長に対して反応するか，どの程度の収縮状態に保つかなどは，脊髄を介する反射により自動的に調節されている．

b Golgi 腱器官

筋紡錘が通常の筋線維と並列に位置するのに対し，**Golgi 腱器官**は筋線維末端の腱の中にあるため，筋線維とは直列に位置することになる．

Golgi 腱器官は筋が収縮することによって伸展され，興奮してその情報を脊髄に送る．脊髄で抑制性介在ニューロンを介する反射によってその筋の収縮が抑制される（自原抑制→37頁参照）．これは筋が伸展されすぎて断裂などの損傷を受けないようにする**防御反射**であると考えられている．

8 筋電図

筋の直上の皮膚に電極を装着したり，細い針電極を筋に刺入したりして，骨格筋の活動電位を細

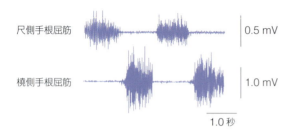

▶図5-18 単関節運動時の表面筋電図計測例

胞外から記録したものを**筋電図**(electromyogram；EMG)という(▶図5-18).

皮膚に装着した電極から記録する表面筋電図では，直下の筋全体の活動が記録される．筋活動の程度を視覚で観察することで，たとえば，不随意な筋収縮がおこっているときに，意識的に弛緩させるようにトレーニングするのに役立つ．

針電極では1つの運動単位の発火状態(活動電位の発生状況)を記録することができるため，筋電図の発火頻度を調べることによって1本1本の脊髄運動ニューロンの活動状態を知ることができる．筋の緊張が亢進すると発火頻度が上昇する．その頻度上昇の様子から神経筋疾患を診断するための重要な情報を得ることができる．

誘発筋電図(evoked EMG)は神経を電気刺激して筋電図を記録するものである．

膝窩部(膝の裏側)で脛骨神経を電気刺激し，下腿三頭筋から筋電図を記録することが多い(▶図5-19)．電気刺激を次第に強くしていくと，最初に潜時の長い**H波**〔発見者Hoffmann(ホフマン)の頭文字〕が出現する(▶図5-19B①)．これは閾値の低い筋紡錘から来る感覚神経(Ia群求心性線維)が刺激され，脊髄を介して起こる伸張反射の筋電図である．刺激をさらに強くしていくと，潜時の短い**M波**〔研究者Magladery(マグラデリー)の頭文字〕が出現する(▶図5-18B②)．これはα運動神経が直接刺激されて生じる筋電図である．刺激をさらに強くしていくと，M波は増高するが，H波は低くなっていく．

神経の軸索が電気刺激されると，活動電位は両

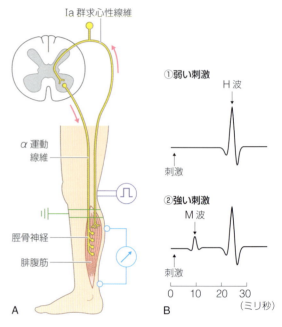

▶図5-19 誘発筋電図
A：刺激電極(⊕)は膝窩部で脛骨神経の直上の皮膚に，記録電極(⊖)は下腿三頭筋の直上に置く．
B：H波：脛骨神経のIa群求心性神経刺激による．M波：脛骨神経の遠心性神経刺激による．

側性に伝導する．Ia群求心性線維から伸張反射を起こして筋に向かう活動電位(H波)が，α運動神経を直接刺激されて上行する活動電位(M波)と衝突し，無効となるため，H波は低くなるのである．

誘発筋電図は，脊髄反射経路の異常や上位中枢からの調節の異常などを見つけるために利用される．

C 心筋

心筋は，心臓の壁を構成する筋組織である．心筋が収縮・弛緩を繰り返すことによって，心臓全体としても収縮・拡張を繰り返し，**拡張期**に心室に充満した血液を，**収縮期**に動脈内へと拍出している．

心筋は骨格筋と同様に横紋筋であり，興奮収縮連関と収縮メカニズムは骨格筋と共通する部分が

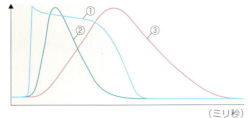

①心筋の活動電位，②細胞内 Ca^{2+} 濃度の変化，③収縮曲線

▶図 5-20　心筋の活動電位，細胞質 Ca^{2+} 濃度の変化と収縮の時間関係
〔小幡邦彦，他：新生理学，第 4 版．p350．文光堂，2003 より一部改変〕

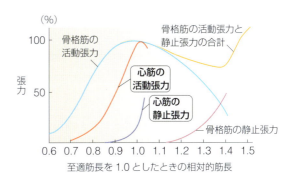

▶図 5-21　心筋と骨格筋の長さ-張力関係の比較

多い．しかし，異なる部分もある．以下に骨格筋とは異なる部分を列挙する．

1 心筋の活動電位と興奮収縮連関

骨格筋の活動電位は，神経の活動電位と同様に Na^+ の流入によって生じるスパイク状である．一方，心筋の活動電位は，Na^+ の流入によって鋭い立ち上がりを示すが，その後 Ca^{2+} チャネルが開口し，細胞内に Ca^{2+} が流入することによって，脱分極が長時間持続する（▶図 5-20 ①）．この部分を**プラトー**（plateau）と呼ぶ．

活動電位発生中に細胞内に流入した Ca^{2+} は，細胞内の Ca^{2+} 濃度を上昇させる．それが刺激となり，筋小胞体から多量の Ca^{2+} が放出される．つまり，骨格筋では活動電位による脱分極が刺激となって筋小胞体から Ca^{2+} が放出されるのに対し，心筋では Ca^{2+} 濃度の上昇が刺激となる．このようなメカニズムを **Ca^{2+} 誘発性 Ca^{2+} 遊離**（Ca^{2+}-induced Ca^{2+} release）という．

細胞内で上昇する Ca^{2+} 濃度（▶図 5-20 ②）の 20〜30％ は細胞外から流入した Ca^{2+} であり，70〜80％ は筋小胞体に由来する．遊離された Ca^{2+} がトロポニンに結合して収縮をスタートさせる点は，骨格筋と同様である．

2 収縮経過と不応期

収縮の立ち上がりは，骨格筋に比べてはるかに遅い．また，収縮の持続も長い（▶図 5-20 ③）．さらに，不応期も長いため，収縮の加重や強縮はおこらない．

心筋で強縮がおこらないことはきわめて重要である．なぜなら心拍が速くなっても，必ず収縮後に弛緩することで，心臓が拡張し，中に血液を充満させることができるためである．強縮をおこすと，血液を拍出できなくなる．

3 長さ-張力関係

心筋の長さ-張力は，原則的には骨格筋と同様であるが，重要な違いもある（▶図 5-21）．

心筋組織では結合組織が多く，比較的短い筋長から静止張力が発生し始める．そして急激に増加するため，心筋は至適筋長を超えて伸展することができない．つまり心筋の長さ-張力関係は上行脚しかなく，心筋は，至適筋長までは伸展すれば伸展するほど大きな張力を発生することができるといえる．これは **Starling**（スターリング）**の心臓の法則** と呼ばれる重要な性質の原理となっている．

また，心筋の伸展に伴う活動張力の増加は，骨格筋よりも急峻である．これは伸展に伴って収縮

タンパク質の Ca^{2+} 感受性が上昇するためである．

4 収縮性

骨格筋では，動員する筋線維の数を調節することによって発生する力を変化させる．しかし心筋では，心筋細胞同士が**介在板**(intercalated disk)によって密着し，**ギャップ結合**(gap junction：**ネクサス：nexus**)によって電気的・機能的に連絡している．このため，心房あるいは心室の心筋細胞1個が興奮すると，その興奮が心房あるいは心室全体に広がる(心房と心室の間は結合組織によって絶縁されている)．このため，心房，心室は1つの機能単位(**合胞体**)として働き，動員される心筋細胞の数を調節することができない．

心筋では，細胞質中に遊離される Ca^{2+} の量が不足しており，連結橋を形成できないミオシン頭部が多く残されている．細胞内 Ca^{2+} 濃度を上昇させれば，形成される連結橋の数が増え，発生する張力も増大させることができる．

Ca^{2+} 濃度を調節することで収縮力を変化させる性質を**収縮性**(contractility)という．収縮性が上昇すると，同じ筋長であってもより大きな張力が発生し，収縮速度，弛緩速度が増加して収縮持続時間が短縮する(▶図8-19A →117頁参照)．

D 平滑筋

1 平滑筋の機能

平滑筋は紡錘形の**単核細胞**で，内臓に分布する不随意筋である．

眼の虹彩に分布する平滑筋は，収縮によって瞳孔を拡大(散瞳)したり縮小(縮瞳)したりする．胃腸の壁を構成する平滑筋は，収縮によって腸管に蠕動運動を生じさせ，内容物を撹拌して消化を助

けたり，肛門側へ移送させたりする．血管壁の平滑筋が収縮すると，血管の径が小さくなり，血流に対する抵抗が増大して血圧が上昇する．子宮の平滑筋は分娩時に収縮し，胎児を娩出させる．

2 張力の発生と収縮

平滑筋も，ミオシンとアクチンとの間に連結橋を形成することによって張力を発生させる．ミオシンフィラメントとアクチンフィラメントは不規則に並んでいるため，横紋はみられない．また，平滑筋ではトロポニンを欠き，その代わりに**カルモジュリン**(calmodulin；CaM)というタンパク質が Ca^{2+} を結合する．Ca^{2+} を結合したカルモジュリンによって，**ミオシン軽鎖キナーゼ**(myosin light-chain kinase；MLCK)が活性化し，ミオシンがリン酸化されてアクチンとの間に連結橋が形成され，収縮を生じる．ホスファターゼの作用によってミオシンが脱リン酸化されると，連結橋がはずれて弛緩する(▶図5-22)．

平滑筋の収縮速度は，心筋よりもさらに遅い．これは ATP 分解速度が遅いためであるが，そのぶん持久力があり，長時間収縮し続けることができる．

E 骨

骨は堅牢な組織である．**頭蓋骨**，**肋骨**，**骨盤**は内臓を保護し，**脊柱**は脊髄を保護しつつ姿勢の維持にかかわる．大腿骨や上腕骨などの**長骨**，肩甲骨には骨格筋が付着し，骨を動かすことで運動を可能にしている．

骨は，骨芽細胞と破骨細胞によって絶えず作り換えられ，このバランスによって血漿中の Ca^{2+} 濃度を調節している．また，骨の中心部分である**骨髄**は，血球の産生部位として重要である．

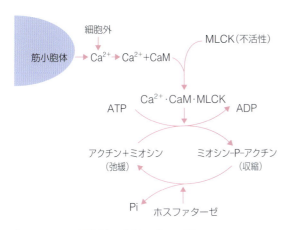

▶図 5-22　平滑筋の収縮メカニズム

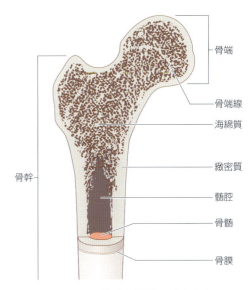

▶図 5-23　骨の構造（成長期の大腿骨）

1 骨の構造

　骨の最も外側は線維性の骨膜で覆われ，その下に**緻密質**と呼ばれるきわめて堅固な骨組織がある．緻密質の内側は網目状の骨梁からなる**海綿質**である（▶図 5-23）．最も内側が**骨髄**であり，ここで幹細胞から血球が産生されるとともに，骨を構成する3種類の細胞（骨芽細胞，骨細胞，破骨細胞）が供給される．

　骨膜の内側には，**骨芽細胞**という細胞が1層のシート状に並んでいる．緻密質では随所に血管の通り道である **Havers（ハヴァース）管**（Haversian canal）が開いており，その周囲に同心円状に**骨層板**が取り囲んでいる．骨層板と骨層板の間の**骨小腔**に**骨細胞**が入っており，長い突起を伸ばして相互に連絡している（▶図 5-24）．

2 骨の形成と吸収

　骨芽細胞は，コラーゲンと糖タンパクを分泌し，これらからなる枠組みに**ヒドロキシアパタイト**と呼ばれるリン酸カルシウム塩〔$Ca_{10}(PO_4)_6(OH)_2$〕を沈着させて骨を形成する．この過程を**骨形成**という．骨細胞は自ら形成した骨質の中に埋もれた骨芽細胞であって，骨質を維持する役割を担っている．

　破骨細胞は遊走能をもつ多核の巨細胞であり，骨表面に接着して古い骨質を取り除き，リンと Ca^{2+} を血漿に供給する．この過程を**骨吸収**という．

　骨形成と骨吸収とのバランスは骨の維持という面で重要であるが，同時に血漿 Ca^{2+} 濃度の調節という意味でも重要であり，副甲状腺からのホルモンである**パラソルモン**（PTH），甲状腺からのホルモンである**カルシトニン**，そして**活性型ビタミンD**によって調節されている（▶図 13-15→180頁参照）．

3 骨の成長

　上肢や下肢の長い骨（長骨）の幹の部分を**骨幹**，末端の関節となる部分を**骨端**という（▶図 5-23）．若年者では骨幹と骨端との境目（骨端線）は軟骨組織からできており，この部分の細胞分裂と骨幹側の骨化によって長軸方向に伸長するので**成長板**とも呼ばれる．骨の成長は成長ホルモンと肝臓から分泌される**インスリン様成長因子1**（IGF-I）により調節される．

　骨の横方向への成長（太くなる）は骨膜下の骨芽

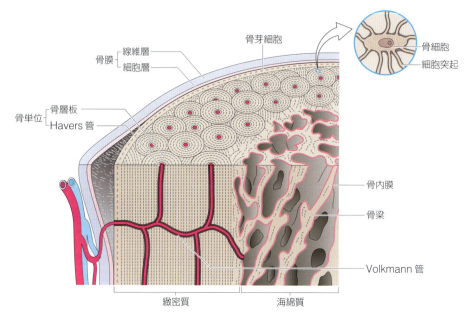
▶図 5-24　骨の組織構造

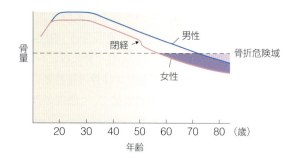
▶図 5-25　骨量の加齢変化

細胞による石灰化に起因する．身体運動に伴って骨格筋の収縮による骨へのストレス増大が刺激となって，骨芽細胞の活性が上昇し，骨質の増加がおこり，骨が太くなる．骨折時の修復についても同様である．

4 骨の老化

a 骨量の変化

骨は身体の成長につれてその量が増加し，20〜30歳で最大となる．これを**最大骨量**（peak bone mass）といい，遺伝要因のほか，栄養や運動量が大きく影響する．

骨量はその後，加齢とともに減少する．加齢に伴う骨量の減少は骨芽細胞の活性の低下，腎臓の老化に伴うビタミンD活性化の低下，カルシウムの摂取量と吸収能の低下による．

b 骨粗鬆症

骨基質と石灰化（リン酸カルシウムの沈着）の両者が減少し，骨折の危険性が増した状態を**骨粗鬆症**という．骨粗鬆症の男女比は1:4と圧倒的に女性に多い．これは閉経後に**エストロゲン**の分泌が急激に減少して破骨細胞の活性が上昇すること，最大骨量がもともと少ないこと，そして女性のほうが長寿であるために高齢者の数が多いことなどによる（▶図 5-25）．骨粗鬆症による骨折は，脊椎骨の変形や圧迫骨折，転倒による大腿骨頸部骨折が多く，高齢者では廃用症候群の原因となることが多い．

なお，石灰化のみが減少した状態は**骨軟化症**という．ビタミンDやカルシウムの欠乏が原因で，加齢と直接の関連はない．

F 理学・作業療法との関連事項

■ボツリヌス毒素治療について

　嫌気性細菌であるボツリヌス菌が産生する毒素（ボツリヌストキシン）を筋に注射すると，神経筋接合部でアセチルコリンの分泌を抑制し，当該筋の麻痺を生じる．このような作用を利用して，痙縮，ジストニア，眼瞼痙攣，半側顔面痙攣，痙性斜頸，その他の不随意運動などの治療が行われている．ボツリヌストキシンの作用は，注射後数日で出現し，3〜6か月ほど効果が持続することが知られている．

■運動器の損傷に対して

　運動に関与する骨格系と筋系を合わせて運動器と呼ぶ．運動器に外力（機械エネルギー）が加わると損傷することがある（骨折，靱帯損傷，腱損傷，筋肉損傷）．急性期の対応としては，RICE が基本である（Rest：安静，Ice：冷却，Compression：圧迫，Elevation：挙上）．つまり，損傷部位の安静をはかり，冷却し，出血を抑えるために圧迫し，心臓より高い位置に保持する．

70 ● 第5章：筋と骨

復習のポイント

☐ 筋には，[①]，[②]，[③]の3種類があり，[①]は随意筋で，[②]と
[③]は不随意筋である

☐ 骨格筋と心筋は[④]である．

☐ 骨格筋細胞（筋線維）は，多数の筋原線維から構成され，筋原線維の中には細い[⑤]フィラメント
と太い[⑥]フィラメントが規則正しく並び，[④]を形成する．

☐ [⑥]フィラメントが存在する部位をA帯，[⑤]フィラメントだけが存在する部位をI帯と
呼び，I帯の中央にはZ帯が存在する．

☐ 1つのZ帯から隣のZ帯までを[⑦]といい，筋収縮の単位となる．

☐ 運動ニューロンと骨格筋の間のシナプスを，[⑧]という．神経伝達物質は[⑨]である．

☐ 筋細胞に活動電位が発生すると，筋小胞体から細胞内に[⑩]が放出され，[⑤]フィラメン
トと[⑥]フィラメントの間で滑走が起こり，筋が収縮する．この過程を[⑪]という．

☐ 1回の刺激で生じる一過性の収縮を[⑫]という．高頻度で連続的に刺激されると，[⑫]は
重なって[⑬]という大きな収縮になる．

☐ 筋長が一定の収縮を[⑭]，筋張力が一定の収縮を[⑮]という．

☐ [⑭]では，筋長が静止長のときに[⑯]は最大になる．筋が静止長より長くなると
[⑰]が発生するため，[⑯]と[⑰]の和である全張力は大きくなる．

☐ 骨格筋線維にはタイプI（[⑱]）とタイプII（[⑲]）があり，タイプIIはさらにIIAとIIBに
分類される．

☐ タイプIは[⑳]線維に相当し，有酸素的代謝の活性が高く疲労しづらいが，発生張力は小さい．

☐ タイプIIBは[㉑]線維に相当し，無酸素的代謝の活性が高く疲労しやすいが，発生張力は大きい．

☐ [㉒]は，タイプIとタイプIIBの中間である．

☐ 筋の長さを感受する[㉓]は伸張反射の受容器であり，筋の張力を感受する[㉔]は自原抑制
の受容器である．

☐ 誘発筋電図の[㉕]はα運動神経が直接刺激されて生じ，[㉖]は伸張反射により生じる．

☐ 心筋は骨格筋よりも活動電位の持続時間が長く，[㉗]も長いため，収縮は加重せず，単収縮のみ
である．

☐ [③]は骨格筋よりも収縮速度が遅く，疲労しにくい．

☐ 骨の形成と吸収は，[㉘]，[㉙]，[㉚]によって調節されている．

☐ 閉経後には[㉛]の分泌が減少するため，骨粗鬆症になりやすくなる．

☐ ビタミンDの欠乏症により[㉜]になる．

関連する国試問題は➡229～231頁参照

....

①骨格筋 ②心筋 ③平滑筋 ④横紋筋 ⑤アクチン ⑥ミオシン ⑦筋節 ⑧
神経筋接合部 ⑨アセチルコリン ⑩ Ca^{2+} ⑪興奮収縮連関 ⑫単収縮 ⑬強
縮 ⑭等尺性収縮 ⑮等張性収縮 ⑯活動張力 ⑰静止張力 ⑱遅筋 ⑲速筋
⑳赤筋 ㉑白筋 ㉒タイプIIA ㉓筋紡錘 ㉔Golgi腱器官 ㉕M波 ㉖H波
㉗不応期 ㉘パラソルモン ㉙カルシトニン ㉚活性型ビタミンD ㉛エストロ
ゲン ㉜骨軟化症

第6章

感覚

学習目標
- 適刺激，閾値，Weber の法則について説明できる．
- 体性感覚を分類して列挙し，それぞれの特徴を説明できる．
- 内臓感覚と関連痛について説明できる．
- 光の受容，視覚情報の伝導経路，遠近調節と明暗順応について説明できる．
- その他の特殊感覚をあげ，情報の受容メカニズムと伝導路について説明できる．

A 感覚とは

外部環境や内部環境の変化を感知することを**感覚**という（→NOTE**1**）．感覚には，**感覚受容器**と，そこからの情報を脳に伝える**感覚神経**，その情報を認識する**大脳皮質の感覚野**が必要である．

内部環境の変化をモニターする受容器は多くあるが，その情報が大脳皮質まで伝わらないものは，通常，感覚とは呼ばない．たとえば血圧の上昇・下降は，頸動脈などの圧受容器で感知され，自動的に調節される．しかし，この情報は大脳皮質まで到達しないため，私たちは血圧の高低を感覚として知ることはできない（→NOTE**2**）．

感覚は大きく**体性感覚**，**内臓感覚**，**特殊感覚**に分けられる．

1 適刺激と閾値

耳にいくら光を照射しても音は聞こえないし，眼に砂糖水を垂らしても甘味を見ることはできない．

このように，感覚受容器に興奮をおこさせるにはその感覚器に適した刺激が必要である．耳に対する音波，舌に対する砂糖水の塗布などが感覚を引き起こすため，**適刺激**と呼ばれる．

適刺激であっても，刺激の大きさがあまりに弱いと感覚は生じない．感覚として自覚される最も

NOTE

1 感覚と知覚

感覚と知覚は混同して用いられることがあるが，それぞれ次のように定義されている．

感覚（sensation, sense）は，光・音・機械的刺激などに対応する感覚受容器からの情報を指す．知覚（perception）とは，感覚受容器官を通じて伝えられた情報から，外界の対象の性質・形態・関係や，体内の諸臓器・器官の状態を感知分別することである．ただしperception は認知とされることもある．

〔日本神経学会用語委員会（編）：神経学用語集，改訂第3版．p 19，文光堂，2008〕

NOTE

2 二次的な感覚

血圧の上昇や下降，血糖値の低下などを，感覚として自覚することはできないが，これらの変化によって生じるさまざまな身体症状から，二次的に感じ取ることができる場合もある．

たとえば，血圧が急激に上昇した場合は，頭痛や動悸を感じることがある．血圧が低下した場合は，倦怠感，めまい，頭痛などを生じる．低血糖では冷や汗などの自律神経症状や手指のふるえ，脳の機能低下による倦怠感，集中力低下，眠気などを生じ，重症化すると意識障害から昏睡に至る．

● 71

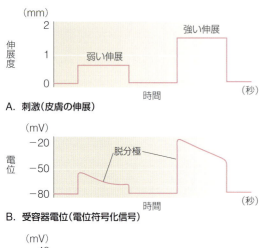

▶図6-1 適刺激と閾値の関係

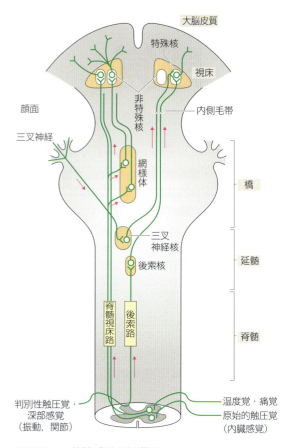

▶図6-2 体性感覚の伝導路

小さな刺激の強さを**閾値**と呼ぶ．たとえば夜行性の動物の視覚は閾値が低く，暗い場所でもよく見える．またヒトの嗅覚の閾値は，イヌよりも100万〜1,000万倍高いといわれている．刺激の強さは，感覚受容器から発するインパルス頻度の変化として中枢（脳）に伝えられる（▶図6-1）．

2 Weberの法則

感覚刺激IとI+ΔIの違いがかろうじて判別できるときに，ΔIのことを**弁別閾**という．ΔI/Iはしばしば一定となる．これを**Weber（ウェーバー）の法則**という．たとえば，100gのおもりと103gのおもりの重さの違いがかろうじて判別できたとすると，ΔI/Iは3/100，つまり3%となる．この場合，1,000gのおもりを持っているときには，おもりが30g増加するまでは重さの違いを認識できない．

弁別閾は感覚の種類によって異なり，触覚は約1%で鋭敏だが，嗅覚は30%程度で鈍い．

3 感覚の順応

適刺激であっても，それが長時間与え続けられると感覚受容器の興奮頻度は次第に減少し，感覚も弱まっていく（▶図6-1B, C）．この現象を**順応**と呼ぶ．

触覚は非常に順応しやすい．たとえば下着を身に着けた瞬間は感覚を生じるが，すぐに身に着けていることが意識されなくなる．嗅覚も順応しやすいのに対し，痛覚は非常に順応しにくい．

B 体性感覚

体性感覚とは，特殊感覚(視覚，聴覚，平衡感覚，味覚，嗅覚)と内臓感覚以外の感覚のことである．体性感覚は，**皮膚感覚と深部感覚**に分けられる．

体性感覚は主として次の2つの伝導路(▶図4-5→35頁参照)を通って中枢に伝えられる(▶図6-2)．

(1) 後索路

触圧覚，振動覚，深部感覚を伝える．同側性に上行し，延髄下部(後索核)においてニューロンを換えて交叉して反対側の視床に至り，ここでニューロンを換えて大脳皮質に伝えられる．後索核から視床に至る線維の束を**内側毛帯**という．

(2) 脊髄視床路

温度覚，痛覚，一部の触覚・圧覚を伝える．脊髄の後角でニューロンを換えて交叉し，反対側の前側索を上行して視床に至り，ここでもニューロンを換えて大脳皮質に伝えられる．

1 皮膚感覚

皮膚や粘膜には**痛覚，触圧覚，冷覚，温覚**の受容器が点在している．各感覚点の分布密度は皮膚の部位によって異なるが，おおまかに**痛点**100〜200/cm²，**触圧点** 25/cm²，**冷点** 6〜25/cm²，**温点**〜3/cm²である．

二点識別覚とは，皮膚の2点を同時に刺激し，2点と感じることのできる最小距離である(**空間的二点識別閾**)．身体部位による差が大きく，舌端や手指，口唇で鋭敏である．

温覚・冷覚と痛覚は自由神経終末によって感知されるが，触圧覚については特殊な感覚受容器が発達している(▶図6-3)．**Merkel(メルケル)盤**と**Ruffini(ルフィニ)小体**は順応が遅く，皮膚に対する圧迫の大きさの検知器として働く．**Meissner(マイスナー)小体**と**毛包受容器**は順応が中等度に速いため，皮膚変位の速さの検知器として働く．**Pacini(パチニ)小体**は順応がきわめて速く，皮膚変位の加速度，つまり振動の検知器として働いている．

皮膚からの感覚情報は，感覚神経を通って脊髄に入る．身体のどの部位からの感覚神経が脊髄のどのレベルを通るかは決まっており，これを**皮膚分節(デルマトーム：dermatome)**という(▶図6-4)．なお，顔面の皮膚感覚は第Ⅴ脳神経である三叉神経が担っている．

2 深部感覚

深部感覚は筋，腱，骨膜，関節包，靱帯などにある受容器が刺激されて生じる感覚である．具体的には，関節の位置や曲がり具合，骨格筋の収縮状態，運動や力の感覚などである．深部感覚は，筋紡錘やGolgi腱器官によって感知されている(→62頁参照)．

筋や腱，関節，骨膜などに起因する痛みを**深部痛**という．鈍くうずくような漠然とした痛みであり，局在ははっきりしない．**筋肉痛**は激しい運動によって筋線維に細かい断裂を生じ，炎症がおこり，セロトニンやブラジキニン，ヒスタミンなどが遊離されることによって痛みを生じる．

C 内臓感覚

1 臓器感覚

内部環境の変化により生じる感覚のことを，**臓器感覚**という．臓器感覚は内部環境の変化を是正するような方向に私たちの行動を変化させる．たとえば，のどの渇き(**渇感**)は，身体内水分量が減少し，血漿の浸透圧が上昇することによって生じ，私たちを水を飲む行動(飲水行動)に駆り立てる．

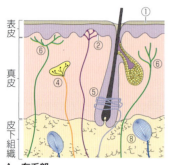

A. 有毛部

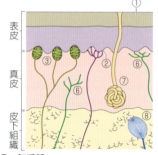

B. 無毛部

▶図6-3 皮膚の感覚受容器
①角質層, ②Merkel盤, ③Meissner小体, ④Ruffini小体, ⑤毛包受容器, ⑥自由神経終末, ⑦エクリン汗腺, ⑧Pacini小体

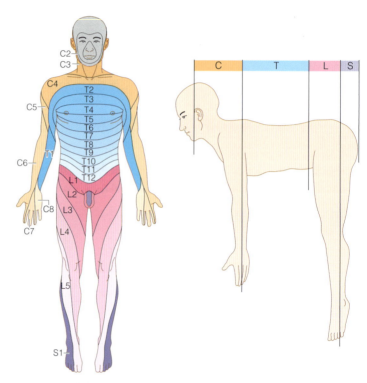

▶図6-4 皮膚分節と脊髄神経の支配領域

臓器感覚には，同様に，空腹感，満腹感，尿意，便意などがある．

2 内臓痛覚

胸腹部の内臓に起因する痛みを**内臓痛**という．腸管など中空臓器の壁が伸展されたり，壁の平滑筋が激しく収縮すること，血流の減少（虚血）によって発痛物質（ブラジキニンなど）が産生されることなどによって自由神経終末が刺激されて痛みを生じる．深部痛と同様に局在ははっきりとしない．

心筋梗塞では発痛物質が蓄積して締めつけられるような痛みを生じるが，左肩〜左上腕内側の皮膚にも痛みを感じる．これを**関連痛**と呼ぶ．これは心臓からの痛みを伝える神経と，左肩〜左腕内側の皮膚からの痛みを伝える神経が，脊髄後角にある同一の神経細胞にシナプスをつくることで，心臓からの痛みの情報が皮膚からの痛覚情報でもあると判断されてしまうためである（▶図6-5）．胆嚢結石に起因する痛みでは，同様の機序により右肩甲下部に関連痛を生じる（▶図6-6）．

D 特殊感覚

頭部にある特別な器官によって受容される感覚を**特殊感覚**と呼ぶ．特殊感覚は，視覚，聴覚，平衡感覚，味覚，嗅覚の5つである．

1 視覚

左右の眼球によって受容される感覚である．

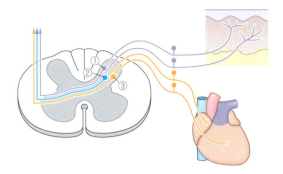

▶図 6-5 関連痛の神経機序
皮膚からの痛覚を脳に送る細胞群①と，心臓の痛覚受容器からの情報を伝える細胞群③の間には，両者からの信号を受け取る細胞群②がある．このため心臓から細胞群②に送られた痛覚情報が，あたかも皮膚からの信号でもあるように感じられる．

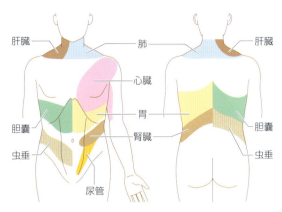

▶図 6-6 関連痛の部位
〔House EL and Pansky B, 1960 より〕

a 光の受容

眼に入射した光は角膜と前眼房を通過し，水晶体(レンズ)による屈折を受け，硝子体を経て，網膜上に像を結ぶ(▶図 6-7)．網膜の最も内側(硝子体側)には神経節細胞と視神経があり，その下にアマクリン細胞，双極細胞，水平細胞，そして最も外側に視細胞が並んでいる(▶図 6-8)．光が光受容細胞である視細胞に達するまでには，これら複数の細胞の層を通過しなくてはならないが，それによる光の減弱はわずかである．

(1) 杆体と錐体

視細胞には，杆体(rod)と錐体(cone)の 2 種類がある．

杆体は，網膜のほぼ全体にわたって約 1 億 2,000 万個が存在するが，中心窩と呼ばれる網膜の中心部分(▶図 6-7)には存在しない．杆体にはビタミン A から合成されるロドプシン(rhodopsin)という色素が入っており，この色素に光が当たることによって受容器電位が発生する．この電位は通常の活動電位のような脱分極ではなく，過分極(電位が深くなる)である．杆体は光に対する感度が高いが，色を判別することはできない．

錐体は，中心窩に密集して約 600 万個存在する．光に対する感度は低いが，特定の波長の光(青，緑，赤)にのみ反応する色素(イオドプシン

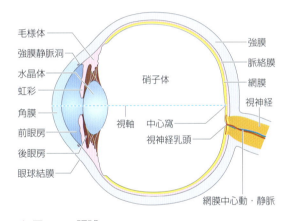

▶図 6-7 眼球

NOTE

3 自律神経過反射

胸髄 T6 レベル以上の脊髄損傷では，損傷部位以下の感覚(内臓痛覚を含む)・運動障害がみられる．このような患者に，突然の頭痛，血圧上昇をみることがある．その他，頻脈あるいは徐脈，発汗，瞳孔散大，かすみ目，鼻閉，顔面紅潮，立毛を伴う．時に，痙攣発作，心房細動，脳内出血を発生することもある．

これは，直腸，膀胱の過伸展が誘因となる．便嵌入，肛門の刺激，膀胱結石，褥瘡，陥入爪などが原因となることもある．これらの有害刺激による交感神経系興奮に対し，脊髄損傷の患者では中枢性の抑制機構が作動しないことが原因と考えられている．

臨床では，有害刺激が何であるかを調べて，その原因を除去することが大切である．

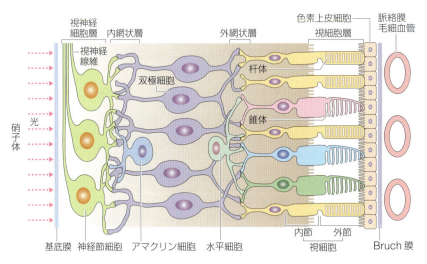

▶図6-8 網膜の細胞

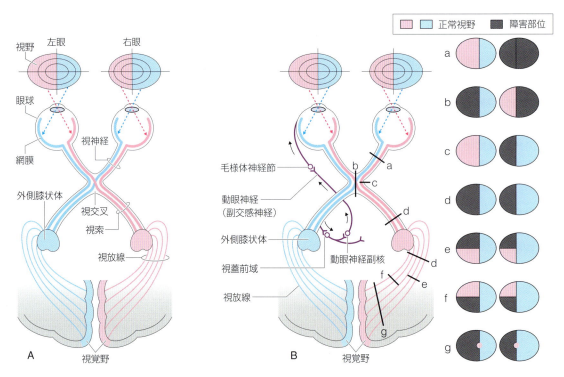

▶図6-9 視覚の伝導路(A)および視覚の経路と種々の半盲(B)
視覚経路の各部分の障害(a〜g)によって，Bに示す視野の欠損がおこる．矢印は瞳孔の光反射の経路を示す．
〔Homans, 1941 より〕

iodopsin)を含んでおり，色覚を形成する．

(2) 水平細胞とアマクリン細胞

　双極細胞は，複数の視細胞からの情報を1個の神経節細胞に伝える役割を担っている(1個の眼球に神経節細胞は約150万個しかない)．

　アマクリン細胞や**水平細胞**は，弱い光が当たっている視細胞からの情報を抑制することによってコントラストをつける(側方抑制→NOTE4)など

の働きをしている．

b 視覚情報の伝導経路

神経節細胞の軸索である視神経は，**視神経乳頭**（▶図6-7）の部分で集合して眼球を出る．

視神経乳頭の部分には視細胞が分布していないため，この部分に入射した光は受容されず，視覚を生じない．これが**盲点**である．

眼球の外に出た視神経は中脳底部の**視交叉**を経て，**外側膝状体**で線維を換え，**視放線**となって大脳皮質後頭葉の一次視覚野に至る（▶図6-9A）．

左右の眼球の網膜から出る視神経のうち，耳側の網膜からの視神経の情報は，同側の後頭葉に入力される．鼻側からの視神経の情報は，視交叉において交叉し，反対側の大脳に入力される．

このため，視覚経路のどこが障害されるかに応じてさまざまな視野の欠損を生じる（▶図6-9B）．

c 遠近調節

水晶体の表面は水晶体包で覆われている．水晶体の辺縁は，**毛様体小帯**によって**毛様体**に結合されており，毛様体の収縮・弛緩によって水晶体の曲率が変化する（▶図6-10）．遠方視の場合は，網膜上に像が結ばれるように毛様体筋が弛緩して水晶体の曲率が減少して薄くなる．近方視の場合は，逆に毛様体筋の収縮によって水晶体は厚くなり，網膜に像が結ばれるように調節される．

（1）水晶体の加齢変化と病的状態

水晶体の弾性は加齢とともに減少するため，毛様体筋が収縮しても水晶体の曲率が十分に増加せず，近くの物を見ようとしても網膜上に像を結ばなくなる．これが**老視**である．凸レンズによって矯正する．

眼軸（眼球の奥行き）が短すぎたり，水晶体の屈折力が足りない場合が**遠視**である．これも網膜の後ろに結像するため，凸レンズにより矯正する．

近視はその逆で，主に眼軸が長すぎるために網膜の手前に結像してしまう状態であり，凹レンズ

NOTE

4 側方抑制（lateral inhibition）

神経細胞の興奮はシナプスを換えるたびに側方へと発散していく（A）．抑制性の神経細胞が介在することによって，隣の神経細胞への発散が抑制されることを，側方抑制という．たとえば，白と黒の境界部が強調されて，コントラストの高い像を得ることができる（B）．

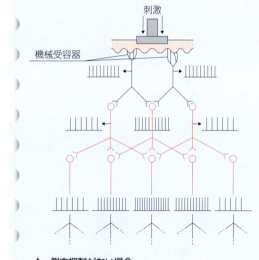

A. 側方抑制がない場合

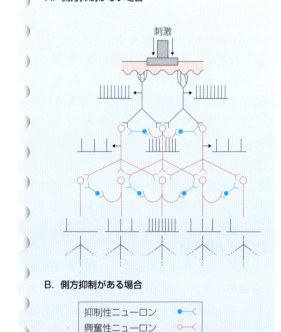

B. 側方抑制がある場合

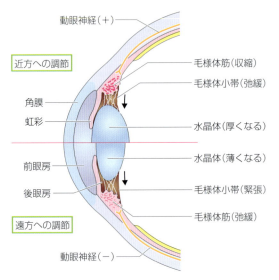

▶図6-10 眼の遠近調節

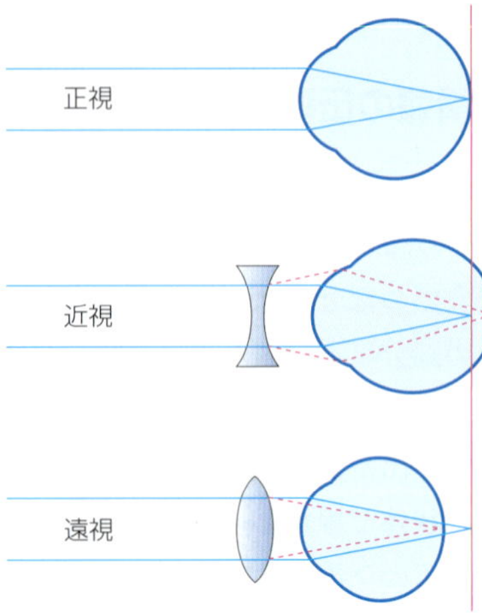

▶図6-11 眼の屈折異常
矯正後の光路を赤い破線で示す.

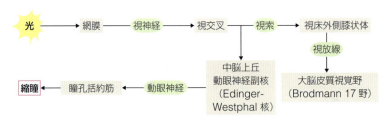

▶図6-12 視覚の伝導路と対光反射の経路

によって矯正される(▶図6-11).

乱視は水晶体ではなく、角膜の異常によるもので、角膜の水平方向と垂直方向の曲率が異なっている場合や、角膜表面に凹凸がある場合に生じる。円柱レンズやコンタクトレンズによって矯正される.

水晶体は加齢とともにタンパク質が変性して白濁し、ひどくなると視力障害をきたす。これが**白内障**である。白内障に対しては水晶体を摘出し、人工の眼内レンズを挿入する手術が行われる.

(2) 眼圧と緑内障

水晶体と角膜の間を**前眼房**、虹彩と硝子体の間を**後眼房**と呼び(▶図6-10)、血液の濾過によって産生される**眼房水**で満たされている。眼房水が示す圧力が**眼圧**であり、正常では20 mmHg程度である。眼房水は虹彩の付け根の部分から流出して産生と流出のバランスが取られているが、流出が障害されると眼圧が上昇して**緑内障**となる。緑内障では高い眼圧によって網膜が圧迫され、視野狭窄や失明をおこす.

d 明暗順応

明るい所では、**瞳孔括約筋**が収縮して網膜への入射光量を減少させて、眩しさをやわらげる。これを**対光反射**という(▶図6-12)。瞳孔括約筋は、第Ⅲ脳神経である動眼神経に含まれる副交感神経の支配を受ける。逆に暗い所では、**瞳孔散大筋**が収縮して瞳孔が大きくなり、網膜への入射光量が増加する.

瞳孔散大筋は交感神経の支配を受けるため、精神的な緊張でも瞳孔は散大する.

瞳孔の散大によって増加する入射光量は、明る

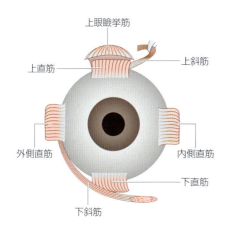

▶図6-13 外眼筋（右眼球）

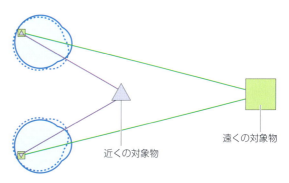

▶図6-14 網膜上の像の大きさによる距離の知覚と立体視による距離の知覚

近くの対象物は外側で像を結び，遠くの対象物は内側で像を結ぶ．

い所での入射光量の10倍程度である．しかし暗所では，視細胞の**暗順応**によって，はるかに大きな感度上昇を示す．最初に錐体の暗順応により感度は100倍程度に上昇し，それに遅れて杆体の暗順応がおこり，感度はさらに1,000倍上昇する．暗い所から明るい所に移動した場合はその逆で，**明順応**を生じて視細胞の感度が低下する．

e 眼球運動と両眼視

左右それぞれの眼球は**上直筋**，**下直筋**，**内側直筋**，**外側直筋**，**上斜筋**，**下斜筋**の6本の**外眼筋**によって上下左右にスムーズに回転することができる（▶図6-13）．外側直筋は**外転神経**，上斜筋は**滑車神経**に支配され，それ以外の4本は**動眼神経**の支配を受ける．

眼球運動はこれらの外眼筋の収縮状態を調節することにより，注視する物体が左右それぞれの眼球の中心窩に結像するように行われる．

物体を両眼で見ることにより，左右の眼球の回転の度合いから奥行き，遠近を認識することができる（▶図6-14）．これを**両眼視**という．

f 眼球に関する反射

（1）対光反射

入射する光の量により，瞳孔が散大したり縮小したりする反射である（→39，78頁参照）．

（2）輻輳反射

近い物を見るときに両眼が内転する反射．このとき同時に**縮瞳**を生じる．

（3）瞬目反射

眼球あるいは眼の周囲に物が触れたり，急に眼前に物が現れたりすると，反射的に眼を閉じる．これが瞬目反射であり，特に角膜に物が触れたときに生じる反射を**角膜反射**と呼ぶ（→39頁参照）．

2 聴覚と平衡感覚

聴覚と平衡感覚（前庭感覚）はともに耳で受容される．▶図6-15に示した耳の構造のうち，外耳〜中耳と内耳の蝸牛が聴覚を担当し，内耳の半規管と卵形嚢・球形嚢が平衡感覚を担当している．

a 聴覚

（1）音波の経路

空気の振動（**音波**）は，**外耳道**を通って**鼓膜**を振動させる．鼓膜の振動は**ツチ骨**，**キヌタ骨**，**アブミ骨**という3つの**耳小骨**を介して内耳の**前庭窓**（卵円窓）を振動させる（▶図6-15）．

蝸牛は管を2巻き半したカタツムリのような形をしており，管は3つの部屋に分かれている．1階の広い**鼓室階**と2階のやや狭い**前庭階**，そして両者の間にある細い**蝸牛管**である．鼓室階と前庭

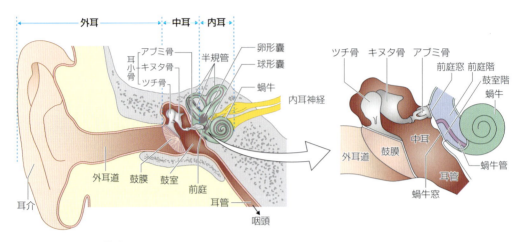

▶図6-15 耳の構造

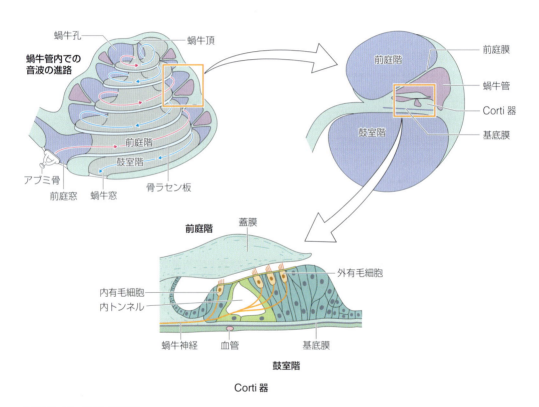

▶図6-16 蝸牛の構造

階は**骨ラセン板**で隔てられており，蝸牛の頂点（**蝸牛頂**）で連絡している（▶図6-16）．鼓室階と前庭階は**外リンパ**と呼ばれる液体で満たされており，前庭窓の振動は前庭階の外リンパを振動させ，この振動は前庭階→蝸牛頂→鼓室階を伝わって**蝸牛窓**（正円窓）へと至る．

蝸牛管の中は**内リンパ**と呼ばれる液体で満たされ，**Corti**（**コルチ**）**器**（ラセン器）と呼ばれる音の感知装置が並んでいる（▶図6-16）．Corti器には**有毛細胞**（音の感覚細胞）が並び，その上を**蓋膜**が

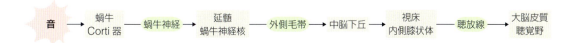

▶図 6-17 聴覚の伝導路

覆っている.

音波による外リンパの振動により**基底膜**が振動し,有毛細胞の毛が蓋膜に接触することによって刺激され脱分極をおこす.各 Corti 器からの神経は,**蝸牛神経**として前庭からの前庭神経と合流して第Ⅷ脳神経である**内耳神経**となって脳に入り,反対側の大脳皮質に至る(▶図 6-17).

(2) 音の強弱と高低

音の強弱は脱分極の頻度によって,音の高低(周波数)は蝸牛のどの部分の Corti 器が強く刺激されたかによって,判別される.

基底膜は蝸牛の入り口部分が最も高い周波数でよく振動し,蝸牛頂が低い周波数でよく振動する(▶図 6-18).聴取可能な音の振動数は 20〜20,000 Hz であり,200〜4,000 Hz の話声の高さの音が最もよく聞こえる.20,000 Hz 以上の聴取不能な音は**超音波**と呼ばれる.

(3) 難聴

聴覚が低下した状態を**難聴**という.難聴には外耳道〜鼓膜〜耳小骨といった音波の振動を伝える構造が障害されておこる**伝音難聴**と,内耳〜中枢に障害があって音を感知できない**感音難聴**がある.伝音難聴は中耳炎を繰り返すことで鼓膜や耳小骨が障害されたり,外傷によっておこることが多い.**老年性難聴**(耳が遠くなる)は感音難聴であり,特に高音の聴力低下が著しい.

b 平衡感覚

平衡感覚(前庭感覚)は,聴覚と同様に有毛細胞によって感知される.卵形嚢と球形嚢の**平衡斑**には,**耳石**と呼ばれる炭酸カルシウムの粒を含むゼラチン様の膜に包まれた有毛細胞があり,**耳石器**と呼ばれる.**卵形嚢**は水平方向の,そして**球形嚢**

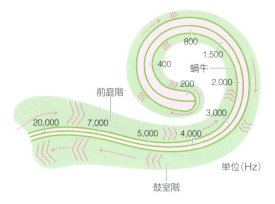

▶図 6-18 音波の伝わる経路と音の周波数

は垂直方向の,つまり互いに直角方向の直線加速度を感知する(▶図 6-19A).また,半規管膨大部には**クプラ**と呼ばれるゼラチン膜に覆われた有毛細胞があり,こちらは回転加速度を感知する(▶図 6-19B).

平衡感覚に関する情報は大脳皮質に送られて意識されるが,多くは脳幹や小脳に送られ,姿勢制御や運動の調節に利用される.

3 味覚と嗅覚

味覚は水溶性物質を,嗅覚は揮発性物質を感知する化学受容感覚である.

a 味覚

味覚を受容する味細胞は花の蕾のように集合して存在するため,**味蕾**と呼ばれる(▶図 6-20).味蕾は舌乳頭(舌表面に見られるブツブツ)の頂上や舌の奥のほうでは舌乳頭の基部に集合して存在する.味細胞からの情報は舌の前 2/3 は**顔面神経**の枝である鼓索神経を通って,後ろ 1/3 は**舌咽神**

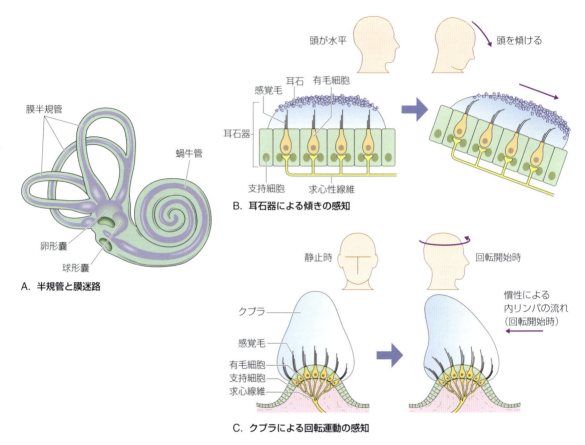

▶図6-19　平衡感覚の感知
C：右外側半規管膨大部を示す．回転が開始されると，内リンパ液は慣性により回転の方向とは逆に流れる．Cのような回転の場合，右外側半規管では脱分極反応を，左外側半規管では過分極反応を示す．

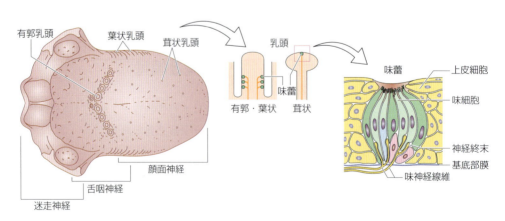

▶図6-20　舌乳頭の分布と味蕾の構造

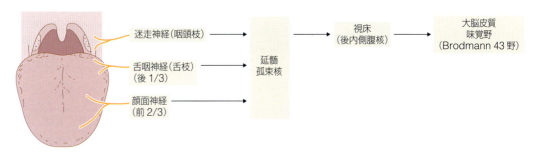

▶図 6-21 味覚の伝導路

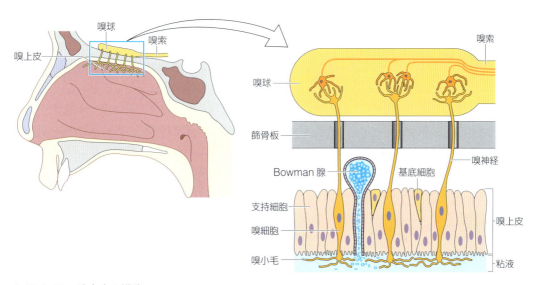

▶図 6-22 嗅上皮の構造

経を通って中枢に伝えられる(▶図 6-21).

味は，**塩味**(salty)，**甘味**(sweet)，**酸味**(sour)，**苦味**(bitter)，そして**うま味**(umami)の 5 つの基本味が混合して生じる．味覚の存在意義は食べてもよいか否かを判別することであるが，おいしい食べ物は食欲を増進させ，消化・吸収を促進する効果もある．

b 嗅覚

嗅覚は，鼻腔の内面を覆う鼻粘膜の天井部分(**嗅上皮**)に散在する約 2,000 万個の**嗅細胞**によって受容され(▶図 6-22)，**嗅神経**から**嗅球**を経て大脳皮質に情報が送られる(▶図 6-23)．においは，8 種類のもの(腋窩汗臭，精液臭，魚臭，麦芽臭，尿臭，じゃ香臭，ハッカ臭，樟脳臭)に対応するにおい物質が提案されている．においの感覚は濃度によっても大きく変化する．たとえばジ

> **NOTE**
>
> **5 Parkinson 病と Alzheimer 型認知症における嗅覚障害**
>
> Parkinson 病は振戦・無動・筋固縮・姿勢反射障害，Alzheimer 型認知症は記憶障害・認知障害を特徴とする．しかし，これらの臨床症状が出現する前から，物のにおいの認識が低下していると報告されている．特に，Alzheimer 型認知症ではこの傾向が強い．それぞれの疾患に特異的な病理の進行より以前から，嗅覚に関する神経系に，潜在的な変化が及んでいることが背景にあると考えられる．

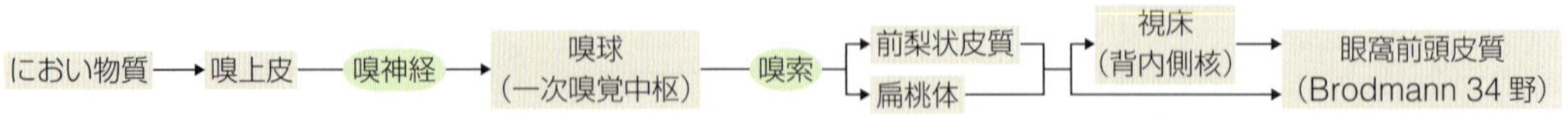

においの物質 → 嗅上皮 → 嗅神経 → 嗅球（一次嗅覚中枢） → 嗅索 → 前梨状皮質 / 扁桃体 → 視床（背内側核）→ 眼窩前頭皮質（Brodmann 34野）

▶図6-23 嗅覚の伝導路

ャスミンの香りは低濃度では好ましく感じられるが，高濃度になると便臭となる．

嗅覚は主として大脳皮質辺縁葉に入力されるため，情動や本能行動に対する影響が大きい．食物が放つ香りは食欲を増進させ，嫌なにおいは不快な感情を引き起こす．また，香水は性的に異性を引きつける効果などを発揮する．香りの効果を利用して，心を落ち着かせるために昔からお香をたいたり，現代ではアロマテラピーなどが行われたりしている．

E 理学・作業療法との関連事項

■異常感覚と錯感覚

感覚の異常を表現する言葉のなかに，異常感覚と錯感覚がある．**異常感覚**は外界からの刺激によらず，自発的に生じる自覚的な異常な感覚という意味をもつ．一方，**錯感覚**は，外界から加えられた感覚刺激を異なった感覚として感じるという語義をもっている．こうした言葉の定義は，疼痛患者のリハビリテーションの際などに重要となる．

■失認

感覚の認知(perception)の異常として，**失認**がある．ある感覚(sense)を介する対象認知の障害で，その対象認知障害は感覚の異常，知能低下，意識障害に帰することができないものと定義される．眼球から視神経，視放線，後頭葉一次視覚野まで機能は保たれているのに，対象物を視覚的に認知できないものは，**視覚失認**と呼ばれる．この場合，視覚以外の感覚を手がかりに，たとえば，音や触覚を介すれば対象物が認識できる．同様に，**聴覚失認**，**触覚失認**などがある．一次感覚野の情報をさらに高次元で処理する過程の障害と考えられている．脳血管障害では，これらの機能を担う部位の血流障害がおこるとこれらの症状を示す．発症直後に顕著であっても，時間経過で改善するものもある．リハビリテーションでは，代償方法の獲得が主な目標となる．

復習のポイント

- ☐ 感覚を生じる最小の刺激の強さを，[①]という．
- ☐ 感覚刺激の強さの違いをかろうじて弁別できる弁別閾には，[②]の法則が成立する．
- ☐ 体性感覚は，[③]と[④]に分けられる．
- ☐ 内臓感覚は，空腹感や尿意などの[⑤]と，腹痛などの[⑥]に分けられる．
- ☐ 光は，[⑦]と前眼房を経て，瞳孔から眼球内に入り，[⑧]，[⑨]を通って網膜の視細胞に届く．
- ☐ 網膜には，光感度が高いが色を識別できない[⑩]，光感度は低いが色覚を生じる[⑪]の2種類の視細胞が存在し，なかでも[⑪]は中心窩に密集している．
- ☐ 毛様体の収縮・弛緩によって水晶体の曲率が変化し，[⑫]が行われる．
- ☐ [⑬]は，その大部分が視細胞の感度の変化によって生じる．
- ☐ 眼球に関する反射には，[⑭]，[⑮]，[⑯]などがあり，いずれも脳幹にその中枢が存在する．
- ☐ 音波は，外耳道を通って[⑰]を振動させ，その振動は耳小骨を経て[⑱]を，そして蝸牛内の外リンパを振動させる．この振動を，[⑲]が感知することによって聴覚を生じる．
- ☐ [⑲]には[⑳]が並んでおり，その上を[㉑]が覆っている．
- ☐ 平衡感覚は，[㉒]と[㉓]が互いに直角の方向を直線加速度として感知し，[㉔]が回転加速度を感知することで生じる．
- ☐ 味覚は，[㉕]，[㉖]，[㉗]，[㉘]，[㉙]の5つの基本味を[㉚]で感知することによって生じる．
- ☐ 嗅覚は，鼻腔の天井部分（嗅上皮）に散在する嗅細胞によって受容され，嗅神経から[㉛]を経て大脳皮質へと情報が送られる．

関連する国試問題は→231頁参照

---

①閾値 ②Weber ③皮膚感覚 ④深部感覚 ⑤臓器感覚 ⑥内臓痛覚 ⑦角膜 ⑧水晶体 ⑨硝子体 ⑩杆体 ⑪錐体 ⑫遠近調節 ⑬明暗順応 ⑭対光反射 ⑮輻輳反射 ⑯瞬目反射 ⑰鼓膜 ⑱前庭窓 ⑲Corti器 ⑳有毛細胞 ㉑蓋膜 ㉒卵形嚢 ㉓球形嚢 ㉔半規管膨大部 ㉕塩味 ㉖甘味 ㉗酸味 ㉘苦味 ㉙うま味 ㉚味蕾 ㉛嗅球

第7章 血液

学習目標
- 血液の組成を説明できる.
- 赤血球の役割,赤血球に関する3つの指標,新生と破壊を説明できる.
- 貧血を分類し,それぞれの原因と特徴を説明できる.
- 白血球を分類し,それぞれの役割を説明できる.
- 血液の凝固と線溶を説明できる.
- 血漿成分をあげ,それぞれの機能,調節メカニズムを説明できる.
- 血液型について説明できる.

A 血液の組成と機能

1 血液の組成

血液は,**血球成分**(細胞成分)と,それを浮かべる液体成分である**血漿**(plasma)からなる.

a 血球成分

血球成分は**赤血球,白血球,血小板**からなる.これらは骨髄において造血幹細胞からつくられ,循環血液中に放出される(▶図7-1).白血球はさらに,**顆粒球**(好中球,好塩基球,好酸球),**リンパ球**(Bリンパ球,Tリンパ球),**単球**に分化する.その後,**Bリンパ球**(B細胞)は骨髄において,**Tリンパ球**(T細胞)は胸腺で成熟する.

b 血漿

血漿の中には電解質やグルコース,タンパク質,各種のホルモンなどが溶解している.

血液を採取した後,放置しておくと,10分程度で凝固する.血液凝固のメカニズムについては後述するが,各種の凝固因子が次々に反応をおこ

し,最終的にフィブリノゲンというタンパク質が線維状のフィブリンに変化し,フィブリンの網に血球成分が絡めとられて凝固が成立する(▶図7-2).この凝固した塊を**血餅**(clot)といい,血餅の上にたまる薄黄色の透明な液体を**血清**(serum)という(▶図7-3).つまり,血漿からフィブリノゲンなどの凝固因子を除いたものが,血清である.

2 血液の機能

a 物質の運搬

血液の主な役割は,物質の運搬である.ポンプである心臓の収縮によって流れを与えられた血液は,全身を巡って組織の細胞に酸素や栄養素を供給し,組織で発生した二酸化炭素や老廃物を肺や腎臓に送って処理する.

内分泌腺から放出されたホルモンは,血流に乗って目的とする臓器・組織に送られ,そこで調節機能を発揮する.

b 生体防御

血液のもう1つの役割は,白血球が担う防御機能である.**白血球**は食作用によって異物を貪食

86

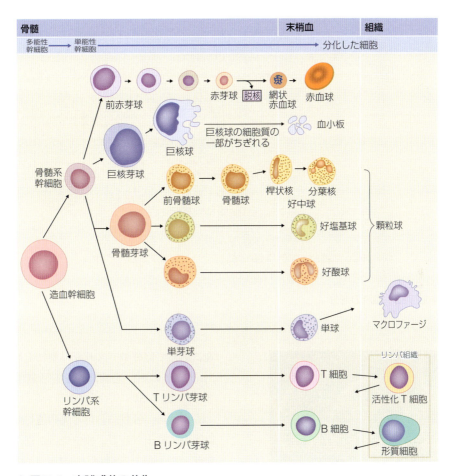

▶図 7-1 血球成分の分化

し，抗体を産生して体内に侵入した細菌などを殺滅するなどの免疫機能を発揮する．

C 凝固と溶解

血液には相矛盾する性質が備わっている．すなわち，血流中では凝固してはならないが，血管が切れた際には速やかに凝固して出血を止める必要がある．血液は巧みな仕組みによってこの難題を解決している．

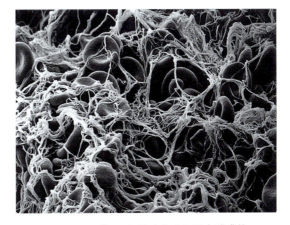

▶図 7-2 フィブリンに絡めとられる血球成分

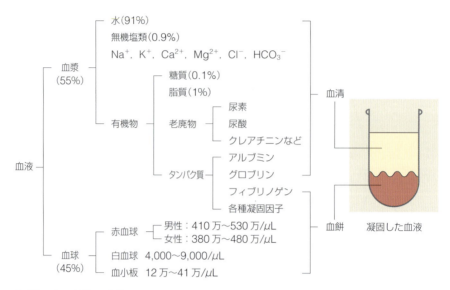

▶図7-3 血液の成分

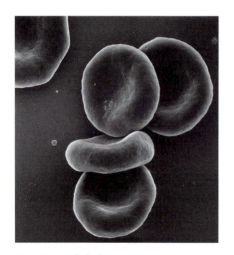

▶図7-4 赤血球

B 赤血球

1 赤血球の形態

赤血球は，静止状態で直径約7.5 μm，厚さ約2 μmで中央が凹んだ円盤状をしている(▶図7-4)．ただし，変形能が高いため，血流中では流速に応じて砲弾型やスリッパ型に変形し，直径が5 μm以下の細い毛細血管をも通過することができる(▶図7-5)．

赤血球は，骨髄における成熟過程で核を失って血流中に放出される．核を失ったばかりの若い赤血球の中心部分(細胞質)にはリボソームやRNAが残っており，染色するとこれらが網目状に見えるため，**網状赤血球**と呼ばれる．正常時の網状赤血球は，全赤血球の0.2～2%を占めるにすぎないが，大量出血の後など赤血球新生が亢進していると増加する．

赤血球には，細胞小器官がなく，細胞内にはヘモグロビン(Hb)という赤い色素が充填されている．ヘモグロビンの役割は酸素の結合である．

2 赤血球数，ヘモグロビン濃度，ヘマトクリット値

十分な量のヘモグロビンを含む(ヘモグロビン濃度)，十分な大きさの赤血球が，十分な数だけ(赤血球数)存在しないと，酸素の運搬に支障をきたす．通常，赤血球に関しては，この3つの指標を検査する(▶表7-1)．

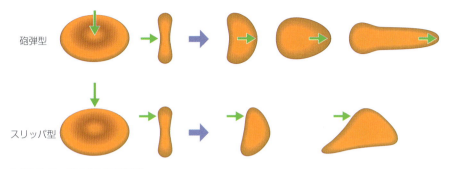

▶図 7-5　赤血球の変形能

▶表 7-1　赤血球の 3 つの指標

赤血球数 (RBC)	1 mm³ の血液中に存在する赤血球の数
基準値 (正常値)	成人男子：410 万〜530 万/μL 成人女子：380 万〜480 万/μL
ヘモグロビン (Hb)濃度	血液 100 mL 中に含まれるヘモグロビン量
基準値 (正常値)	成人男子：14〜18 g/dL 成人女子：12〜16 g/dL
ヘマトクリット (Ht)値	血液のうち細胞成分が占める容積の割合（赤血球が圧倒的に多いため，血液のうち赤血球が占める容積，といっても間違いではない）
基準値 (正常値)	成人男子：40〜48% 成人女子：36〜42%

1 μL＝1 mm³，1 dL＝100 mL

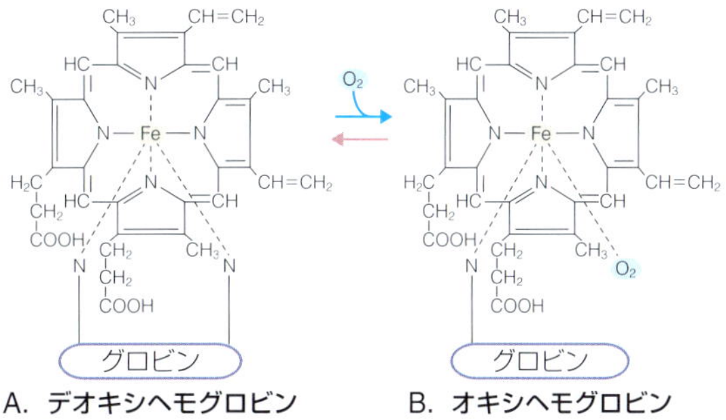

3　赤血球による酸素の運搬

　酸素は，赤血球に含まれる**ヘモグロビン**に結合して運搬される．ヘモグロビンは鉄を含む赤い色素である**ヘム**と，**グロビン**というタンパク質が結合したものが 4 つ集まって構成されている（▶図 7-6）．鉄が 1 分子の酸素を結合し，酸素を結合したヘモグロビンは**オキシヘモグロビン**（酸素化 Hb）と呼ばれ，鮮紅色（動脈血の色）となる．一方，酸素を結合していないヘモグロビンは**デオキシヘモグロビン**（脱酸素 Hb＝還元 Hb）と呼ばれ，暗赤色（静脈血の色）を示す．

　ヘモグロビンが酸素をどの程度結合するかは，血漿中に物理的に溶解した酸素（血漿 1 mL につき 0.023 mL）が示す分圧（→NOTE❶）によって決ま

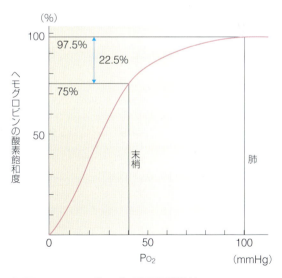

A．デオキシヘモグロビン　　B．オキシヘモグロビン

▶図 7-6　ヘムの構造と O_2 の結合

▶図 7-7　ヘモグロビン酸素解離曲線

る．この関係は**ヘモグロビン酸素解離曲線**と呼ばれ，きれいな S 字状のカーブとなる（▶図 7-7）．

　血液中の全ヘモグロビン中，オキシヘモグロビンが占める割合を**酸素飽和度**といい，動脈血では

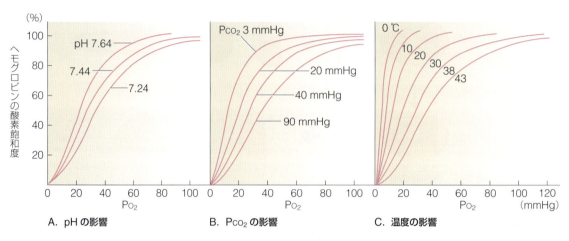

▶図7-8 pH，P_{CO₂}，温度がヘモグロビン酸素解離曲線に及ぼす影響

NOTE

1 気圧，分圧，血圧

普段はまったく自覚しないが，私たちの身体には空気の重さによる圧力がかかっている．これが気圧である．海抜(海面の高さ)で760 mmHg(1気圧)である．空気の層が厚くなった状態が高気圧であり，薄くなった状態が低気圧である．

空気は約80％の窒素と約20％の酸素からできており，760 mmHgの大気圧のうち酸素が占める割合，すなわち760×0.2＝152 mmHgを酸素分圧と呼ぶ．液体の中にも同じ割合で空気が溶け込むため，テーブルにあるコップの中の水の酸素分圧は152 mmHgである．肺の中では，水蒸気圧や二酸化炭素分圧が加わるため酸素分圧は低下し，約100 mmHgとなる．

なお，血圧が100 mmHgという場合は，大気圧よりも100 mmHg高いという意味で，分圧とはまったく異なることに注意しよう．

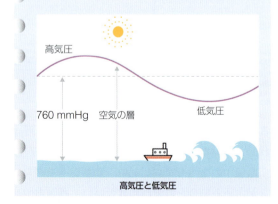

高気圧と低気圧

95～97.5％，静脈血で約75％である．肺では酸素が豊富にあり，酸素分圧はほぼ100 mmHgであるので，97.5％のヘモグロビンが酸素を結合する．一方，末梢組織では酸素が消費されるため分圧が低下し，酸素分圧は40 mmHgとなる．このような環境ではヘモグロビンは75％しか酸素を結合することができない．つまり，97.5－75＝22.5％のヘモグロビンから酸素が離れ，組織の細胞に利用されることになる．

ヘモグロビン1 gは1.34 mLの酸素を結合することができる．たとえばヘモグロビン濃度が15 g/dLであったとすると，1.34×15×0.225≒4.5 mL/dLの酸素が組織に供給されることになる．

ヘモグロビン酸素解離曲線は，pHの低下やP_{CO₂}の上昇(P_{CO₂}の上昇によりpHが低下する→157頁参照)により，右にシフトする．これを**Bohr(ボーア)効果**という．温度(体温)の上昇や2,3-DPG(2,3-ジホスホグリセリン酸：低酸素状態で増加する代謝産物)の増加でも同様である(▶図7-8)．末梢への酸素供給をできるだけ増やすという意味で合理的である．

4 赤血球の新生

赤血球は骨髄(赤色骨髄)において産生される．

その新生を刺激するのが腎臓から分泌されるホルモンである**エリスロポエチン**（erythropoietin）である．血液の酸素分圧が低下すると，腎臓の尿細管周囲の間質細胞からエリスロポエチンが分泌される．エリスロポエチンは骨髄に作用して赤血球新生を促進する．

エリスロポエチンの他に赤血球新生のために特に必要な物は次の2つである．

a 鉄

鉄は，ヘム，ひいてはヘモグロビン合成のために必須である．肉や魚に含まれる酸化型（Fe^{3+}）の鉄は，ビタミンCなどの作用で還元型（Fe^{2+}）となって吸収される．私たちの体内には約3gの鉄が存在する．このうちの2gはヘモグロビンとして赤血球内にあり，残りの1gが骨髄や肝臓に貯蔵されている．

鉄が不足するとヘモグロビンがつくれないため，赤血球は小型となる．鉄が不足し貧血となったものを**鉄欠乏性貧血**という（→92頁参照）．

b 抗貧血ビタミン

ビタミン B_{12} および**葉酸**（水溶性ビタミンの一種）のことである（→NOTE❷）．これらはDNA合成のために必要となる．赤芽球の分裂・増殖に際し，これらのビタミンが不足すると細胞分裂が抑制され，大型の赤血球が少数つくられるタイプの**巨赤芽球性貧血**となる（→93頁参照）．

5 赤血球の破壊（溶血）

赤血球は，骨髄から血流中に放出されてから約120日で破壊（**溶血**）される．老化した赤血球は変形能が低下し，**脾臓**の細網組織（細胞間隙）を通過することができず，マクロファージ（後述）などに捕食され，溶血される．

a ヘモグロビンの分解

溶血によって遊出したヘモグロビンは，肝臓や脾臓において，**マクロファージ**〔特に肝臓のマクロファージは **Kupffer（クッパー）細胞**と呼ばれる〕に貪食される．ヘモグロビンは，Kupffer細胞内でヘムとグロビンに分解され，さらに Fe^{2+} がはずれて，**遊離ビリルビン（間接ビリルビン）**となる．遊離ビリルビンは，血漿タンパクであるアルブミンに結合して肝細胞に送られ，ここでグルクロン酸に抱合されて**抱合型ビリルビン（直接ビリルビン）**となる．抱合型ビリルビンは，**胆汁**として胆管から腸管内に排泄される．腸管内でビリルビンは**ウロビリノゲン → ステルコビリン**となって大便中に排泄される．大便の茶色はこのステルコビリンの色である．ウロビリノゲンの一部は再吸収されて尿中に排泄される（▶図7-9）．

b 黄疸

血液中のビリルビン濃度が上昇すると，皮膚や粘膜が黄色く染まって見える．これが**黄疸**（jaundice）である．溶血が亢進すると遊離ビリルビン（間接ビリルビン）が増える．胆嚢結石や胆管癌などによって胆管が閉塞すると，抱合型ビリルビン（直接ビリルビン）の濃度が上昇する．肝細胞が障害された場合は両者が増加する．

遊離ビリルビンは，血中では巨大分子であるアルブミンに結合しているため，尿中には排泄されず，溶血の亢進では尿は黄染しない．一方，抱合

NOTE

❷ 抗がん剤の副作用

赤血球は，破壊される数に合わせて，絶えず骨髄において赤芽球が分裂増殖して補給されている．血小板は，細胞のかけらであるため寿命が短く，しかも血管の補修のために消費されるため，これも骨髄において巨核球が分裂増殖して補充されている．このような細胞分裂に必要なのが，ビタミン B_{12} や葉酸などの抗貧血ビタミンである．

いわゆる抗がん剤の多くは，がん細胞の増殖を抑える，つまりがん細胞の細胞分裂を抑制することを目標にしている．その副作用として体内の細胞分裂が抑制されるためにこうした血球の産生が阻害され，貧血や血小板減少，白血球の減少をきたすことが多い．

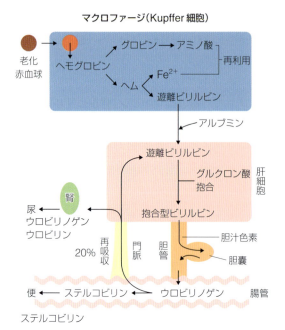

▶図7-9　ビリルビンの生成と排泄

型ビリルビンは血中では単独で存在するため，胆道の閉鎖で抱合型ビリルビン濃度が上昇すると，尿の黄染が著しい．

c 鉄の再利用

鉄は，私たちの身体にとって貴重な元素であるため，尿中に排泄されてしまわないように，大きな分子であるトランスフェリンというタンパク質に結合して運ばれる．鉄の一部は骨髄に送られて，再びヘモグロビン合成に再利用され，残りは肝臓に貯蔵され，必要に応じて利用される．

6 貧血

ヘモグロビン濃度が基準値下限以下となった状態を貧血という．男性で 14 g/dL 未満，女性で 12 g/dL 未満を貧血と診断する．高齢者では，健康な状態でもヘモグロビン濃度が低くなるため，年齢を考慮する必要がある．

貧血になると，酸素運搬能が低下するため，動悸，息切れ，めまいなどの症状が出る．遺伝性・先天性のものを除き，次のような貧血がある．

a 鉄欠乏性貧血

鉄欠乏のためにヘモグロビン合成が不足することでおこる．1個1個の赤血球は小さく（小球性），含有するヘモグロビン量が少ない（低色素性）．貧血としては最も多い．

私たちの体内には約 3 g の鉄があり，このうち 2 g がヘモグロビンとして赤血球内に，残りの 1 g すなわち 1,000 mg が骨髄や肝臓にある．尿中へ排泄される鉄は，1日に 1 mg 程度である．したがって，男性では食物からまったく鉄を摂取しなかったとしても，1,000 日すなわち 2 年半ほどは鉄欠乏には陥らない．

しかし，女性ではこれに加えて月経による出血があり，1 回の月経で約 30 mg の鉄を失うため男性の約 2 倍の鉄を失っていることになる．さらに 1 回の妊娠・出産で約 500 mg を，授乳によって母乳中へと 1 日 1 mg を失う．このように女性は男性に比してはるかに鉄を失いやすく，鉄欠乏性貧血になりやすい．

中年以降の男性や閉経後の女性で鉄欠乏性貧血を認めた場合は，少しずつ出血を引き起こす消化管の癌がまず疑われる．

> **NOTE**
>
> **③ 運動療法と貧血**
>
> リハビリテーションで運動療法を行う際に，ヘモグロビン濃度 7.5 g/dL 以下，血小板数 50,000/μL 以下，白血球数 3,000/μL 以下では安全に実施できない可能性がある．貧血の場合，酸素供給量が不足し，同程度の運動量でも心拍数が増加する傾向があるためである．
>
> **④ 赤血球増加症**
>
> 貧血とは逆に赤血球が増加してしまう病態である．幹細胞の腫瘍化によることが多い．
> なお，赤血球増加症は比較的まれな疾患である．ヘモグロビン濃度やヘマトクリット値が低下している場合は貧血を考えるが，これらが上昇していた場合は，赤血球増加症ではなく，脱水による血液の濃縮を最初に疑う．

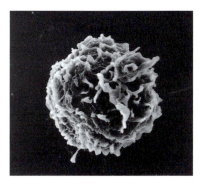
▶図7-10　白血球

▶表7-2　白血球の割合

白血球の種類		直径(μm)	日本人での割合(%)
顆粒球			
好中球	分葉核	10〜16	38〜58
	桿状核		2〜13
好酸球		12〜18	0〜7
好塩基球		10〜16	0〜1
リンパ球		6〜10	26〜47
単球		15〜20	2〜8

b 巨赤芽球性貧血

　ビタミン B_{12} や葉酸の不足によって生じる貧血である．細胞分裂の障害のため，1個1個の赤血球は大きく（大球性），ヘモグロビン含有量が多い（高色素性）が，数が少ない．ビタミン B_{12} を吸収するには，胃から分泌される**内因子**が必要であるため，かつては胃の全摘手術後数年で，この貧血を発症することが多かった．昔は原因がわからなかったため治療法がなく，悪性貧血と呼ばれた．現在では，ビタミン補充療法により治療可能である．

c 再生不良性貧血

　放射線，薬剤，ウイルスの影響，あるいは原因不明で造血幹細胞が減少することによっておこる貧血である．赤血球のみならず白血球や血小板も減少する．

d 溶血性貧血

　自己免疫疾患，薬剤，マラリア，あるいは長時間の運動などによって赤血球の破壊が亢進して貧血となる．

C 白血球

1 白血球の分類と機能

　白血球（▶図7-10）は▶表7-2のように分類される．すべての白血球の合計は 4,000〜9,000/μL であり，赤血球と比べてはるかに少ない．

　顆粒球は貪食作用，細胞傷害物質の放出などによって非特異的防御を担当する．**リンパ球**は特異的防御，すなわち免疫を担当する．**単球**は組織中に潜り込んで大型で貪食能の高いマクロファージとなる．マクロファージは，潜り込んだ組織によって形態が変わり，肝臓では **Kupffer 細胞**，皮膚では**樹状細胞**と呼ばれる．骨において骨を溶かし Ca^{2+} を血液中に放出する破骨細胞もマクロファージである．また，マクロファージは貪食した細菌など（抗原）に関する情報をリンパ球に提示する（これを**抗原提示**という）．そのため免疫にも関与する．

a 顆粒球の分類

　顆粒球は，中性の色素で染まるか（好中球），塩基性の色素で染まるか（好塩基球），酸性の色素で染まるか（好酸球）によって以下のように分類されている．

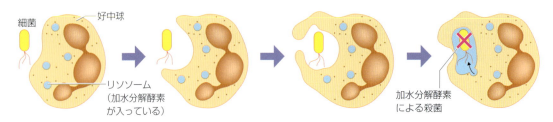
▶図7-11　好中球による貪食

(1) 好中球

白血球のなかで最も数が多く，運動能・食作用が最も強い．炎症があると血管から組織中に遊出して，炎症細胞や細菌を貪食する(▶図7-11)．

体内に炎症があると好中球の産生が増加し，結果として白血球数が増加する．好中球は，非特異的防御機構の主役として働いている．

(2) 好塩基球

顆粒の中に血管拡張作用のある**ヒスタミン**を含み，炎症反応を引き起こす．即時型アレルギー反応の原因となる．

(3) 好酸球

寄生虫を障害する物質を放出するとともに，ヒスタミンを中和して炎症反応を抑制する．このため，寄生虫疾患やアレルギー疾患の際に増加する．

2 身体の防御機構

私たちの身体は細菌やウイルスなどの病原微生物に対し，さまざまな防御機構を備えている．

a 非特異的防御機構

皮膚は，強靱な組織であり，ほとんどの病原微生物の体内への侵入を防いでいる．

粘膜は，皮膚には劣るが，部位に応じた方法で病原微生物の侵入を防いでいる．気道の粘膜は粘液を分泌し，線毛運動によってその粘液を上方(鼻腔方向)へと送っている．吸気とともに吸い込まれた微生物は粘液にとらえられ，痰として体外に排出されるか，無意識に飲み込まれている．食物とともに消化器系に入った微生物のほとんどは胃液の強い酸によって殺滅される．尿道の粘膜は無菌の尿が流れること自体によって洗浄される．腟にはデーデルライン桿菌という乳酸を産生する菌が住み着いており(常在菌)，腟粘液を酸性にすることによってほかの菌の増殖を防いでいる．

こうした非特異的防御機構を突破して体内に侵入した病原微生物には，顆粒球と単球系が対応する．また，リンパ球に属する**ナチュラルキラー細胞**(natural killer 細胞；NK 細胞)は，ウイルスに感染した細胞や，がん細胞など奇形の細胞を攻撃して破壊する．

b 特異的防御機構(免疫)

(1) 液性免疫

リンパ球の **B 細胞**が担当する．抗原を貪食した細胞(マクロファージや皮膚の樹状細胞など)から抗原提示を受けた**ヘルパー T 細胞**は，サイトカインの一種である**インターロイキン**を放出する．インターロイキンの作用によって B 細胞は分裂・増殖して活性型の**形質細胞**となり，抗原と反応して，それを固定・処理するタンパク質である抗体を産生する(▶図7-12)．抗体は**免疫グロブリン**(immunoglobulin；Ig)と呼ばれている(▶表7-3)．

抗原と抗体との関係は鍵と鍵穴との関係にたとえられるように，ある抗体は特定の抗原とのみ反応する(**抗原抗体反応**)．つまり，たとえば赤痢菌に対する抗体は赤痢菌のみを破壊することができるが，コレラ菌やブドウ球菌などほかの細菌にはまったく無効である．

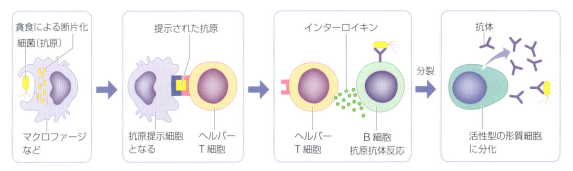

▶図 7-12　リンパ球 B 細胞による抗体の産生（液性免疫）

（2）細胞性免疫

ウイルスなどは細胞の中に侵入して増殖するため，細胞内のウイルスに対して抗体は無効である．このような病原体に対しては，T 細胞の一種である細胞傷害性 T 細胞（**キラー T 細胞**）が，ヘルパー T 細胞の作用によって活性化し，ウイルスなどに侵入された細胞自体を破壊する．これを**細胞性免疫**という．

▶表 7-3　免疫グロブリンの種類

IgG	血液・体液中に最も多く，感染防御の主役となる．胎盤を通過する
IgM	細菌などを破壊する力が強い．胎盤を通過しない
IgA	唾液や気管粘液，乳汁などの中に分泌され，管腔内での免疫の主役となる
IgE	肥満細胞からヒスタミンを遊離させ，アレルギー反応を引き起こす
IgD	B 細胞の抗原認識に関係する

D 血小板

1 血小板の形態と機能

血小板は，巨核球の細胞質がちぎれてできた細胞のかけらで（▶図 7-1），血液 1 μL 中に 12 万～41 万個存在する．寿命は 5～10 日くらいである．

血管が損傷するなどして**血管内皮細胞のコラーゲン線維（膠原線維）**と血小板とが接触すると血小板が活性化し，損傷部位に粘着して**血小板血栓（一次血栓）**を形成し，応急的な止血をする（▶図 7-13①②）．活性化した血小板は，トロンボキサン A_2 などを放出してほかの血小板を活性化するとともに，血管を収縮させて血流を減少させ，出血を最小限にとどめる．

血小板が減少すると，速やかな止血がおこらないため，全身に青あざ（紫斑）を生じるようになる．

NOTE

5 サイトカイン

免疫系の細胞や血小板，血管内皮細胞などが放出する生理活性物質を総称して，**サイトカイン**と呼ぶ．既出のインターロイキンのほか，抗ウイルス作用のあるインターフェロン，創傷治癒促進効果のある血小板由来成長因子など，さまざまなものがある．増殖や生体恒常性維持のための細胞間情報伝達手段であるといえる．

6 予防接種

免疫は強力な防御機構ではあるが，抗原を認識してから抗体を産生し始めるまでに約 1 週間を要する．このため，この 1 週間で発病し，周囲の人々に感染させてしまう危険が高い．

そこで人工的に弱毒化した細菌やウイルスを注射することによって，事前に抗体を産生させておく方法が取られることがある．これが**予防接種**である．

麻疹（はしか）や風疹（三日ばしか），ムンプス（おたふく風邪）などは免疫学的記憶が長期間保持されるため，1 回予防接種をしておくと，ほぼ一生かからずにすむ．

一方，赤痢や梅毒に対する免疫学的記憶は保持されにくく，何度でも感染する．

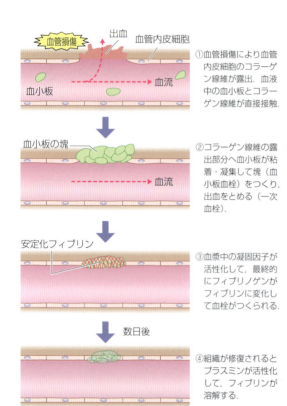

▶図7-13 血小板凝集と線維素溶解

2 血液凝固のメカニズム

血小板血栓による止血はあくまでも応急的なものであり，完全な止血には血液の凝固が必要になる（▶図7-13③）．血液の凝固は，Ca^{2+} の存在下に▶図7-14のような経路で生じる．最終的にはフィブリノゲンがトロンビンの作用によって線維状に伸びてフィブリンとなり，このフィブリンの網目に赤血球が引っかかって凝血塊となる（▶図7-2）．

血管が切れていなくても，血管内面（血管内皮細胞）が損傷を受けていたり，血流がうっ滞したりしていると，血管内で血液凝固がおこってしまうことがある．これを**血栓**といい，血栓が剥がれて細い末梢血管に詰まってしまうことを，**塞栓**という．静脈でこのようなことがおこると，**肺血栓塞栓症**（いわゆる**エコノミークラス症候群**）となる．突然の呼吸困難・胸痛を生じ，重症の場合は急性心不全により死亡することもある．動脈で血栓を生じると，しばしば脳や心臓などの重要臓器に塞栓し，その先に血液が流れなくなって組織が死滅し，**脳梗塞**や**心筋梗塞**をおこす場合が多い．

3 線維素溶解（線溶）

血管の修復が完了すると，凝固した血液は線維素溶解という機序によって取り除かれる．

血液中の**プラスミノゲン**が，組織中の組織プラスミノゲン活性化因子（tPA）の作用によって**プラスミン**に変化し，これがフィブリン線維を溶解して凝血塊を除去する（▶図7-13④）．

E 血漿

血漿の量と組成によって間質液の量と組成が決まり，間質液によって細胞内液の量と組成が決まる（→9頁参照）．そのため，血漿の量と組成の調節はきわめて重要である．

1 電解質

a Na^+ 濃度の調節

血漿の浸透圧は，血漿電解質の大部分を占めるNa^+（▶図1-12→9頁参照）によって決まる．Na^+

NOTE

7 播種性血管内凝固症候群（disseminated intravascular coagulation ; DIC）

小さな血管内で凝固因子が異常に活性化され，小さな血栓がたくさん生じる．凝固因子が使われるため出血傾向となり，その結果，組織壊死や出血がおこる．敗血症，悪性腫瘍，急性白血病，外傷，肝臓疾患，急性膵炎などでみられる．

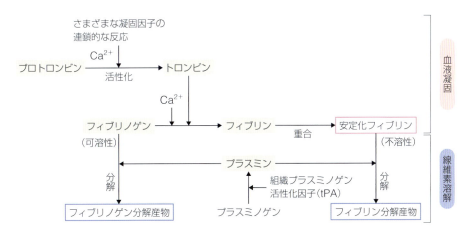

▶図7-14 血液凝固と線維素溶解の化学反応

濃度は，アルドステロンとバソプレシンという2種類のホルモンによって，二重に管理されている．**アルドステロン**は，腎臓でのNa⁺再吸収量を変化させて，尿中に捨てるNa⁺の量を調節することで，血漿の量を調節している．**バソプレシン**（抗利尿ホルモン）は，水の再吸収量を変化させて，浸透圧の調節を行っている（→148頁参照）．

b Ca²⁺濃度の調節

Ca²⁺は，筋収縮の引き金を引くイオンとして重要であるが，▶図7-14に示した血液凝固のほとんどすべての反応にCa²⁺が必要であるように，非常に多くの酵素反応がCa²⁺の存在を必要としている．細胞へのCa²⁺の供給源は血漿である．Na⁺の場合と同様に，血漿Ca²⁺濃度もホルモンによって調節されている．

体内における主なCa²⁺の貯蔵部位は骨である．骨を溶かしてCa²⁺を血漿中に動員すれば血漿Ca²⁺濃度が上昇し，逆にCa²⁺を骨に沈着させれば血漿Ca²⁺濃度が低下する．

副甲状腺から分泌される**パラソルモン**というホルモンが血漿Ca²⁺濃度を上昇させ，甲状腺から分泌される**カルシトニン**が低下させる．体内で活性化される**ビタミンD**も，腸からのCa²⁺吸収を促進することによって血漿Ca²⁺濃度の調節に関与する．

2 グルコース

血漿グルコース濃度のことを**血糖値**という．健常者では空腹時で80〜110 mg/dLである．

食事によって血糖値は上昇するが，すぐに膵臓から**インスリン**というホルモンが分泌され，肝細胞や筋細胞，脂肪細胞に糖を取り込ませることによって，血糖値の上昇を防ぐ．逆に空腹時は，同じ膵臓から**グルカゴン**というホルモンが分泌され，肝臓からグルコースを血液中に放出させ，血糖値の低下を防ぐ．

3 血漿タンパク

血漿には7〜8 g/dLのタンパク質（血漿タンパク）が溶けている．**血漿タンパク**は，アルブミン（約4.5 g/dL），グロブリン（約2.5 g/dL），フィブリノゲン（約0.3 g/dL）の3つに分けられる．

タンパク質は分子サイズが大きいため（▶図7-15），血管壁を透過できず，結果として水を血管内に吸い込む**膠質浸透圧**を発生する（→NOTE 8）．また，分子が大きいために腎臓で尿中に濾過されない特性を利用して，ホルモンの一部や鉄など排泄されてしまっては困る物質は，アルブミンやグロブリンに結合した状態で血流中を運ばれる．グ

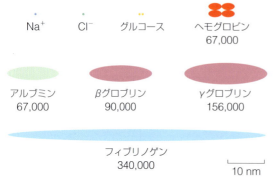

▶図 7-15　血漿中の物質の大きさの比較
図中の数字は分子量を示す．

ロブリンの一種であるγグロブリンは前述の免疫グロブリンであり，**抗体**に他ならない．フィブリノゲンも前述のようにフィブリンに変化し，血液凝固を完成させる．

F 血液型

初めて輸血が行われたころ，ある人の血液は安全に輸血できるが，ほかの人の血液を輸血すると赤血球の凝集と溶血がおこり，しばしば死に至る場合があることがわかった．これは赤血球膜表面にある抗原が人によって異なり，免疫反応を惹起してしまうためである．

輸血に際して問題となるのは，主に **ABO 式血液型**と **Rh 式血液型**の 2 種類である．なお，一般に**血液型**と呼ばれているものは，赤血球の型のことである．

1 ABO 式血液型

赤血球表面に A という抗原をもつ人が **A 型**，B という抗原をもつ人が **B 型**，A と B の両方をもっている人が **AB 型**，A も B もどちらももたない人が **O 型**である．そして A 型の人は血漿中に B 抗原を凝集させる抗 B 抗体を，B 型の人は抗 A 抗体を，そして O 型の人は抗 A 抗体と抗 B 抗体の両者をもっており，AB 型の人はどちらももっていない．

たとえば A 型の赤血球に，B 型の血清（抗 A 抗体が入っている）をかけると赤血球の凝集を生じる（▶図 7-16）．なお，抗 A 抗体，抗 B 抗体は胎盤を通過しない IgM であるため，たとえば A 型の女性が B 型の児を妊娠しても，通常は安全に出産することができる．

2 Rh 式血液型

赤血球膜上に Rh 因子という抗原をもつ人が **Rh（＋）**，もたない人が **Rh（−）**である．日本人では大部分の人が Rh（＋）であり，Rh（−）の人は 1％ 以下にすぎないが，白人では 15％ 程度の人々が Rh（−）である．

ABO 式血液型と異なり，Rh（−）の人でも元来は抗 Rh 抗体をもっていない．したがって，Rh（−）の人に Rh（＋）の血液を輸血しても初回は問題がおこらない．しかし，初回の輸血により Rh（−）の受血者の血漿中に抗 Rh 抗体が産生されるため，2 回目以降の輸血に際しては免疫反応が引

NOTE

8 膠質浸透圧（colloid osmotic pressure）

毛細血管の内皮細胞同士が接合する部分には 10 nm ほどの隙間がある．水分や電解質，栄養素などはこの隙間を通って血管外に出ることができる（**濾過**）．つまり毛細血管壁は，血漿に溶解している電解質や多くの有機物にとっては，全透膜であるといえる．

ところがアルブミンやグロブリンなどの血漿タンパクは，分子が大きいために，この隙間を通ることができない．血漿タンパクにとって毛細血管壁は半透膜である．

このため血漿タンパクは，血管壁を挟んで浸透圧を発生させる．これを**膠質浸透圧**という．血漿の浸透圧 275〜295 mOsm/L の大部分は Na^+ によるものである．タンパク質による浸透圧は 25 mmHg（約 1.3 mOsm/L）と小さいが，毛細血管壁を通しての物質交換の面では大きな意味をもつ．

膠質浸透圧は，間質の水分を血管内に吸い込む（再吸収）力となり，組織での代謝によって発生したさまざまな老廃物を血管内に回収する．

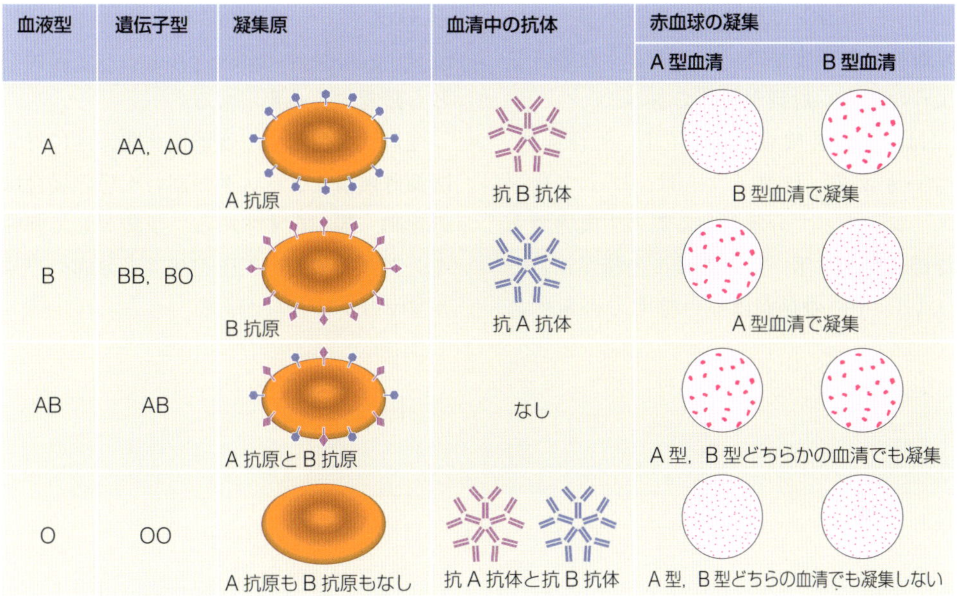

血液型	遺伝子型	凝集原	血清中の抗体	赤血球の凝集	
				A型血清	B型血清
A	AA, AO	A抗原	抗B抗体		B型血清で凝集
B	BB, BO	B抗原	抗A抗体	A型血清で凝集	
AB	AB	A抗原とB抗原	なし	A型, B型どちらかの血清でも凝集	
O	OO	A抗原もB抗原もなし	抗A抗体と抗B抗体	A型, B型どちらの血清でも凝集しない	

▶ 図7-16 ABO式血液型と血清との反応

き起こされ，輸血された赤血球の凝集と溶血を生じることになる．

　Rh式血液型で最も大きな問題となるのは**血液型不適合妊娠**である．Rh(+)はRh(-)に対し優性であるため，Rh(-)の女性とRh(+)の男性との間にできる児はRh(+)となることが多い．妊娠中は胎児の血液と母体の血液とは混合することがないため，初回に妊娠した児は無事に誕生する．ただし，出産時に胎盤が娩出される際などに児の血液と母体の血液が混合し，このときに母体内にRh(+)の赤血球に対する抗体が産生される．抗Rh抗体はIgGであり，胎盤を通過することができる．この母親が第2子を妊娠し，その子もRh(+)であれば，母親のもつ抗Rh抗体が胎盤を通って胎児体内に移行し，胎児の赤血球を破壊してしまい（**胎児赤芽球症**），溶血のため胎児は子宮内死亡することがある．

3 主要組織適合抗原

　いろいろな抗原型があるのは赤血球だけではない．全身の細胞にも抗原型がある．これを**主要組**

▶ 表7-4 深部静脈血栓症と肺塞栓症

深部静脈血栓症（deep venous thrombosis；DVT）
・疼痛
・腫脹
・発赤
・熱感
・Homans（ホーマンズ）徴候（足背屈で腓腹筋部の痛み）

肺塞栓症（pulmonary embolism；PE）
・突発的な胸痛，呼吸困難
・血痰，喀血
・ショック
・意識消失

織適合抗原といい，大きく5つの抗原系に分類される．この主要組織適合抗原が問題となるのは臓器移植の際であり，抗原型の一致率が高いほど，移植臓器に対する拒絶反応が少ない．

G 理学・作業療法との関連事項

■深部静脈血栓症と肺塞栓症の診断と治療

　▶ 表7-4の症状が当てはまる場合，それぞれの診断が疑われる．

リハビリテーションでは骨関節疾患の手術後に深部静脈血栓症の頻度が高い．このような患者では次のような検査，対策が必要である．

検査には，超音波検査，造影CT，血管造影，Dダイマーがある．Dダイマーは，フィブリンがプラスミンによって分解される際の生成物であり，血栓症の判定に用いられる．この値が正常であればDVT，PEの存在は高い確率で否定でき

る．Dダイマーが高値である場合は，FDP（fibrin/fibrinogen degradation products）が高値であることも確認する必要がある．

変形性股関節症や変形性膝関節症に対する人工関節置換術などリスクの高い疾患の場合は，早期の運動，離床をすすめる．予防として弾性ストッキング，間欠的空気圧迫法，未分画ヘパリン，ワルファリンの投与がある．

復習のポイント

- 血液の液体成分を[①]といい，[①]から凝固因子を除去したものが[②]である．
- 酸素は，赤血球内の[③]に結合して末梢組織へと運搬される．
- 赤血球の新生に必要なものは，腎臓から分泌される[④]，[⑤]，[⑥]（ビタミンB₁₂と葉酸）である．
- 老化した赤血球は，おもに[⑦]で破壊（[⑧]）される．
- 肝臓の[⑨]細胞内でヘムから鉄が外れ，鉄は再利用される．
- 鉄がはずれたヘムは[⑩]ビリルビン（[⑪]ビリルビン）となり，肝細胞によるグルクロン酸抱合を受けて[⑫]ビリルビン（[⑬]ビリルビン）となって，[⑭]として腸管内に排泄される．
- 白血球は，[⑮]，[⑯]，[⑰]に大別される．
- 顆粒球には，[⑱]，[⑲]，[⑳]があり，炎症反応や食作用など非特異的防御のために働く．
- リンパ球には，[㉑]細胞と[㉒]細胞があり，特異的防御である免疫のために働く．
- 単球は，組織中に入り，[㉓]となって強い食作用を示すとともに，抗原に関する情報をリンパ球に提供する（[㉔]）．
- 免疫には，[㉕]と[㉖]がある．
- [㉕]では，活性化したB細胞である形質細胞が抗体（[㉗]）を産生し，これが細菌などの菌体を破壊する．
- [㉖]では，[㉘]細胞がウイルスなどに感染した細胞を破壊する．
- [㉙]は，血管の損傷部位に粘着して応急的止血をする（[㉚]）．
- 血液凝固は，最終的に[㉛]がCa^{2+}存在下にトロンビンによって線維状の[㉜]に変化し，これに赤血球などが絡まって完成する．
- 血管の修復が完了すると，[㉝]が組織プラスミノゲン活性化因子（tPA）によって[㉞]に変化し，フィブリン線維を溶解する．これを[㉟]（[㊱]）と呼ぶ．
- 血漿タンパクは，水を血管内に吸い込む力となる[㊲]を発生し，血流中でさまざまな物質を結合することによって尿中へ排泄されることを防いでいる．
- 血液型には[㊳]と[㊴]がある．

関連する国試問題は➡232頁参照

---

①血漿 ②血清 ③ヘモグロビン ④エリスロポエチン ⑤鉄 ⑥抗貧血ビタミン ⑦脾臓 ⑧溶血 ⑨Kupffer ⑩遊離 ⑪間接 ⑫抱合型 ⑬直接 ⑭胆汁 ⑮顆粒球 ⑯単球 ⑰リンパ球 ⑱好中球 ⑲好塩基球 ⑳好酸球 ㉑B ㉒T ㉓マクロファージ ㉔抗原提示 ㉕液性免疫 ㉖細胞性免疫 ㉗免疫グロブリン ㉘キラーT ㉙血小板 ㉚血小板血栓 ㉛フィブリノゲン ㉜フィブリン ㉝プラスミノゲン ㉞プラスミン ㉟線維素溶解 ㊱線溶 ㊲膠質浸透圧 ㊳ABO式血液型 ㊴Rh式血液型

第8章 心臓と循環

学習目標
- 心臓の自動性と刺激伝導系について説明できる．
- 心電図の記録法と各波形の意味について説明できる．
- 心拍出量と血圧を説明できる．
- 心周期と心室の圧-容積関係，心機能曲線を説明できる．
- 血圧の調節メカニズムを説明できる．
- 微小循環領域における物質交換のメカニズムを説明できる．
- 重要な臓器・組織の循環の特徴を説明できる．

A 血液の循環

1 心臓の働き

心臓は，規則正しく拡張と収縮を繰り返すことによって血液を動脈へと拍出している．

心臓は**右心**と**左心**という2つのポンプが合体したものであると考えることができる．右心と左心は，それぞれ心房と心室という2つの部屋からなっている（▶図8-1）．**心房**は心筋の薄い壁からできている部屋であり，心臓に戻ってきた血液を溜め，収縮することによって心室へと血液を送り込む．**心室**は心筋からなる厚い壁で囲まれた部屋であり，血液を動脈内へと勢いよく拍出する．

2 全身の循環経路（▶図8-2）

右心は，全身を巡って酸素を組織に与えた静脈血を受け，それを肺動脈に向かって拍出する．肺において酸素を受け取り，二酸化炭素を失った血液は肺静脈を通って左心房に戻る．この経路を**肺循環（小循環）**と呼ぶ．

左心房に戻った酸素を豊富に含む血液は，左心室から大動脈へと拍出される．大動脈からは次々に動脈が分枝し，全身の臓器・組織に血液を送っている．血液は酸素や栄養素を組織に与え，組織で代謝の結果生じた二酸化炭素やさまざまな老廃物を受け取り，静脈血となって右心房に戻る．この経路を**体循環（大循環）**と呼ぶ．

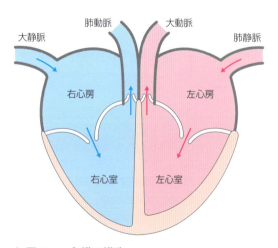

▶図8-1 心臓の構造

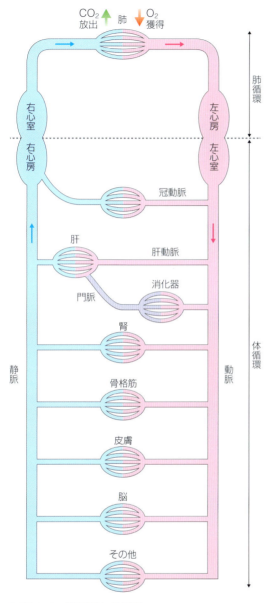

▶図 8-2 肺循環と体循環

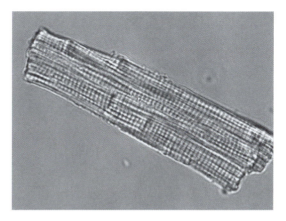

▶図 8-3 心筋細胞

B 心臓の興奮と刺激伝導系

1 心筋細胞の構造

心臓の壁を構成する**心筋細胞**は，長さ約 100 μm，幅数十 μm の単核または 2 核に枝分かれした細胞である（▶図 8-3）．骨格筋と同様に横紋構造が認められる．心筋細胞には，心房を構成する**心房筋細胞**と，心室を構成する**心室筋細胞**がある．

心筋細胞と心筋細胞は**ギャップ結合**（gap junction）によって電気的に連絡しており，1 個の心筋細胞が興奮すると，その興奮は次々と隣接する心筋細胞を興奮させ，心房あるいは心室全体が興奮することになる．心房と心室とは後述する His 束を除いて結合組織によって絶縁されており，心房筋の興奮がそのまま心室に伝わることはない．

2 心筋の活動電位の特徴

▶図 8-4 に心室筋細胞の活動電位を示す．心筋の活動電位は，Na^+ の流入によって立ち上がる点は神経や骨格筋の活動電位と同じであるが，その後 Ca^{2+} チャネルを通って Ca^{2+} が細胞内に流入することによって脱分極が長時間続くのが特徴である．この Ca^{2+} 流入による長い脱分極の時期を**プラトー**（plateau）と呼ぶ．プラトーがあるため，神経や骨格筋の活動電位持続時間が 1〜5 ミリ秒であるのに対し，心室筋の活動電位持続時間は約 300 ミリ秒と，約 100 倍長い．

プラトーのあとに K^+ が細胞外に流出することによって再分極する．活動電位持続中に細胞内に流入した Ca^{2+} は再分極後に Na^+-Ca^{2+} 交換機構

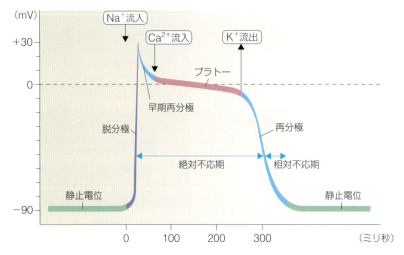

▶図 8-4 心室筋細胞の活動電位

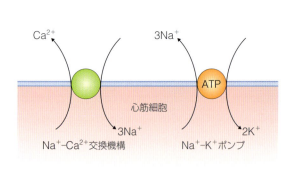

▶図 8-5 心筋細胞の再分極後イオン環境の回復

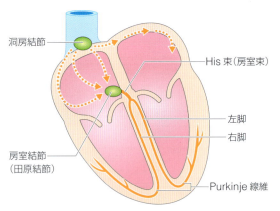

▶図 8-6 刺激伝導系

によって，Na^+ は Na^+-K^+ ポンプによって細胞外に排出される（▶図 8-5）．

　心筋のもう１つの特徴は，活動電位の持続が長いために，**不応期**も長い点である．このため心拍が速くなっても心筋は強縮をおこすことはなく（→65 頁参照），必ず収縮-弛緩を繰り返す．

3 自動性による興奮の発生

　右心房の上大静脈入口部付近に，特殊な心筋細胞が集まった部分がある．これを**洞房結節**（sinoatrial node；SA node）と呼ぶ（▶図 8-6）．
洞房結節細胞には安定した一定の静止電位がなく，Na^+ と K^+ が細胞内に流入することによって徐々に脱分極していく（前電位）．そして脱分極が閾値に達すると，活動電位が発生する（▶図 8-7）．活動電位の立ち上がりは，ほかの心筋細胞とは異なり，Ca^{2+} の流入による．活動電位発生後は，K^+ チャネルが開いて**再分極**する（最大拡張期電位）．つまり，洞房結節細胞は，外部からの刺激がなくても脱分極 → 活動電位発生 → 再分極を繰り返しており，ここで発生した興奮が心房全体へ，そして心室へと伝わっていく．

　このため洞房結節は，心臓全体に興奮と収縮を引き起こす**ペースメーカ**（歩調取り）として働いている．このように心臓は外部からの刺激がなくて

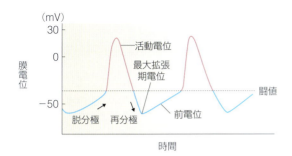

▶図 8-7 洞房結節細胞の活動電位の発生

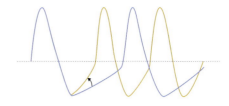

A. 興奮頻度の増加（心拍数の増加）

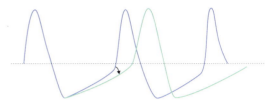

B. 興奮頻度の減少（心拍数の減少）

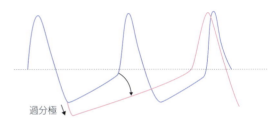

C. 過分極

▶図 8-8 洞房結節の興奮頻度の変化

も自ら興奮を繰り返す性質があり，これを**心臓の自動性**（automaticity）という．K^+ チャネル不活性化による緩徐な脱分極は**ペースメーカ電位**（pacemaker potential）とも呼ばれる．

4 神経による調節

洞房結節細胞の興奮頻度によって心臓の興奮頻度，つまり心拍数が変化する．

自律神経のうち，**交感神経**が興奮すると，その末端からノルアドレナリンが放出され，心拍数を増加させる．これはペースメーカ電位の勾配が急峻になることによって閾値に達する時間が短縮されるためである（▶図 8-8A）．

逆に**副交感神経（迷走神経）**は心拍数を遅くする．これは末端から放出されるアセチルコリンの作用によってペースメーカ電位の勾配がゆるやかになるためである（▶図 8-8B）．迷走神経がさらに強く興奮すると，最大拡張期電位が過分極し，心拍数はさらに遅くなる（▶図 8-8C）．

5 刺激伝導系と興奮伝導速度

洞房結節に発した興奮は心房全体に広がり，その興奮波の一部が右心房下部，心房中隔わきの**房室結節**（atrio-ventricular node；AV node）と呼ばれる特殊な心筋群に到達する．房室結節から房室間の唯一の興奮伝導経路である **His（ヒス）束**（His bundle）が結合組織を貫いて心室に入る．心室に入ると His 束は右脚と左脚に分かれ，さらに **Purkinje（プルキンエ）線維**（Purkinje fiber）となって左右の心室壁の内側（心室内膜側）に興奮を伝える（▶図 8-6）．興奮波は心室内膜側から外側（心室外膜側）へと広がる．

洞房結節から房室結節，His 束，脚，Purkinje 線維と続く興奮を伝える組織を**刺激伝導系**と呼び，その興奮伝導を主な仕事とする心筋組織を**特殊心筋**という．これに対し，一般の収縮を行う心筋は**固有心筋**と呼ばれる．

興奮伝導速度は，Purkinje 線維の 2〜5 m/秒，心室筋の 1 m/秒に対し，房室結節は 3 cm/秒と遅い．これによって心房から心室へと興奮が伝わるのに時間がかかり，その間に心房が収縮して，まだ弛緩している心室へと血液を送り込むことができる．

C 心電図

心臓における電気的興奮を，体表面に置いた電極から記録したものが**心電図**（electrocardiogram；ECG）である．代表的な波形と各波の名前を▶図 8-9 に示す．また，各波が意味するものとその特徴を▶表 8-1 に示す．

1 心電図の導出法

心電図を記録する場合，通常は手足に3つ，胸に6つの電極を装着し，以下の12の導出（誘導）を行う（▶図 8-10）．

a 双極肢導出

手足につけた電極間の電位差を記録する方法で，**第Ⅰ導出**は右手と左手の電位差，**第Ⅱ導出**は右手と左足の電位差，**第Ⅲ導出**は左手と左足の電位差である．

b 単極肢導出

心臓の興奮周期にかかわらず一定の電位を示す

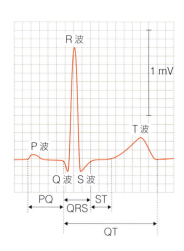

▶ 図 8-9　心電図

▶ 表 8-1　心電図の成分

名称	電圧(mV)	持続時間(秒)	心臓の電気的興奮との対応
P 波	0.2 未満	0.06〜0.10	心房の興奮に対応
QRS 群	0.5〜1.5(〜5)	0.08〜0.10	心室の興奮開始に対応
T 波	0.2 以上	0.2〜0.6	心室の興奮終了に対応
PR(PQ)間隔		0.12〜0.20	房室間興奮伝導時間
ST 部分	基線上にあるのが原則	0.1〜0.15	心室全体が興奮している時間
QT		0.3〜0.45（心拍数が上昇すると減少）	心室興奮時間

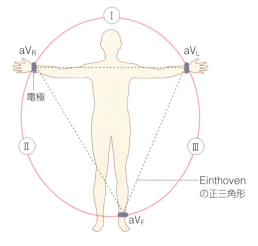

A．双極肢導出（Ⅰ〜Ⅲ）と単極肢導出

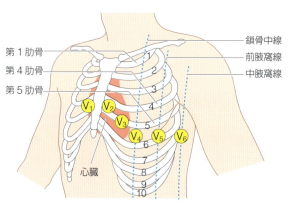

B．胸部導出

▶ 図 8-10　電極の装着部位（導出位置）

場所（手足の電極を高抵抗を介して結んだ点）に対する手足の電極の電位を導出する方法である．aV_Rは右手の電位，aV_Lは左手の電位，aV_Fは左足の電位である．

c 胸部導出

胸につけた6つの電極を用いる単極導出である．電極の装着部位はV₁が第4肋間胸骨右縁，V₂が第4肋間胸骨左縁，V₄が第5肋間左鎖骨中線上，V₃がV₂とV₄の中間，V₅とV₆はV₄と同じ高さで，それぞれ前腋窩線，中腋窩線上である．V₁とV₂は右心室の電気的興奮を反映し，V₅とV₆は左心室の興奮を反映する．

記録に際しては，心電計の針が1mVで1cmの振れとなるように調節する．また，記録紙の紙送り速度は25 mm/秒に決められている．

2 Einthovenの正三角形と電気的心軸

手足につける電極は，通常，手首や足首に装着するが，私たちの身体は導電性が高いため，肩や大腿部につけても心電図の波形はまったく変化しない．つまり，第Ⅰ～第Ⅲ導出はそれぞれの電極を頂点とする逆さまの正三角形に近似できる（▶図8-11）．これをEinthoven（アイントーベン）の正三角形という．この正三角形の各辺に各導出のベクトル（R波の高さからQまたはS波の深さを差し引いた値）を取り，3つのベクトルを合成することで**電気的心軸**を求めることができる．通常はⅡ＝Ⅰ＋Ⅲが成立する．

電気的心軸は全体としての心臓の興奮が進む方向を示しており，−30°〜＋110°が正常である．−30°よりもマイナスにずれているものを**左軸偏位**といい，心臓が左方に回転している場合や左心室が肥大している場合に生じる．＋110°よりも大きい場合が**右軸偏位**であり，右心室肥大の可能性がある．

3 波形の異常

心電図の波形から，さまざまな病態を知ることができる．

たとえば，**心筋梗塞**では，ST部分が上昇したり下降したりする，大きなQ波が出現するなどの特徴がみられる．血漿の電解質異常である**高カリウム血症**では，テント状の鋭く高いT波が出現する．

心電図が最も威力を発揮するのは，不整脈の診断である．**不整脈**とは正常のリズミカルな興奮周期に変調をきたし，異常に脈が遅くなったり，異常に速くなったりするものである．

a 徐脈性不整脈

脈が異常に遅くなるものを**徐脈性不整脈**という．人工ペースメーカを植え込むことが多い．

(1) 洞性徐脈
洞房結節の血流障害（虚血）や炎症によって，洞房結節細胞の興奮頻度が低下するものである．

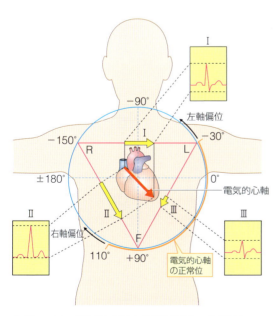

▶図8-11　電気的心軸と双極肢導出の心電図

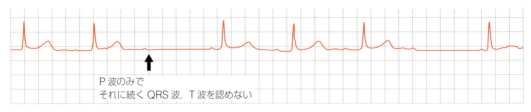
A. 房室ブロック

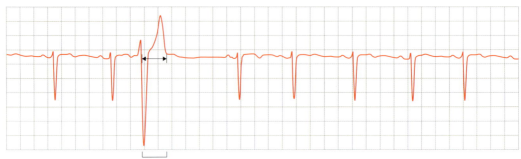
B. 心室性期外収縮

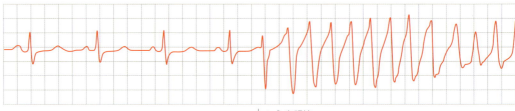
C. 心室頻拍

▶図 8-12　各種不整脈の心電図

(2) 洞房ブロック
洞房結節の興奮が心房に伝わらなくなるものである．多くの場合，心電図のP波からT波までの一式が突然1拍分抜け落ちる．

(3) 房室ブロック
心房の興奮が心室に伝わらなくなる．突然P波だけが出て，QRS波とT波が抜ける形をとったり（▶図8-12A），PR間隔が次第に延長して1回抜けたりする．房室間の伝導が完全に途絶えると（**完全房室ブロック**），心房は本来のペースメーカのリズムで，心室はそれより遅い独自のリズムで拍動する．

b 頻脈性不整脈

脈が速くなる不整脈をいう．重症の頻脈（心室頻拍や心室細動）は，撃発活動（triggered activity）と興奮の再入（re-entry）が原因となることが多い．

撃発活動とは，心筋の Ca^{2+} 過負荷（細胞内 Ca^{2+} 濃度が上昇しすぎた状態）に際し，活動電位の後に膜電位の振動を生じ，これが閾値を超えると興奮が続けざまに反復してしまう状態である．

興奮の再入（リエントリー）は，異常な短い興奮の伝導経路が形成されて，興奮が旋回して心筋が高頻度で刺激されてしまう状態である．

(1) 期外収縮

正常のリズムからはずれた異常な興奮が，単発あるいは散発性に出現する．心房が原因の場合を**上室性期外収縮**，心室が原因の場合を**心室性期外収縮**と呼ぶ．心室性期外収縮では，心室筋に発生した興奮が固有心筋を伝わって心室全体に広がるため時間がかかり，特徴的な幅の広い大きな波が記録される（▶図 8-12B）．

(2) 心室頻拍

心臓が異常に高い頻度で拍動するものを**頻拍**という．洞房結節あるいは心房に原因がある場合を**上室性頻拍**，心室に原因があるものを**心室性頻拍**という．発作性に出現するものが多く，心拍数は100/分以上となる（▶図 8-12C）．自然に治まることも多いが，心室細動に移行することもあり，非常に危険である．

(3) 心房細動

心房筋興奮の同期性が失われ，各心房筋細胞がバラバラに興奮している状態である．心房全体としての収縮が不可能となり，血液を心室に拍出することができなくなっている．

若年者では心室への血液流入の 80% 程度は，心室が勢いよく拡張することによる血液の吸引によっているため，心房細動によって心房が収縮できなくなっても運動時以外は特に問題はおこらない．

高齢者では心房の収縮による血液拍出の心室充満への貢献度が大きくなっているため，心不全となったり，血液のうっ滞した心房内で血栓が形成され，これが剝がれて動脈に拍出され，脳血管につまって脳梗塞を引き起こすことがある．

(4) 心室細動

心房細動と同様に心室筋の興奮の同期性が失われた状態である．心拍出量がゼロとなった心停止状態なので，緊急度が高い．速やかに直流の大電流を通電して細動を止め，心臓マッサージを施す必要がある．近年，公共施設には必ず **AED**（**自動体外式除細動器**：automated external defibrillator）が備えられている．

D 血液の拍出と血圧

1 血液の拍出

a 心拍出量とは

心室が 1 回収縮することによって拍出される血液量を **1 回心拍出量**（stroke volume；SV）といい，安静にしている成人では約 70 mL である．

1 分間に拍出される血液量は，1 回心拍出量に**心拍数**（heart rate；HR）を乗じれば求められ（SV×HR），これを**毎分心拍出量**あるいは単に**心拍出量**（cardiac output；CO）という．

毎分心拍出量（心拍出量）＝1 回心拍出量×心拍数

安静時の心拍数は 70/分程度であるので，心拍出量は 70×70 で約 5 L/分となる．

b 心拍出量と静脈還流量

左心室から拍出された動脈血は全身を巡って酸素や栄養素を組織に与え，二酸化炭素や老廃物を組織から受け取り，静脈血として右心房に戻る．この間に出血などの突発的な異常を生じない限り，拍出された血液がそのまま戻ってくるため，左心室の拍出量は静脈還流量に等しいはずである．そして右心室は静脈血として還流してきた血液をそのまま拍出するため，静脈還流量は右心室拍出量に等しい．つまり，

左心拍出量＝静脈還流量＝右心拍出量

となり，左右の心室の拍出量は等しいことになる．

2 血圧

a 血圧とは

血管内の血液が示す圧力を**血圧**という．通常，単に血圧といった場合は，動脈の血圧のことを指す．単位は mmHg であり，正常では平均で 100

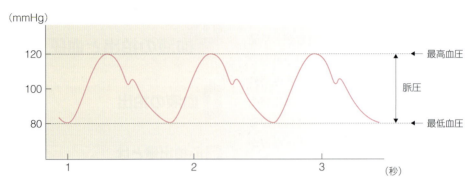

▶図 8-13　正常な血圧波形

mmHg 程度である（→NOTE❶）．

　血圧は高すぎても困るが，低すぎても困る．なぜなら，心臓よりも高い位置にある脳に，重力に逆らって血液を送らなくてはならないし，腎臓において血液の濾過によって尿を生成するためにも，ある程度高い血圧が必要だからである．

b 血圧に関する値

　血圧は，心臓の収縮・拡張に伴って▶図 8-13 のように変動している．心室が収縮して血液が大動脈に拍出され，血圧が最も高くなったときの圧力を**最高血圧**〔収縮期血圧（systolic blood pressure；P_S）〕，心室拡張期に最も低くなったときの圧を**最低血圧**〔拡張期血圧（diastolic blood pressure；P_D）〕という．最高血圧/最低血圧を，120/80 mmHg のように表記する．また，最高血圧 − 最低血圧，つまり血圧波形の振幅のことを**脈圧**（pulse pressure）という．

　最高血圧と最低血圧の両者を扱う必要がない場合は平均値を求めることもある．**平均血圧**（mean blood pressure；P_M）は次のようにして求める．

　大動脈：$P_M = P_D + (P_S - P_D)/2$
　それ以外の動脈：$P_M = P_D + (P_S - P_D)/3$

　これは，▶図 8-14 に示すように，動脈では末梢にいくにつれて脈波の立ち上がりが急峻になるためである．

c 血圧を決めるもの

　管の中を流れる液体については，電気に関するオームの法則，すなわち

　電位差 = 電流 × 電気抵抗（V = IR）

と同様の関係が成立する．つまり，

　血圧差 = 血流量 × 血管抵抗

である．

　全身を巡る体循環についてみると，大動脈に拍出された血液の圧が血圧であり，全身を巡って右心房に戻ってきた静脈血の圧力はほぼ 0 mmHg である．したがって血圧差は（血圧 − 0 mmHg）となり，血圧 = 血流量 × 血管抵抗となる．さらに全身を流れる血流量は心拍出量にほかならない．つまり，

NOTE

❶ 血圧の単位

　mmHg の最初の mm はミリメートルで長さの単位であり，Hg は水銀の元素記号である．
　100 mmHg とは水銀を 100 mm 持ち上げる圧力ということを意味する．水銀の比重は常温では 13.5 である．つまり水（H_2O）の 13.5 倍の重さがある．したがって水銀を水で置き換えると，100 mmHg = 100 × 13.5 mmH_2O．水を 1 m 35 cm の高さに持ち上げる圧力に等しい．血液の比重は約 1.05 であり，水とほとんど変わらないので，水を血液に置き換えれば 1 m 35 cm の血液柱となる．つまり，動脈が切断されると，血液が心臓から 1 m 35 cm の高さまで噴き上がることを意味する．
　静脈圧や胸膜腔内圧のような圧力の低いものでは，mmHg の代わりに cmH_2O が用いられることが多い．

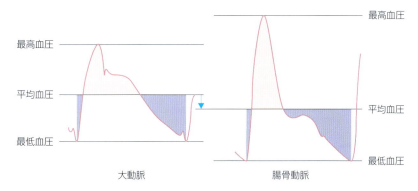

▶図8-14 部位による血圧波形の違い
血圧の平均値とは，血圧波形によって囲まれる部分（図のピンクとブルー）の面積が等しくなる値である．図のように大動脈ではP_Dに脈圧の1/2を加えた値がほぼ平均血圧であり末梢動脈（腸骨動脈や上腕動脈など）ではP_Dに脈圧の1/3を加えた値が平均血圧に近い．

血圧＝心拍出量×血管抵抗

となる．

血管抵抗は血液の流れにくさであり，動脈壁の平滑筋が収縮して動脈が細くなると抵抗が上昇し，逆に平滑筋が弛緩して動脈が太くなると低下する．このように血圧は，心臓が促進され心拍出量が増加しても，動脈が収縮しても上昇する．

d 動脈の弾性による補助ポンプ

左心室が収縮して血液が大動脈内に拍出されると，血液は末梢に流れると同時に大動脈壁を伸展させて，大動脈を膨らませる（▶図8-15A）．次いで左心室が弛緩を開始して血液の拍出が終わると，大動脈壁の弾性によって中の血液が圧迫され，末梢へと押し流される（▶図8-15B）．つまり，心室からの血液拍出は間欠的であるが，大動脈壁の弾性は心室拡張期にも末梢への血流を維持する補助ポンプとして働き，血流を連続的なものにしている．

末梢の動脈が収縮して血管抵抗が上昇すると，血液が末梢へと流れにくくなるため，大動脈内にとどまる血液量が増加する（▶図8-15C）．そうすると大動脈壁の伸展度が増加するため，心室拡張期に弾性によって中の血液を圧迫する力が増加し，最低血圧が上昇する．つまり，最低血圧は末

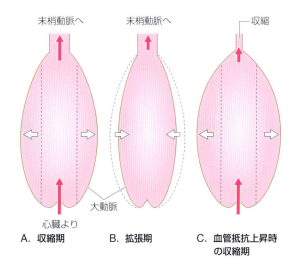

▶図8-15 動脈の弾性によるポンプ作用
矢印の長さは出入りする血液量を示す．収縮期（**A**）に心室から拍出される血液量は末梢へと流れ去る血液量よりも多く，拍出された血液の一部は大動脈壁を伸展させて，その部分にとどまる（白い矢印）．拡張期（**B**）には心室からの拍出は止まるが，大動脈壁の弾性により中の血液が圧迫され，末梢への血流が持続する．

梢の血管抵抗を反映しているといえる．

脈圧は最高血圧と最低血圧との差であるが，これは1回心拍出量に比例し，大動脈壁の弾性に反比例する．つまり，

脈圧 ∝ 1回心拍出量／大動脈壁の弾性

である．大動脈壁の弾性は加齢に伴う動脈硬化な

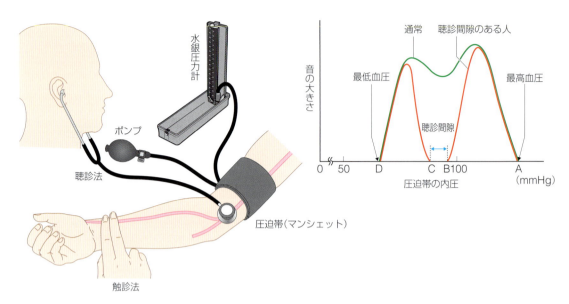

▶図 8-16　血圧の測定法（間接法）

どによって低下するが，心拍数の大幅な変化を除き短時間ではあまり変化しない．したがって，脈圧は1回心拍出量を反映すると考えることができる．つまり最高血圧は動脈系の抵抗を反映する最低血圧に，1回心拍出量を反映する脈圧を加えたものであると考えることができる．

c 血圧の測定

■直接法

麻酔下に動脈を切開して，カテーテルと呼ばれる生理食塩水を充填した細いチューブを動脈内に挿入し，他端をトランスデューサと呼ばれる圧–電気変換器に接続して測定する方法である．

最も正確であると同時に時間分解能が高いため，血圧波形の観察に適する．心血管疾患が疑われる場合のカテーテル検査，手術中や重点病棟でのモニター，動物実験などに適するが，日常的な測定には適さない．

■間接法
（1）聴診法

上腕に圧迫帯（マンシェット：manchette）を巻き，肘窩の部分に聴診器を置いて聴診しながら空気を送り込んで上腕動脈を圧迫して閉塞させる（▶図 8-16）．この状態では血流がないため音は聞こえない．次第に圧を抜いていき，圧迫帯の圧が最高血圧よりも低くなった時点で，一瞬上腕動脈が開放されて血流を生じる．このとき狭い隙間

> **NOTE**
>
> **2 層流と乱流**
>
> 水道の蛇口を少しだけ開けて水を流すと，水は透き通った状態で音もなく流れる．ところが，蛇口を大きく開けるとジャーという音とともに水は白く泡立ちながら流れ落ちる．前者を層流，後者を乱流と呼び，これは流速によって決まる．血管内の血流は例外的な場所を除いて層流である．
>
>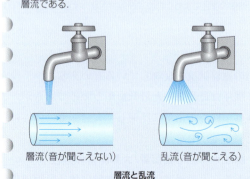
>
> 層流と乱流

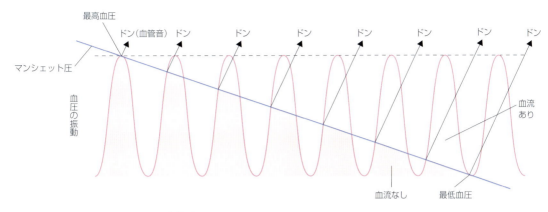
▶図 8-17 マンシェット圧と血管音

を押し分けて血液が流れるため，流速が大きくなり乱流（→NOTE②）となってドックンという雑音〔血管音＝Korotkoff（コロトコフ）音〕が聞こえる．つまり圧を抜いていって，最初に血管音が聞こえるときの圧迫帯の圧が**最高血圧**である．さらに圧を抜いていくと，上腕動脈は開放と閉鎖を繰り返すために血管音は聞こえ続ける（▶図 8-17）．そして圧迫帯の圧が最低血圧よりも低くなった時点で，上腕動脈は開放しっぱなしとなるため，血流は層流（→NOTE②）となって血管音は消失する．つまり血管音が聞こえなくなったときの圧迫帯の圧が**最低血圧**となる．

(2) 聴診間隙（聴診ギャップ：auscultatory gap）

聴診法による血圧測定に際し，注意して血管音を聞いていると，最高血圧で聞こえ始めた音は次第に増強したあと，いったん減弱して再び大きくなることがわかる．人によっては，このいったん減弱する部分で音が聞こえなくなる場合がある（▶図 8-16）．これを**聴診間隙**という．聴診間隙のある人では 2 度目に音が聞こえ始めるときの圧を最高血圧と誤って判定してしまう危険がある．

(3) 触診法

手首の橈骨動脈を触診して行う．聴診法と同様，上腕を圧迫し，徐々に圧を抜いていく．脈を触れ始めた時点の圧が最高血圧である．触診法では最低血圧は測定できない．

ただし，聴診間隙のようなものはなく，圧迫帯

▶表 8-2 年齢で異なる血圧

年齢	最高血圧(mmHg)	最低血圧(mmHg)
新生児	60〜80	60
乳児	80〜90	60
幼児	90〜100	60〜65
学童	100〜120	60〜70
若年成人	110〜130	60〜80
60 歳代	140〜150	85〜90
70 歳代	150〜160	90
80 歳代	160〜170	90〜95

の圧が最高血圧以上になった時点で触れなくなるため，最初に触診法により最高血圧の目処をつけておき，次いで聴診法による測定を行うとよい．

(4) 間接法の注意点

間接法は日常の診療や電子血圧計を用いた家庭での測定にも適している．しかし次のような場合に血圧は生理的に上昇するため，注意する必要がある．

①運動直後
②精神的に緊張したり興奮したりしている場合
③寒冷時
④尿意などを我慢しているとき

f 血圧の加齢変化

血圧は，幼少期は低く，高齢化するにつれて動脈硬化により上昇する．一般に最高血圧は年齢

＋90 mmHg といわれている．各年齢での血圧の平均的値を ▶表8-2 に示す（→NOTE❸）．

E 心周期

心臓が1回の収縮・拡張を行う間におこる出来事をまとめて**心周期**という（▶図8-18）．ここでは左心室を中心として述べるが，右心室でも圧が低いだけで同様である．心周期は**等容性収縮期**，**拍出期（駆出期）**，**等容性弛緩期**，**充満期**の4つの時期に分けられる．

1 等容性収縮期

心電図の QRS 波は，心室の興奮開始をあらわす．その直後に，心室筋が収縮を始め，心室内圧が上昇する．これによって左心室と左心房の間にある僧帽弁（左房室弁）が閉鎖する．一方，心室内圧は大動脈圧よりも低いため，大動脈弁も閉鎖している．つまり，入り口も出口も閉まっている状態で心室筋が収縮するため，心室内容積が一定のまま内圧が急激に上昇していく．

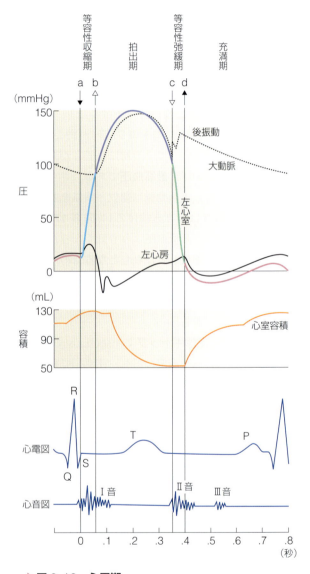

▶図8-18 心周期
a：僧帽弁閉鎖，b：大動脈弁開放，c：大動脈弁閉鎖，d：僧帽弁開放
〔真島英信：生理学，第18版．p372，文光堂，1986より一部改変〕

NOTE

❸ 高血圧（hypertension）

高血圧は，日本では最高血圧 140 mmHg 以上あるいは最低血圧 90 mmHg 以上と定義されている．患者数は国内だけで約 4,000 万人，世界全体では 10 億人の患者がいると推定されている．原因がいまだに十分に明らかとなっていない本態性高血圧がその9割以上を占め，残りは腎臓疾患やホルモン分泌の異常によるものなどである．

慢性化した高血圧状態は，さまざまな病態を引き起こす．最初に中小動脈の壁の肥厚がおこり，内腔が狭細化するとともにコラーゲンが増加して硬くなると同時にもろくなる．このような変化はやがてもっと太い弾性動脈にも及び，高血圧はさらに悪化していく．

高圧にさらされ続ける血管内皮細胞が障害され，血栓を生じやすくなり，血栓が剥がれて細い血管につまることによって脳梗塞，心筋梗塞，腎梗塞などの原因となる．もろくなった血管からの出血は脳出血を引き起こす．

これらの突発的な障害を免れたとしても，高圧にさらされ続けた糸球体が障害されて腎不全に陥ったり，高圧に逆らって血液を拍出し続けた左心室が力尽きて心不全となるなどの可能性が高い．積極的な治療が必要である．

2 拍出期

心室内圧が大動脈圧よりも高くなることによって，圧差により大動脈弁が開放する．これにより，さらに続く心室の収縮に伴って血液が大動脈内に勢いよく拍出される．大動脈圧は心室内圧と平行して上昇し，最高血圧に達した後，心室の収縮が終了し始めるのに従って低下する．心室内圧が大動脈圧よりも低くなると，圧差によって大動脈弁が閉鎖する．

3 等容性弛緩期

心室筋は大動脈弁・僧帽弁が閉鎖したまま弛緩を続ける．このため心室内容積が一定のまま，心室内圧が低下する．

4 充満期

心室内圧が心房内圧よりも低くなると，僧帽弁が開放する．初期には心室の拡張の勢いによる吸引作用によって，血液は心房から心室へと流入する．この時期を**急速充満期**と呼ぶ．後期には心房の収縮によってさらに血液が心室内に流入するが（**心房収縮期**），その量は若年成人では拡張末期心室内容積の 10〜20% にすぎない．ただし，運動時には心室拡張期が短くなるため，心房収縮による血液充満の重要度が増加する．また，高齢者では弾性反発による心室の拡張が弱くなるため，心房収縮による血液充満が重要となり，拡張末期容積の 50% 近くを占めるようになる．

5 心音の種類

胸壁上を聴診していると，心周期に伴って 2 つの音を聴取することができる．

1 つは房室弁の閉鎖による音であり，**Ⅰ音**と呼ばれる．もう 1 つは動脈弁の閉鎖による音であり，**Ⅱ音**と呼ばれる（→NOTE**4**）．Ⅰ音は心室収縮期の開始を意味し，Ⅱ音は拡張期の開始を意味する．さらに健康な若年者では心室への血液流入による**Ⅲ音**，心房に負荷がかかっているときに心房収縮による**Ⅳ音**を聴取できる場合がある．

また弁の狭窄や閉鎖不全などがあったり，左右の心室を隔てる心室中隔に先天的に穴が開いている場合（心室中隔欠損症）などに，細い流路を血液が流れたり，逆流をおこしたりすることによって雑音を生じる場合がある．これを**心雑音**という．Ⅰ音とⅡ音の間に雑音が聞こえれば**収縮期雑音**，Ⅱ音と次のⅠ音との間に聞こえれば**拡張期雑音**となる．

F 前負荷・後負荷と収縮性

1 前負荷

拡張期に心室内にどれだけの血液が充満するかは，充満圧によって決まり，これを**前負荷**（preload）と呼ぶ．左心室に対する充満圧は肺静脈圧

NOTE

4 Ⅱ音の分裂

Ⅱ音は，肺動脈弁と大動脈弁の閉鎖によって生じる音である．通常は 2 つの弁はほとんど同時に閉鎖するため，Ⅱ音は 1 つの音として聞こえる．しかし心音図として記録すると，先行する大動脈弁の閉鎖音Ⅱ$_A$と，わずかに遅れる肺動脈弁の閉鎖音Ⅱ$_P$に分かれている．

吸息時には，胸腔が拡大するために，肺にとどまる血液量が増加し，左心に戻る血液量が減少して左心室の収縮終了，つまり大動脈弁閉鎖が早期におこる（Ⅱ$_A$音）．また，胸膜腔内圧が減少するため，静脈還流が増加して右心室への血液流入が増加し，その増加した血液を右心室が拍出するのに時間がかかり，肺動脈弁閉鎖（Ⅱ$_P$音）が遅れる．

つまりⅡ$_A$が聞こえるのが早くなり，Ⅱ$_P$は逆に遅れるため，Ⅱ音が 2 つの音として聞こえる．これをⅡ音の分裂という．

であるが，左心と右心の拍出量は等しいため，測定しやすい心臓近傍の**大静脈圧**〔これを**中心静脈圧**（central venous pressure；CVP）と呼ぶ〕で代用することができる．

前負荷が大きいときは心室の拡張期容積が増大しており，心室壁を構成している心筋線維が伸展されている．心筋は伸展されれば伸展されるほど大きな張力を発生できるため（→65頁参照），心拍出量が増加する．この性質を **Starling（スターリング）の心臓の法則**（Starling's law of the heart）という．

心不全のように心臓の収縮力が低下してくると，全身が必要とする拍出量を維持するために，心臓は拡大して大きな力を発生せざるをえなくなる．つまり「大きな心臓は弱っている心臓である」といえる．

2 後負荷

心室筋が収縮して心室内圧が上昇し（**等容性収縮期**），内圧が大動脈圧を超えると，圧差によって大動脈弁が開放し，血液の拍出が始まる．したがって大動脈圧が高ければ心室はより高い圧力を発生しなくては血液を拍出できない．このように心臓の血液拍出に抵抗する力，つまり拡張期の血圧（最低血圧）のことを**後負荷**（afterload）という．

長い年月にわたって高血圧状態が持続すると，後負荷の増大に対して高い圧を発生させるために，心臓は次第に肥大してくる．

3 収縮性

心筋は伸展すると大きな張力を発生するが，心筋細胞内 Ca^{2+} 濃度を上昇させることでも発生する張力が増大する．Ca^{2+} 濃度の増減による収縮力の変化を**収縮性**（contractility）と呼ぶ．

交感神経末端から放出される**ノルアドレナリン**や副腎髄質から放出されるホルモンである**アドレナリン**などのカテコールアミン，薬物として投与される**ジギタリス**などは心筋細胞内に流入する Ca^{2+} 量を増やしたり，細胞からの Ca^{2+} 排出を抑制することによって心臓の収縮性を上昇させる（▶図8-19）．

収縮性が上昇すると同一の心室容積から発生する圧が増大し，心拍出量が増加する．心不全は逆に心筋の収縮性が低下した状態といえる．

G 心機能曲線

生体内での心臓の働きを模式的に表したのが▶図8-20である．右下のポンプである心臓の働

NOTE

5 前負荷，後負荷，収縮性

心室は拡張して中に血液を充満させ，次いで収縮して血液を最低血圧に逆らって大動脈へと拍出する仕事を繰り返している．

この仕事を，少年（心太郎）が池からバケツで水を汲み，塀を越えて外に捨てる作業を繰り返していることにたとえてみよう．外に捨てられた水は流れをつくって再び池に流れ込み，流れの周囲では草花が育っている．つまり，全身の細胞に酸素や栄養素が運ばれている．

ここで心太郎の負担は2つある．1つはバケツの大きさである．バケツが大きくなれば1回で捨てることのできる水の量は増えるが，重いバケツを持ち上げる負担が増加する．これが**前負荷**である．もう1つは塀の高さである．塀が高くなると，高いところまでバケツを持ち上げなくてはならない．これが**後負荷**である．

心太郎が食事を十分にとって元気いっぱいであれば，大きなバケツも高い塀も苦にならない．空腹でフラフラ状態であれば，これらは大きな負担となる．この心太郎の元気の程度が**収縮性**ということになる．

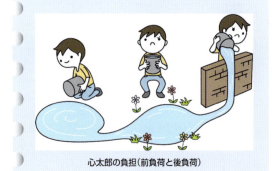

心太郎の負担（前負荷と後負荷）

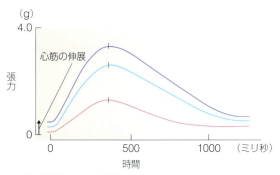
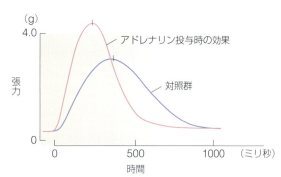

A. 筋を伸展したときの効果
筋を伸展すると活動張力が増大する．同時に静止張力（左端および右端）も上昇する．

B. アドレナリンを投与したときの効果

▶図 8-19　心筋の張力と収縮速度の関係
〔Braunwald, et al：Mechanism of contraction of the normal and failing heart. N Engl J Med 277：1012-1022, 1967 より〕

きが活発となって貯水池からたくさんの血液を汲み出せば貯水池に溜まる血液の高さは低くなり，中心静脈圧が低下する．逆に極端な場合として，ポンプが停止すれば貯水池に血液が溜まり，中心静脈圧は最高値に上昇する．静脈還流量と中心静脈圧との関係をみたものが▶図 8-21A であり，**静脈還流曲線**と呼ばれる．

一方，中心静脈圧が上昇，すなわち前負荷が増大するにつれて心室は拡張され，Starling の心臓の法則に従って拍出量が増加する．中心静脈圧と1回心拍出量との関係をみたのが▶図 8-21B であり，**心拍出量曲線**である．静脈還流量は心拍出量に等しいはずであるので，▶図 8-21AB を重ね合わせると，▶図 8-21C となる．心臓は，2つの曲線が交わる点で機能していることになる．これが**心機能曲線**である．

収縮性が上昇すると，▶図 8-21D のように心拍出量曲線①が曲線②となり，中心静脈圧は低下する．一方，心不全のように収縮性が低下すると，心拍出量曲線は曲線③となり，中心静脈圧が上昇するとともに心拍出量が減少する．しかしこの場合，尿量が減少するなどによって体内水分量が増加し，循環血液量が増加する．静脈が収縮するなどによって静脈還流曲線が上方にシフトする（曲線④）ことによって心拍出量の減少は軽度に抑

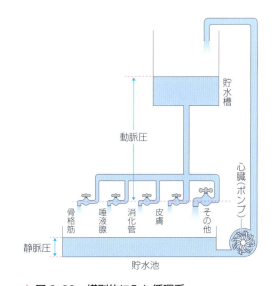

▶図 8-20　模型的にみた循環系
〔鈴木泰三，他（編）：臨床生理学，上巻．p412，南山堂，1975 より〕

えられる．

H 血圧の調節

大動脈から枝分かれした動脈はさらに枝分かれを繰り返して次第に細くなり，やがて直径が 500 μm 以下の**細動脈**（arteriole）となる．この細動脈から多数の**毛細血管**が分枝する．毛細血管におい

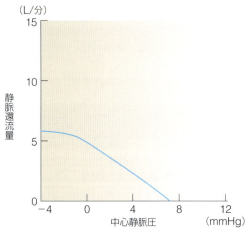
A. 静脈還流曲線

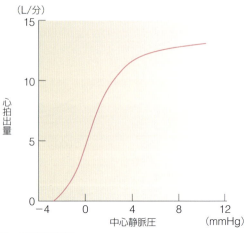
B. 心拍出量曲線

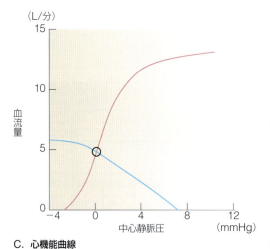
C. 心機能曲線

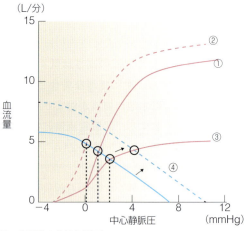
D. 収縮性の上昇と低下

▶図 8-21　心機能曲線

て組織との間で物質交換を行い，血液は静脈血となって細静脈に集まり，細静脈は合流を繰り返して次第に太くなり静脈となる．この間の血圧，総断面積，そして血流速度の変化を▶図 8-22 に示す．総断面積は毛細血管において最大となり，同時に血流速度は最低となる．血圧が最も大きく低下するのは細動脈においてであり，このことは細動脈領域の抵抗の高低が血圧を決定する最大の要因であることを示している．このため細動脈は**抵抗血管**とも呼ばれる．

血圧＝心拍出量×血管抵抗

で決まる．血圧の調節のために変動するのは，主として**血管抵抗**である．

血管抵抗の大きさは血管半径の 4 乗に反比例し，血管壁の平滑筋が収縮することによって血管が細くなると抵抗が上昇する．血管抵抗は以下の機序によって調節される．

1 筋原性反応による調節

血管平滑筋には，伸展されると脱分極するという性質がある．脱分極によって Ca^{2+} チャネルが開いて Ca^{2+} が流入し，収縮を生じる．血圧が上昇して組織の血流が増加しそうになると，血管平

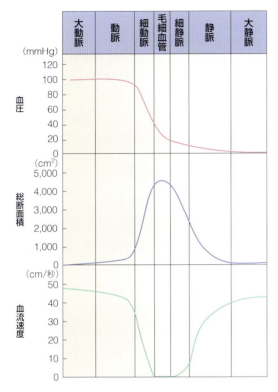

▶図8-22 血管系の血圧・総断面積・血流速度の変化

滑筋が収縮して抵抗を上昇させ，血流の増加を防ぐという**自動調節機序**である．脳などの血管では，血流を一定に保つために，この自動調節機序が発達している．

2 液性因子による調節

液性因子とは，血液や間質液中に放出された物質のことであり，この物質が血管平滑筋に作用して収縮させたり，弛緩させたりする．

a 代謝産物による調節

代謝の結果として発生する**代謝産物**は，血管平滑筋を弛緩させ，血管拡張を生じる．代謝産物が増加するということは，代謝が盛んなわりに血流が不足していることを意味しており，血管を拡張させて血流を増加させるという反応はきわめて理にかなっている．

血管拡張性の代謝産物としては，H^+（酸性の物質），CO_2，乳酸，アデノシンなどがあげられる．

虚血（動脈血流の不足）などによって細胞外液中に増加する K^+ も，血管を拡張させる．

b 内皮細胞による調節

血管の内層を覆い，常に血液と接している**血管内皮細胞**からは，血管平滑筋の収縮状態を調節する物質が常に放出されており，血管径を調節している．

■血管拡張物質
(1) 一酸化窒素（NO）

血管内皮細胞によって絶えず産生されており，血管の過剰な収縮を防いでいる．高血圧症の大部分を占める本態性高血圧では，このNOの産生が障害されている．また，陰茎の勃起はNOによる血管拡張によって生じる．

(2) プロスタサイクリン
　　　（プロスタグランジンI_2；PGI_2）

血管内皮細胞によって産生される強力な血管拡張物質であると同時に，血液中に放出されたPGI_2は血小板の凝集を抑制し，流れている血液が凝固することを防いでいる．

■血管収縮物質
(1) エンドセリン

血管内皮細胞によって産生されるエンドセリンは，強力で持続的な血管収縮を引き起こす．

(2) アンジオテンシン

血管内皮細胞表面に存在するアンジオテンシン変換酵素（angiotensin converting enzyme；ACE）はアンジオテンシンを活性化する．

c ホルモンによる調節

副腎髄質から分泌される**アドレナリン**は，低濃度では血管平滑筋のβ受容体に結合して血管拡張を，高濃度ではα受容体に結合して血管収縮

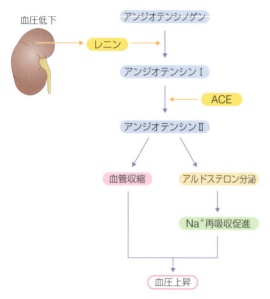

▶図8-23 レニン-アンジオテンシン系による血圧の調節

を引き起こす．

腎臓の血圧が低下すると**レニン**(renin)というタンパク分解酵素が分泌される．レニンは血液中のアンジオテンシノゲン（$α_2$グロブリン）を分解して**アンジオテンシンⅠ**を産生する．アンジオテンシンⅠは主として肺毛細血管内皮細胞のACEによって活性型の**アンジオテンシンⅡ**に変化し（▶図8-23），血管収縮を引き起こすと同時に副腎皮質からのアルドステロン分泌を促進し，腎臓におけるNa^+と水の再吸収を促進する．

バソプレシン（抗利尿ホルモン）も高濃度では血管収縮を引き起こす．

3 自律神経による調節

a 交感神経性血管収縮神経

血圧調節の面で最も重要な役割を果たしているのは自律神経である．大部分の血管は交感神経の単独支配であり，血管を支配する交感神経を**交感神経性血管収縮神経**と呼ぶ．神経伝達物質はノルアドレナリンであり，中枢は延髄の**血管運動中枢**である．

この交感神経性血管収縮神経は常時インパルスを送っており，血管をある程度収縮させた状態に保っている（**基礎緊張**）．インパルス頻度が増加すれば血管収縮が，減少すれば血管拡張がおこる．分布密度は動脈において高いが，静脈にも分布して静脈の収縮状態を調節している．

b 減圧反射と昇圧反射

血圧が上昇すると，**頸動脈洞**および**大動脈弓**の**圧受容器**が興奮し，舌咽神経および迷走神経を介してその情報を延髄の心臓抑制中枢と血管運動中枢に送る．その結果，心臓抑制中枢からは迷走神経を介して心臓にインパルスが送られ，心拍数と心拍出量が減少する（→105頁も参照）．血管運動中枢は，交感神経性血管収縮神経を抑制して血管拡張を引き起こすため血圧が低下する．この反射（▶図8-24）を**減圧反射**と呼ぶ．

血圧が低下した場合は，これとまったく逆の**昇圧反射**を生じる．

c Valsalva（バルサルバ）試験

自律神経による循環調節機能の検査として，**Valsalva試験**（Valsalva maneuver）がある．

排便時にいきむように，10〜20秒間吸息位で呼吸を止め，強い呼息圧（腹圧）をかける．これを**怒責**という．腹圧によって大動脈が圧迫されるため，一時的に血圧は上昇するが，胸膜腔内圧の上昇によって静脈も圧迫されるため，静脈還流の減少から心拍出量の減少をきたし，血圧は下降する．血圧の低下・脈圧の減少によって**昇圧反射**を生じ，心拍数の増加と末梢血管抵抗の増大を生じる．いきみを中止すると，静脈還流は速やかに回復するが，末梢血管抵抗はまだ高いままなので血圧は大きく上昇する．これによって今度は**減圧反射**を生じ，血圧低下と心拍数の減少をきたす．

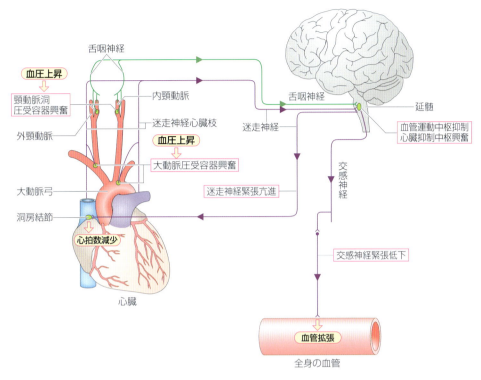

▶図 8-24　自律神経による血圧の調節（減圧反射）

4 腎臓による調節

　腎臓は尿を生成して排泄するが，この尿の量を調節することによって循環血液量を調節している．循環血液量が増加すれば心拍出量が増加し，血圧＝心拍出量×血管抵抗の関係から血圧が上昇する．逆に尿量が増加すれば血圧は低下する．腎臓による血圧調節は，その発現は遅いが，作用はきわめて強力である．

5 代謝需要による血流の再配分

　運動した場合を考えてみよう．運動すると骨格筋でのエネルギー消費が増加するため，酸素需要が増加する．酸素の供給を酸素需要の増加に釣り合うように増加させるには，血流を増加させる必要がある．この場合，骨格筋へ行く動脈が拡張して血流を増加させるが，それだけでは血圧が低下してしまい，血流は十分に増加することができない．

　そこで，交感神経性血管収縮神経の緊張亢進によって胃や腸，肝臓など腹部内臓などに行く動脈を収縮させて血圧の維持がはかられる．これによって，それまでは腹部内臓に流れていた血液が骨格筋に振り分けられ，骨格筋の血流は大きく増加することになる（▶図 8-25）．

　交感神経の興奮による心臓の促進も血流増加に貢献するとともに，骨格筋での代謝産物蓄積による血管拡張もさらに血流増加に寄与する．

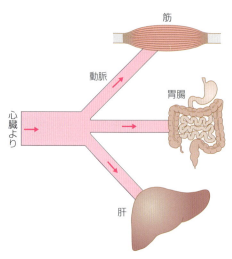
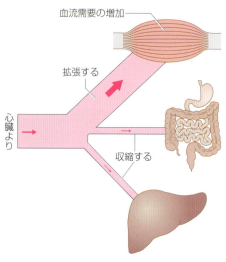

A. 通常時　　　　　　　　　　B. 臓器の血液需要の増加時

▶図 8-25　血流の再配分

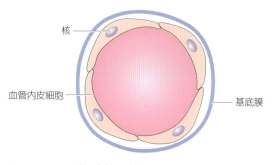

▶図 8-26　毛細血管の断面

I 微小循環と物質交換

1 毛細血管の構造

　細動脈から毛細血管を経て細静脈までの領域の循環を，**微小循環**と呼ぶ．

　細動脈から枝分かれする毛細血管は直径が5〜10μmときわめて細く，その壁は1層の**血管内皮細胞**と**基底膜**からなり，きわめて薄い(▶図8-26)．内皮細胞同士が接する部分にはわずかな隙間があり，血漿成分はこの隙間を通って間質へと濾過される．

　血液と組織との間の物質交換は，濾過と拡散によって行われる．

2 濾過と再吸収

　濾過の原動力となるのが，**毛細血管圧**と**膠質浸透圧**(第7章 NOTE8 →98頁参照)である．毛細血管圧は，水を血管から間質へと押し出す方向に作用する．タンパク質によって生じる膠質浸透圧は，水を血管内へ吸い込む力を発揮する．

　このため，毛細血管の動脈寄りでは血圧が高いため**濾過**が，静脈寄りでは血圧が低下し，膠質浸透圧のほうが高くなるため間質液の血管内への**再吸収**がおこる(▶図8-27. →NOTE6).

3 物質の移動：拡散

　濾過された血漿成分の一部は，毛細リンパ管に流入し，リンパとなって血液循環とは別経路の循環系を流れる(→127頁参照)．動脈側で濾過された血漿成分の栄養素は，**濃度差**(栄養素は細胞によって消費されるため，細胞での濃度は低い)に従って**拡散**により細胞へ移行する(→138頁参照)．

逆に細胞での代謝の結果生じた老廃物は，これも濃度差に従って細胞から間質へと移行し，毛細血管の静脈側で再吸収される．

酸素や二酸化炭素など水溶性かつ脂溶性の物質は，脂質からなる内皮細胞の細胞膜を貫通して拡散することができるため，血液-組織間をきわめて速く移動することができる．

4 浮腫

組織に過剰な間質液が貯留した状態を**浮腫**という．局所的な浮腫は皮膚の炎症などに際して炎症箇所が腫れることで，しばしば経験する．これは炎症によって**肥満細胞**(mast cell)などから**ヒスタミン**(histamine)が遊離され，これが血管内皮細胞の水透過性を上昇させるためである．

より広範な浮腫は次のような原因でおこる．

a 毛細血管圧の上昇

心不全や腎障害により体液が貯留し，循環血液量が増加すると毛細血管圧が上昇し，血漿成分の濾過が増加して浮腫をきたす．心不全では下肢に，腎障害では下眼瞼に初発することが多い．

b 膠質浸透圧の低下

肝硬変などでは肝臓での血漿タンパク産生の低下により，飢餓では血漿タンパクの消費と産生低下により膠質浸透圧が低下し，間質液の再吸収が減少するために腹腔内に水分が貯留する（腹水）．

c リンパ管の閉塞

乳癌の手術に際し，癌細胞の転移がおこりやすい腋窩リンパ節の郭清がしばしば行われる．これによりリンパ管が閉塞してしまい，間質液の吸収が減少して患側の上肢に難治性の浮腫をきたすことがある．子宮癌など骨盤内臓器の癌では同様の理由から下肢の浮腫をきたす．

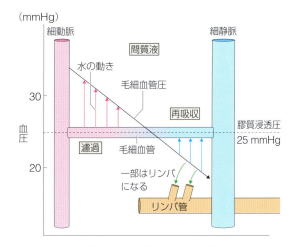

▶図 8-27　毛細血管における水の出入り

J 静脈還流

微小循環領域において組織との間で物質交換を終えた血液は，次々に合流する静脈を経て上下の大静脈となって心臓に還流する．

静脈系には全血液量の約 63% が入っており，静脈系の収縮状態によって循環血液量が調節されている．細動脈が**抵抗血管**で圧力調節部であるのに対し，静脈は**容量血管**で循環血液量調節部であるといえる．つまり，末梢静脈が収縮することによって，より多くの血液が胸郭内に送られて**中心**

> **NOTE**
>
> **6 濾過-再吸収の法則**
>
> 毛細血管壁を通しての濾過-再吸収は，Starling の平衡によって説明される．すなわち単位時間に濾過あるいは再吸収される水の量 ΔF(mL/秒)は，
> $$\Delta F = k \cdot S \cdot \{(Pc - Pt) - (\pi p - \pi t)\}$$
> であらわされる．k：濾過定数，S：濾過面積，Pc：毛細血管圧，Pt：組織液圧，πp：血漿膠質浸透圧，πt：組織液の膠質浸透圧である．ここで $\Delta F > 0$ なら濾過，$\Delta F < 0$ なら再吸収を意味する．なお，濾過定数は濾過・再吸収のされやすさをあらわす．糸球体毛細血管では大きく，筋などの毛細血管では小さい．また，ヒスタミンを作用させると増大する．

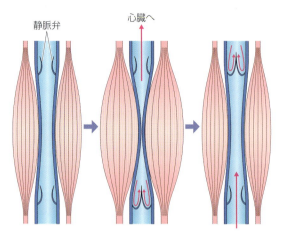

▶図 8-28　静脈での筋ポンプと静脈弁による血液の流れ

静脈圧(心室の充満圧)が上昇し，心拍出量が増加する．この作用は特に腹部内臓の静脈において顕著であり，身体運動時には腹部内臓にあった血液が骨格筋へと振り分けられる．

1 起立性低血圧

臥位(寝ている状態)から突然立位に体位変換すると，重力の影響によって血液が下半身に貯留し，心臓への静脈還流が減少する結果，脳の血流が減少して立ちくらみをおこしたり，激しい場合は失神をおこすことがある．これを**起立性低血圧**(いわゆる脳貧血)という(→NOTE7)．

このような事態を防ぐため，通常は体位変換に伴って反射的に交感神経性血管収縮神経の緊張が亢進し，静脈，特に下半身の静脈を収縮させて血液の下半身への貯留を防いでいる．

2 筋ポンプ

歩く，走るなど下肢の筋の律動的収縮がおこると，静脈還流が促進される．これは▶図 8-28のように，静脈にはところどころに弁があり，筋の収縮によって静脈が圧迫されることで血液が上へ上へと送られるためである．

この筋の作用を**筋ポンプ**という．

K 臓器循環

ここでは，各臓器・組織の循環における特徴について述べる．

1 冠循環

左右の冠状動脈は大動脈から最初に分枝する動脈であり，心臓を灌流する．**右冠状動脈**は右心室と心室中隔後半，洞房結節，房室結節を灌流し，**左冠状動脈**は左心室，心室中隔前半を灌流する．これが**冠循環**(coronary circulation)である．

安静時の冠循環血流量は心拍出量の約 5% である．心筋組織の冠動脈血からの**酸素抜き取り率**は 65〜75% ときわめて高い〔全身の酸素抜き取り率は 25% 足らず：▶図 7-7 →89 頁参照〕ため，それ以上多くの酸素を抜き取ることは難しく，このため，**冠血流量**は心筋の酸素消費量(つまり仕事量)にほぼ比例して増加する．

酸素分圧の低下は冠血管を拡張させる最も強い刺激となる．その他，**アデノシン**，**一酸化窒素**(**NO**)，**乳酸**なども冠血管を拡張させる．薬物としては狭心症などに際し，**ニトログリセリン**がしばしば用いられる．ニトログリセリンは，NO を放出することによって血管を拡張させる．

NOTE

7 起立性低血圧

一般の人は「起立性低血圧」のことを「脳貧血」と呼ぶ．さらに，この脳貧血の「脳」を省略してただ単に「貧血」と呼ぶことも多い．「わたし今朝，貧血をおこしちゃったのよ」といった具合である．医学的には，「貧血」はヘモグロビン濃度の低下，すなわち酸素運搬能の低下した状態を指す言葉であり，「脳貧血」は脳血流の減少によるものである．一般の人が「貧血」と言った際には，どちらの病態を指しているのかを，的確に判断する必要がある．

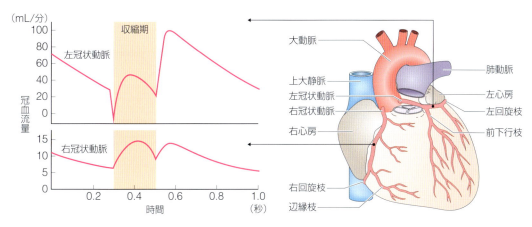

▶図 8-29 冠循環と冠血流量

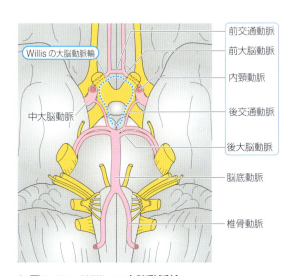

▶図 8-30 Willis の大脳動脈輪

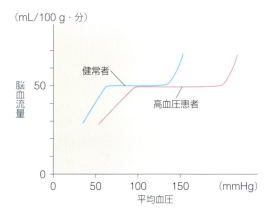

▶図 8-31 脳血流の自動調節
〔Johnson PC(ed): Peripheral Circulation, John Wiley & Sons, New York, 1978 より〕

　左冠状動脈は厚い筋性の左心室壁内を走行するため、ほかの組織とは逆に左心室収縮期には圧迫されて血流量が減り、左心室拡張期に血流が増大する(▶図 8-29).

2 脳循環

　脳は左右の**内頸動脈**、左右の**椎骨動脈**の計 4 本の動脈から血流を受ける。これらの動脈は脳底部において Willis(ウィリス)の**大脳動脈輪**と呼ばれる大きな吻合路を形成する(▶図 8-30). これより末梢では、脳動脈間の吻合路はきわめて少ない.

　脳重量は体重の 2% 程度にすぎないが、心拍出量の 15% の血流を受けており、酸素消費量は全身のそれの約 20% を占める。脳血流は全身の血圧が変動しても自動調節機序により広い範囲で一定に保たれる(▶図 8-31). これが**脳循環**(cerebral circulation)の特徴である.

　脳血管に対する最大の拡張刺激は**二酸化炭素分圧**の上昇である。また**血液脳関門**(→50 頁参照)があるため、脳血管に直接作用する薬物は少ない.

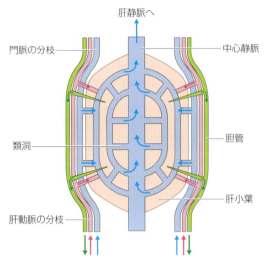

▶図 8-32 肝小葉における循環

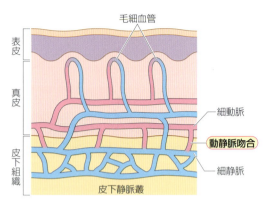

▶図 8-33 皮膚循環

常は門脈血流 3/4，肝動脈血流 1/4 である．門脈は静脈なので圧は 8 mmHg にすぎないが，肝循環抵抗がきわめて小さいため，毎分 1.2〜1.5 L という大量の血液が流れ込むことができる（→NOTE 8）．

3 門脈循環

腹腔動脈，上・下腸間膜動脈は胃腸を灌流し，吸収された栄養素を多量に含む静脈血となる．これらの静脈は合流して門脈となり，肝臓に流入して，ここで栄養素の分解や合成，解毒が行われる．つまり肝臓には**肝動脈**と**門脈**の二系統の輸入血管が存在する（▶図 8-2 → 103 頁参照）．両者は肝臓内で吻合して**類洞（シヌソイド sinusoid）**を形成し（▶図 8-32），**肝静脈**となって**下大静脈**に合流する．これが**門脈循環**である．

肝臓は腹腔内最大の臓器であり，心拍出量の約 1/4 の血流を受ける．門脈血流と肝動脈血流との比率は消化管の機能状態によって変動するが，通

4 皮膚循環

皮膚循環（cutaneous circulation）の最大の目的は**体温調節**である．皮膚の血管には大きな**皮下静脈叢**があり，これは周囲の大気からわずかしか離れていない真皮中へ適当な量の血液を流すために働いている．さらに，きわめて大きな血管連絡路として**動静脈吻合**がある（▶図 8-33）．これらは交感神経性血管運動神経の支配を受け，中枢性にコントロールされている．

皮膚の栄養のために必要な血流量は成人でも 40 mL/分にすぎないが，冷気中でも皮膚血流は 400 mL/分程度あり，暑熱時には 3 L/分にまで増加する．

5 肺循環

右心拍出量は左心拍出量に等しいが，肺循環抵抗は体循環抵抗の約 1/5 であるため，肺動脈圧は大動脈圧の約 1/5 となる．このため**肺循環**（pulmonary circulation）は，部位によって**肺動脈圧**

NOTE

8 門脈圧亢進症（portal hypertension）

肝硬変による肝臓内循環抵抗の上昇や下大静脈のうっ血により，門脈圧は上昇する．その結果，腹腔内諸臓器からの静脈血流は，門脈・肝臓をバイパスして大静脈に注ごうとするため側副血行路が発達する．これによって，脾腫，メドゥーサの頭（臍静脈の腫脹），クモ状血管腫，食道静脈瘤，痔などの症状が出現する．

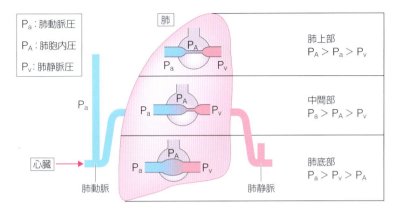
▶図8-34　肺循環

P_a，肺静脈圧 P_v のみならず肺胞内圧 P_A の影響を受ける。P_A は部位によらず一定であるが，P_a と P_v は座位や立位では重力の影響により肺上部で低く，肺底部で高くなる。このため肺上部では心室拡張期に血管は肺胞に圧迫されて閉塞し，血流が止まる。一方，肺底部では血管は常に拡張しており，血流が多い（▶図8-34）。

肺胞気の酸素分圧が低下すると，肺細動脈が収縮して肺動脈圧が上昇する。この現象は換気の悪い肺胞への血流を減少させて，ほかの換気のよい肺胞へと血流を振り分ける反応である。ただし，吸気の酸素分圧が低い高地では，この反応のために**肺高血圧**となり，**高山病**の原因となる。

大動脈から分枝した気管支動脈は肺組織を栄養したあと気管支静脈となり，肺静脈に合流する。つまり動脈血の中に静脈血が流入する。このため左心室血の酸素飽和度は100％ではなく，約97％である。

L　リンパ循環

毛細血管から濾出した血漿成分は，**間質液**として組織間隙を満たし，細胞との間で物質交換を行う。**間質液**の大部分（約85％）は再び毛細血管に還るが，一部（約15％）は毛細リンパ管に入りリンパとなる。**毛細リンパ管**は合流して**集合リンパ管**，**主幹リンパ管**となり，最終的に**胸管**および右リンパ本幹となって静脈に合流する（▶図8-35）。流量は3〜4L/日であり，周囲からの圧迫と弁の存在，そしてリンパ管の周期的自動収縮により循環する。

リンパ循環の主目的は組織中の異物や組織液に漏れ出たタンパク質を除去することにある。腸リンパは吸収された脂肪を含み，乳状に混濁している（**乳糜**）。また集合・主幹リンパ管のあちらこちらに**リンパ節**（lymph node）が存在する。リンパ節は，生体内に侵入した細菌や毒素，癌細胞などの有害物質が血液循環に入らないようにするフィルターの役割を果たしている。また，リンパ節には多くのリンパ球が集合しており，免疫反応の場となっている。

M　理学・作業療法との関連事項

■心臓リハビリテーション

心臓リハビリテーションの適応のある疾患は，虚血性心疾患，心筋梗塞後，冠動脈バイパス術後，弁膜症術後，うっ血性心不全などである。いずれも心機能との兼ね合いで運動処方を行う必要がある。

心筋梗塞後のリハビリテーションを例として述

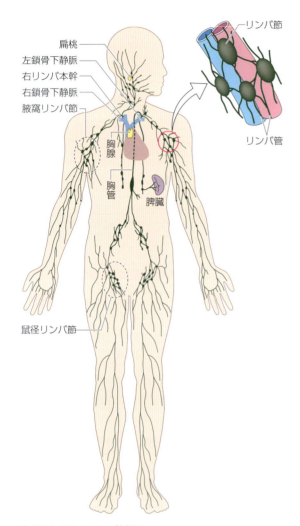

▶図 8-35 リンパ循環

▶表 8-3 運動負荷試験の中止基準

1. 運動時心拍数 120 拍/分
2. 20 mmHg 以上の収縮期血圧の上昇または低下
3. 1 mm 以上の ST の下降
4. T 波の平坦化,あるいは逆転
5. QRS 時間の延長
6. 不整脈
   心室性期外収縮の多発(＞6 回/分)
   二段脈,三段脈,二連発,ショートラン R on T 型,房室ブロックなど

▶表 8-4 Borg 指数

尺度	主観	%HRmax
6		
7	非常に楽である	
8		
9	かなり楽である	
10		
11	楽である	55
12		
13	ややきつい	65
14		
15	きつい	75
16		
17	かなりきつい	85
18		
19	非常にきつい	95
20		

べると,次のような時期に応じた対応が必要になる.

(1) Ⅰ期:入院

心機能のモニターを行い,運動療法は歩行を中心としたものになる.食事療法,生活指導も行う.心理的な対応も必要である.

運動負荷試験は,▶表 8-3 のような中止基準にそって実施する.

(2) Ⅱ期:退院後 3～6 か月

通院で,有酸素運動プログラムによる運動療法を行う.再発防止のために生活様式の変更や食事療法を行う.社会復帰のための運動療法が目標になる.

(3) Ⅲ期:退院後 3～6 か月以降

有酸素運動の継続,生活習慣の改善,食事療法の継続などが重要である.

運動強度は,最大心拍数(220－年齢)の 50～70%,Borg(ボルグ)指数 13/20(ややきつい)を目安とする.

Borg 指数は,運動強度を運動実施者の主観によってとらえようとするもので,運動実施者の主観と心拍数の関係を表す(▶表 8-4).

Borg 指数×10≒心拍数

が成立する.ただし,心疾患や β 遮断薬を服用している場合は,心拍数が異なる場合がある.

▶表 8-4 の %HR_{max} は,最大心拍数に対する

割合を示す．この最大心拍数は，最大動的運動時に到達しうる心拍数である．加齢とともに低下するため，年齢別予測最大心拍数を推定式によって求める（→219頁参照）．心疾患患者や高齢者では低く見積もって[(200あるいは180) − 年齢]を用いる．

復習のポイント

- □ 全身の循環経路には，[①]と[②]がある．
- □ 心臓の自動性は，洞房結節細胞が周期的に興奮する[③]となっていることに由来する．
- □ 洞房結節から始まった興奮は，心房筋を興奮させた後，房室結節，His 束，右脚・左脚，Purkinje 線維からなる[④]を通って，心室全体に拡がる．
- □ 心電図は通常，3つの[⑤]，3つの[⑥]，6つの[⑦]の計12導出で記録される．
- □ 心電図の[⑧]は心房の興奮，[⑨]は心室の興奮開始，[⑩]は心室の興奮終了を表す．
- □ [⑪]は，房室間興奮伝導時間，[⑫]は心室全体が興奮している時間を表す．
- □ 不整脈は，[⑬]性不整脈と[⑭]性不整脈に分けられ，代表的な[⑬]性不整脈として[⑮]，代表的な[⑭]性不整脈として[⑯]や致死的な[⑰]が挙げられる．
- □ [⑱]量×[⑲]数＝毎分心拍出量である．
- □ 左心から拍出された血液は静脈血となって右心房に流入するため，左心拍出量＝[⑳]＝右心拍出量である．
- □ 心室収縮期で最も高くなったときの血圧が[㉑]，心室拡張期に最も低くなったときの血圧が[㉒]である．
- □ 最高血圧と最低血圧の差を，[㉓]という．
- □ 平均血圧は，大動脈では最低血圧に脈圧の[㉔]を加えて求められるが，上腕動脈など末梢の動脈では最低血圧に脈圧の[㉕]を加えて求められる．
- □ 上腕動脈を圧迫帯で圧迫し，血管音を聴取することで血圧が測定できる．これを[㉖]という．
- □ 心筋は引き伸ばせば引き伸ばすほど大きな張力を発生するため，心室が拡張すると心拍出量が増加する．この現象を[㉗]の心臓の法則という．
- □ [㉘]は，心不全などの循環動態の変化を把握できる．
- □ 血管を拡張させる[㉙]とプロスタサイクリン，血管を収縮させるエンドセリンと[㉚]などの液性因子によっても血圧が調節される．
- □ [㉛]神経は，心臓を促進するとともに血管を収縮させて血圧を上昇させる．
- □ [㉜]とは，圧受容器刺激による自律神経機能の検査である．
- □ 毛細血管領域における物質交換は，[㉝]による血漿を血管外に押し出す力と，[㉞]による組織液を血管内に吸い込む力とのバランスによって決まる．
- □ 毛細血管の動脈寄りでは，血圧が高いため[㉟]を生じ，栄養素が組織に供給される．
- □ 毛細血管の静脈寄りでは，血圧が低下するため[㊱]を生じ，老廃物が血管内に回収される．
- □ 四肢の静脈にはポケット状の弁があり，周囲の筋の収縮によって静脈が圧迫されることでポンプ作用を生じ（[㊲]），心臓への静脈還流が促進される．
- □ 脳には全身の15%の血流があり，[㊳]という大きな吻合路もある．

関連する国試問題は→232，233頁参照

①肺循環　②体循環　③ペースメーカ　④刺激伝導系　⑤双極肢導出　⑥単極肢導出　⑦胸部導出　⑧P波　⑨QRS群　⑩T波　⑪PR（PQ）間隔　⑫ST部分　⑬徐脈　⑭頻脈　⑮房室ブロック　⑯期外収縮　⑰心室細動　⑱1回心拍出　⑲心拍　⑳静脈還流量　㉑最高血圧　㉒最低血圧　㉓脈圧　㉔1/2　㉕1/3　㉖間接法　㉗Starling　㉘心機能曲線　㉙一酸化窒素（NO）　㉚アンジオテンシン　㉛交感　㉜Valsalva試験　㉝毛細血管圧　㉞膠質浸透圧　㉟濾過　㊱再吸収　㊲筋ポンプ　㊳Willisの大脳動脈輪

第9章 呼吸とガスの運搬

学習目標
- 気道の構成とその役割を説明できる.
- 呼吸運動と呼吸気量の分画について説明できる.
- 肺におけるガス交換と血液によるガスの運搬について説明できる.
- 化学受容器と呼吸の調節を説明できる.
- 呼吸不全と病的呼吸を分類し説明できる.

A 外呼吸と内呼吸

私たちは空気を肺に吸い込んで，その中に約20%含まれる**酸素**(O_2)を血液中に取り込み，体内でのATP産生過程で発生した**二酸化炭素**(CO_2)を，呼気とともに排出している．通常は，このガス交換を単に呼吸と呼ぶ．しかし，体内ではもう1つのガス交換が行われている．そのガス交換と区別するため，この呼吸は**外呼吸**とも呼ばれる．

もう1つのガス交換とは，血液と組織との間で行われるガス交換である．血液中の酸素が組織へ，代謝の結果生じた二酸化炭素が組織から血液へと移動する(▶図9-1)．このガス交換を**内呼吸**と呼ぶ．

B 気道と肺胞

外呼吸のガス交換が行われるのは**肺胞**である．この肺胞に至るまでの空気の通り道を**気道**と呼ぶ．空気が気道を通る間に，加温，加湿，そして異物の除去が行われる．

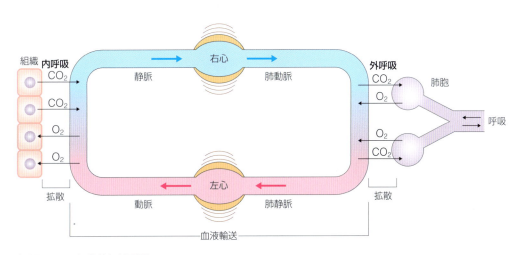

▶図9-1　内呼吸と外呼吸

1 鼻腔

空気は左右の**鼻孔**から鼻腔へと吸い込まれる．**鼻腔**には上・中・下3つの**鼻甲介**が張り出しており，空気は鼻甲介の間の**鼻道**を通る．鼻甲介は鼻腔の表面積を大きくし，吸い込んだ空気を加温するのに役立っている（▶図9-2）．また，鼻腔には**鼻毛**が生えており，比較的大きな塵埃などを除去する役割を担っている．さらに鼻腔中に分泌される**鼻汁**は，小さな塵埃を吸着するとともに，吸い込んだ空気を加湿するうえでも役立っている．

鼻腔の天井部分には多くの**嗅細胞**が分布しており，嗅覚をつかさどっている．鼻腔周囲の頭蓋骨には上顎洞・前頭洞・蝶形骨洞・篩骨洞の4つの空洞があり，**副鼻腔**と呼ばれる．**副鼻腔**は鼻腔と交通し，発声時の共鳴洞として働いている．

2 咽頭

鼻腔と口腔が合流する部分を**咽頭**と呼ぶ．咽頭後壁にはリンパ節が集合した**口蓋扁桃**（いわゆる扁桃腺）がある．

3 喉頭

喉頭は，鼻腔から気管へと続く**気道**と，口腔から食道へと続く食物の通り道が交差する部分である（▶図9-2）．食物を嚥下する際には，一連の反射によって**喉頭蓋**が気管の入り口を塞ぎ，気道が閉鎖される．高齢者ではこの反射が遅れるため，飲食物が誤って気道に入り，**誤嚥性肺炎**の原因となることが多い．

a 発声の仕組み

喉頭には，帯状の線維組織である**声帯**がある．呼吸時には，声帯はV字形に左右に大きく開いている（▶図9-3A）．この声帯の間が**声門**である．**発声筋**（各種の披裂筋）の収縮によって左右の

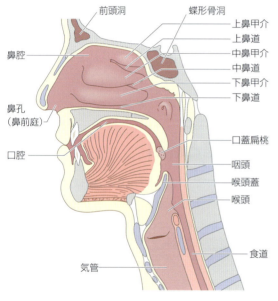

▶図9-2 気道の構造

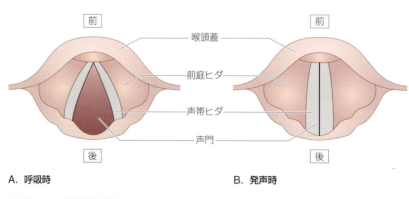

A. 呼吸時　　　　　　　　　　B. 発声時

▶図9-3 声帯（上面）

声帯が接近し，声門が狭くなると呼気が声門を通過する際に，声帯が振動して声が発生する（▶図9-3B）．声帯にかかる張力が大きいほど高い声となる．

4 気管と気管支

喉頭から先は，長さ約10cmの**気管**となって胸郭内に入る．気管は第4～5胸椎（T4-5）の高さで左右の**気管支**に分かれて肺の中に入り，その後分枝を繰り返して次第に細くなる．気管支が気管から分枝する角度は，**右気管支**のほうがゆるやかであり，かつ右気管支のほうが太いため，誤嚥された異物は右気管支に入ることが多い（▶図9-4）．気管は，前面～側面を馬蹄形の軟骨で囲まれ，後面は平滑筋を含む膜状組織となっている（▶図9-5）．気管支にも軟骨があるが，細くなるにつれて軟骨は減少し，内径2mm以下では軟骨はみられなくなる．

喉頭～気管～気管支の内面は**線毛上皮**で覆われ，さらに上皮の間に散在する**杯細胞**（さかずき）から粘液が分泌されている．空気中の塵埃はこの粘液に吸着され，上皮細胞の線毛運動により上方（喉頭の方向）に送られ，咽頭から嚥下される（▶図9-6）．炎症などにより粘液の分泌が増加すると，咳を生じ痰として喀出される．

左右の主気管支は，**葉気管支**（右は上中下の3葉，左は上下の2葉），さらに**区域気管支**へと分枝を繰り返すうちにきわめて細くなり，**終末細気管支**，**呼吸細気管支**となり，最終的にブドウの房状の肺胞となる（▶図9-7）．

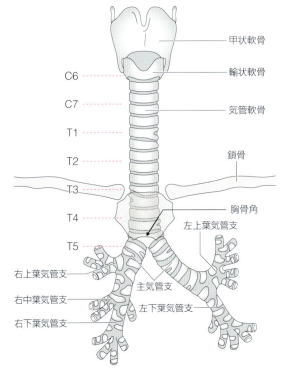

▶図9-4 気管と気管支

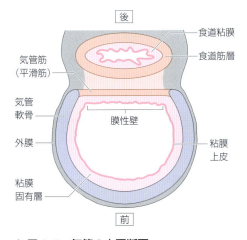

▶図9-5 気管の水平断面

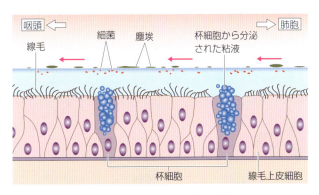

▶図9-6 気道粘膜と線毛による異物の除去

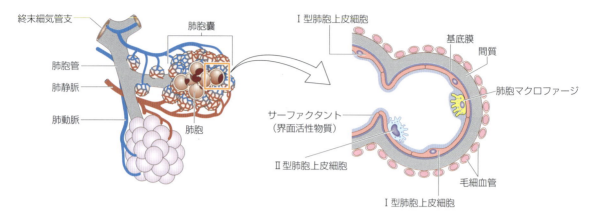

▶図9-7 肺胞

5 肺胞

肺胞は1層の肺胞上皮細胞からなる袋のようなもので、そのまわりを毛細血管が取り囲み、肺胞に入った空気との間でガス交換が行われる。左右の肺を合計すると、肺胞の数は5億個程度で、その表面積はおよそ 100 m² に達し、その周囲を取り囲む毛細血管の総延長は 500 km を超える。

肺胞上皮細胞には、Ⅰ型肺胞上皮細胞と、Ⅱ型肺胞上皮細胞がある。後者は、**サーファクタント**と呼ばれる表面張力を低下させる物質を分泌し、肺胞がつぶれてしまうことを防いでいる。

C 呼吸運動

胸膜腔内は陰圧（大気圧よりも低い圧力）に保たれており、肺は常にある程度ふくらんだ状態にある。肺自体には能動的にふくらんだり縮んだりする能力はなく、**胸膜腔内圧**の変化によって容積が変化する。

1 吸息

横隔膜が収縮によって下（腹腔方向）に下がり、**外肋間筋**の収縮によって胸郭が前後方向に拡大する。これによって胸郭内容積が増大することで胸膜腔内圧がさらに低下し、それに応じて肺内に空気が吸い込まれる。これは、底がゴム膜でできた密閉されたビンの中の風船が、ゴム（横隔膜）を下に引くことによってふくらむことで理解されるだろう（▶図9-8）。

2 呼息

呼息は、横隔膜と外肋間筋が弛緩し、肺と胸郭の弾性収縮力でもとに戻ることによる。このため、呼息に要する時間は吸息よりも長く、吸息相の 1.2〜1.5 倍である。

3 呼吸筋の神経支配

横隔膜は頸髄から出る**横隔神経**、外肋間筋と内肋間筋は胸髄から出る**肋間神経**に支配されている。両神経とも運動神経であり、意思の力で呼吸運動を変化させることができる。

頸髄損傷では、横隔神経と肋間神経が麻痺し、自力で呼吸することが不可能となる。

4 補助呼吸筋

深呼吸や努力呼吸の際には、その他の筋も動員される。これらの筋を**補助呼吸筋**という。吸息に

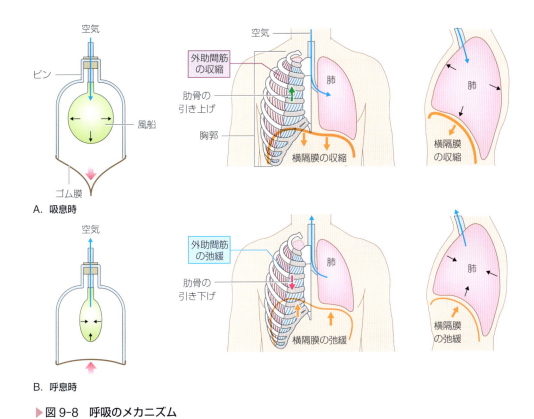

▶図 9-8　呼吸のメカニズム

は**胸鎖乳突筋**や**大胸筋**，呼息には**内肋間筋**や**腹筋群**が働く．

D 呼吸気量

呼吸に伴って肺内に出入りする空気の量は，**スパイロメータ**によって測定できる．最近ではコンピュータを用いて測定されるが，原理がわかりやすいので，▶図 9-9 に旧来のものを示す．

1 呼吸数

安静時の呼吸数は，成人で 12～20/分である．子どもでは速く，新生児で 40～50/分，5 歳で 20～25/分である．また，加齢によって呼吸数が減ることはなく，成人の値が維持される．妊娠時にもほとんど増加しない．

運動時や発熱時など代謝が亢進すると呼吸は速くなる．

2 1 回換気量と死腔

安静時の 1 回の呼吸により肺に出入りする空気の量を **1 回換気量**といい，約 500 mL である．妊娠末期には 700～800 mL に増加する．

吸い込まれた空気のうち 150 mL 程度は，肺胞に達することなく，気管や気管支にとどまるため，血液とのガス交換には使われない．この空気の量を**死腔**という．

3 予備吸気量と予備呼気量

安静に呼吸している状態では，努力すれば吸息終了時からさらに空気を吸うことができる．安静吸息位からさらにどれだけ吸うことができるかが

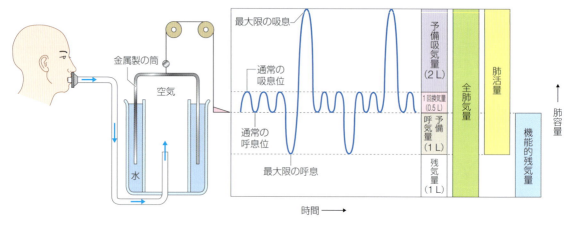

▶図9-9 呼吸気量の測定(スパイロメータ)

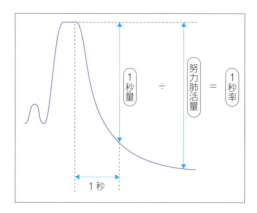

▶図9-10 1秒量と1秒率

予備吸気量であり，安静呼息位からさらにどれだけ空気を吐き出すことができるかが予備呼気量である．どちらも個人差が大きいが，成人では予備吸気量が約2L，予備呼気量が約1Lである．

4 肺活量

最大限の吸息位から最大限の呼息を行ったときに呼出される空気の量を，**肺活量**(vital capacity；VC)という．つまり，

肺活量＝予備吸気量＋1回換気量＋予備呼気量

である．女性で2〜3L，男性で3〜4Lではあるが，性別のみならず年齢や身長によって異なり，これらを考慮に入れた予測肺活量を算出する．そ

して被検者における実測値がこの予測値の何%にあたるかを計算し，%VCと表記する．

予測値の80%以上が正常である．

5 残気量と機能的残気量

最大限の呼息を行っても，肺内にはまだ空気が残っている．この空気の量を**残気量**といい，およそ1Lである．残気量はスパイロメータでは測定できないので，100%酸素を呼吸させて，呼出される窒素の濃度を測定することで求める．

残気量と予備呼気量を合計したものが**機能的残気量**であり，呼息時に血液との間でガス交換を行うための空気量であるといえる．肺活量と残気量を合わせたものを**全肺気量**と呼ぶ．

全肺気量＝肺活量＋残気量

6 1秒率

最大限の吸息位から最大速度で最大限の呼息を行う(つまり肺活量の測定で呼息をできるだけ速く行う)．このとき，最初の1秒間で呼出された空気の量を**1秒量**といい，1秒量の努力肺活量に対する%を**1秒率**という(▶図9-10)．1秒率は気道の抵抗の大きさを反映しており，70%以上が正常である．気管支喘息など気道抵抗が上昇す

る疾患では，1秒率が減少する．

7 肺胞換気量と毎分肺胞換気量

1回換気量が500 mLで死腔が150 mLとすると，吸い込んだ空気のうち肺胞に到達してガス交換に使われる空気の量は500－150＝350 mLということになる．この量を**肺胞換気量**という．1分間の肺胞換気量が**毎分肺胞換気量**であるが，これには1回換気量と呼吸数が影響する．

肺胞換気量＝1回換気量－死腔
毎分肺胞換気量＝肺胞換気量×呼吸数

1回換気量500 mL，呼吸数12/分の場合，毎分換気量は500×12＝6,000 mLであり，毎分肺胞換気量は(500－150)×12＝4,200 mLとなる．

いま，1回換気量を半分の250 mLとしても，呼吸数を2倍の24/分とすれば，250×24＝6,000 mLとなり，毎分換気量は等しくなる．ところが毎分肺胞換気量は(250－150)×24＝2,400 mLとなり，減少してしまう．逆に1回換気量が2倍の1,000 mL，呼吸数が半分の6/分では毎分肺胞換気量は5,100 mLと増加する．

つまり，同じ換気量であれば，1回換気量が大きく，呼吸数が少ないほうが肺胞換気量は大きくなり，効率的であるといえる．

E ガス交換とガスの運搬

1 肺におけるガス交換

各分画におけるガス分圧を▶表9-1に示す．肺胞壁と毛細血管壁の厚さは，両者合わせても0.5 μmほどときわめて薄いため，呼吸ガスはこの分圧差に従って**拡散**(→NOTE**1**)して移動する．

酸素(O_2)は，100 mmHgと分圧の高い肺胞気から40 mmHgと低い静脈血へと拡散する．一方，**二酸化炭素**(CO_2)は46 mmHgの静脈血から

▶ 表9-1 ガス分圧(mmHg)

気体	吸気	呼気	肺胞気	動脈血	静脈血
O_2	158.0	116	100	96	40
CO_2	0.3	32	40	40	46
N_2	596.0	565	573	573	573
水蒸気	5.7	47	47	47	47
合計	760	760	760	756	706

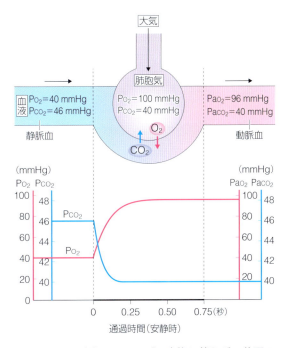

▶ 図9-11 肺胞におけるガス交換に伴うガス分圧の変化

40 mmHgの肺胞気へと拡散する．CO_2の分圧差は6 mmHgと小さいが，CO_2はきわめて拡散しやすいため，分圧差の小さいことが問題となることはない．

なお，臨床では圧力の単位としてmmHgのかわりにTorr(トル)を用いる場合があるが全く同じものである(1 mmHg＝1 Torr)．

毛細血管血流が肺胞を通過するのに要する時間は，安静時で約0.75秒である．この時間は酸素とCO_2が拡散して平衡に達するには十分であり，激しい身体運動によって心臓が促進されて，通過時間が半分になったとしても両者は平衡に達することができる(▶図9-11)．

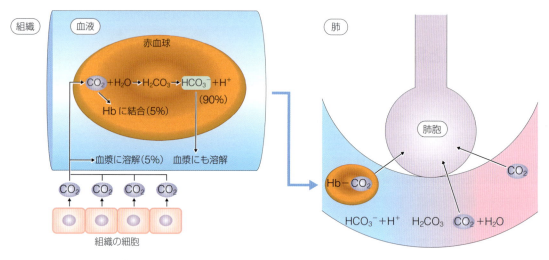

▶図 9-12　CO_2 の運搬

NOTE

1 拡散 (diffusion)

　水の入ったコップにインクを 1 滴垂らした場合を考えてみよう．インクは最初のうちは滴下された部分を濃く染めているが，撹拌しなくても自然に水に広がり，やがてはコップの水全体を薄く染めるようになる．

　このように同一種の粒子はお互いに反発し合い，濃度の高いところから低いところへと広がっていく性質がある．これを拡散という．

　拡散に要する時間は，粒子の種類にもよるが，距離の二乗に比例する．毛細血管と組織のように短い距離（10 μm 以内）であれば，酸素で 0.02 秒以内，グルコースでも 0.05 秒で移動する．ところが距離が 1 mm に伸びると，酸素で 3 分，グルコースでは 10 分の時間がかかる．

　このため，肺胞と血液でのガス交換や，血液と組織細胞での物質交換は拡散によって行われるが，長距離の輸送は血流輸送によって行われる（▶図 9-1）．

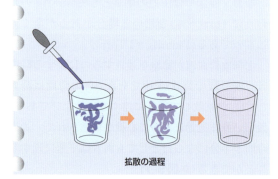

拡散の過程

2 血液によるガスの運搬

　酸素が，赤血球内のヘモグロビンに結合して運搬されることはすでに説明した（→89 頁参照）．CO_2 の運搬にも赤血球は重要な役割を果たす．

　CO_2 の 5% は，そのままの形で血漿に溶解し，別の 5% はヘモグロビンなどのタンパク質に結合して運ばれる．残りの 90% は一度赤血球内に入り，炭酸脱水酵素の作用で重炭酸イオン（HCO_3^-）となって血漿または赤血球内に溶解して運ばれる（▶図 9-12）．CO_2 と水（H_2O）から重炭酸イオンと H^+ が発生する反応は，pH の調節の面でも重要であり，CO_2 は単なる老廃物ではなく，pH を調節するうえで欠かせない物質であるといえる．

$$CO_2 + H_2O \rightarrow HCO_3^- + H^+$$

F 呼吸の調節

　呼吸のために働く横隔膜や肋間筋は骨格筋であり，意思の力で収縮・弛緩できる．私たちはこの性質を利用して話したり歌う際には，意識的に息をとめたり，呼息を長く続けるなど，呼吸を変化させることができる．一方，運動時や発熱時には

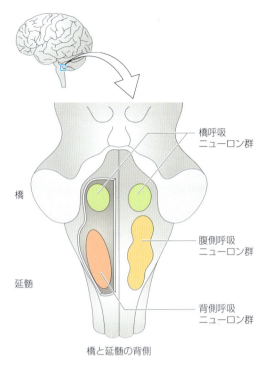

▶図 9-13 呼吸中枢

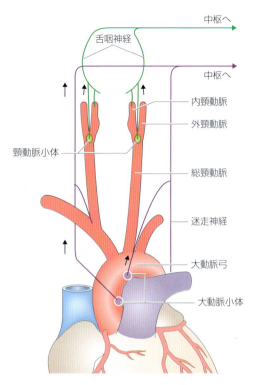

▶図 9-14 呼吸の末梢化学受容器

代謝が高まり酸素消費が増大するが，その際は無意識に呼吸が促進される．また，睡眠中のように意識がない状態でも私たちは呼吸を続けている．このように呼吸は巧妙に調節されている．

1 呼吸中枢

呼吸中枢は延髄腹側部および背側部にある（▶図 9-13）．吸息性ニューロンと呼息性ニューロンがあり，これらがインパルスを送ることにより，吸息と呼息が繰り返される．さらに延髄より上の橋にも呼吸ニューロン群が存在し，呼吸パターンを修飾していると考えられている．

2 化学受容器

a 末梢の化学受容器

頸動脈小体と**大動脈小体**が末梢の化学受容器として働いている（▶図 9-14）．これらは**動脈血酸素分圧**（Pao_2）の低下によって興奮し，それぞれ舌咽神経，迷走神経を介してインパルスを中枢に送り，呼吸を促進する．

b 中枢の化学受容器

延髄の呼吸中枢近傍に化学受容器が存在し，脳脊髄液の**二酸化炭素分圧**の上昇によって興奮し，呼吸を促進させる．

3 肺の伸展受容器を介する反射

細い気管支の壁には伸展されると興奮する伸展受容器がある．吸息によって気管支が拡張されると伸展受容器が興奮し，インパルスを迷走神経を介して中枢に送り，吸息を終わらせて呼息を開始させる．呼吸パターンを形成する反射であり，**Hering-Breuer（ヘーリング-ブロイエル）反射**と呼ばれる．

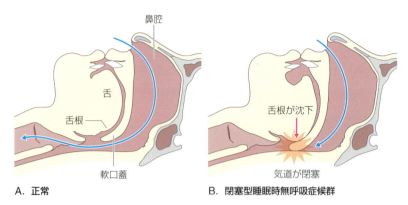
▶図9-15 閉塞型睡眠時無呼吸症候群のメカニズム

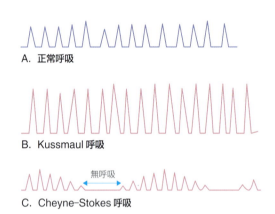
▶図9-16 病的呼吸の呼吸パターン

G 病的呼吸

1 過換気症候群

過換気症候群(hyperventilation syndrome)は運動後などに呼吸困難感を覚えて、過剰な呼吸を行ってしまう状態である。二酸化炭素が過剰に呼出されてしまう結果、血液がアルカリ性になり(**アルカローシス**：→157頁参照)、手指などに細かいふるえ(**振戦**)を生じる。激しい場合は脳血管の収縮により脳血流が減少し(→124頁参照)、失神をきたす。

多くの場合、身体的異常はなく、あくまでも精神的な緊張が原因である。やさしく接し、精神的に落ち着かせればやがて治まる。

2 睡眠時無呼吸症候群

一晩の睡眠中に10秒以上続く無呼吸発作が30回以上出現する状態である(健常者では10回程度)。呼吸中枢に異常がある場合(中枢型)と、睡眠中に舌根が沈下して気道が閉塞する場合(閉塞型)とがある(▶図9-15)が、閉塞型が圧倒的に多い。無呼吸発作のために何度も覚醒することになり(本人は覚えていないことが多い)、睡眠不足のため、日中うたた寝をしたり、仕事上のミスを引き起こしたりすることがある。

3 Kussmaul呼吸(▶図9-16B)

Kussmaul(クスマウル)呼吸は重症の糖尿病などに際し、血液が酸性(**アシドーシス**：→157頁参照)に傾いたときにみられる。大きく、比較的速い呼吸である。酸性に傾いた血液を補正するために二酸化炭素を呼出して正常なpHに戻そうとする代償機序である。

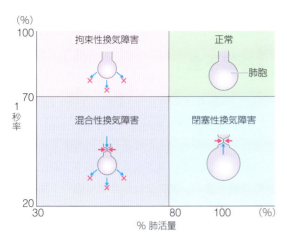

▶図9-17 換気障害のパターン

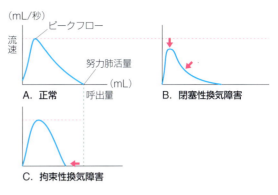

▶図9-18 フローボリューム曲線

4 Cheyne-Stokes 呼吸
(▶図9-16C)

Cheyne-Stokes（チェーン-ストークス）呼吸は心不全末期や重症の中枢神経疾患により、呼吸中枢の周期性が失われたときにみられる。無呼吸状態がしばらく続いた後に、漸増・漸減するあえぐような呼吸が出現し、その後再び無呼吸状態に戻ることを繰り返す。無呼吸状態により Pa_{O_2} の低下と Pa_{CO_2} の上昇がおこり、これによって化学受容器が刺激されて、呼吸が出現する。呼吸によってこれらの分圧が正常化すると、化学受容器の興奮が治まり、再び無呼吸となる。

5 換気障害

換気が十分に行えない状態を換気障害という。**拘束性換気障害**と**閉塞性換気障害**、両者が共存する**混合性換気障害**に分けられる（▶図9-17）。

a 拘束性換気障害

十分な量の空気を肺内に吸入できない状態である。肺活量の減少が著明であり、予測肺活量の80%未満となるが、1秒率は正常範囲にある。

重症筋無力症のように、筋力低下のために胸郭の拡張ができない場合と、**肺線維症**のように肺胞の拡張が妨げられる場合がある。

b 閉塞性換気障害

空気の流れに対する気道の抵抗が上昇した状態である。呼息時に周囲からの圧迫が増加するため、呼息が障害され、1秒率が減少する。肺活量は正常である。

気管支喘息のように気管支平滑筋の収縮による機能的狭窄や、慢性気管支炎や肺気腫などの**慢性閉塞性肺疾患**（chronic obstructive pulmonary disease；COPD）の際にみられる。

c フローボリューム曲線

1秒率の測定時（▶図9-10）の呼出流速を縦軸に、呼出量を横軸にして描かれる曲線を、**フローボリューム曲線**（努力呼出曲線）と呼ぶ（▶図9-18A）。換気障害がパターン別に容易に判別できるため、日常臨床で広く用いられている。努力呼息を行うと、健常者では流速は速やかにピークに達し（**ピークフロー**）、以後ほぼ直線的に低下する。流速がゼロとなる横軸との交点が**努力肺活量**である。

閉塞性換気障害では、ピークフローが低下し、ピークフロー後の流速低下が著明となる（▶図9-18B）。一方、**拘束性換気障害**では、ピークフローの低下は軽度であるが、努力肺活量の減少が著しい（▶図9-18C）。

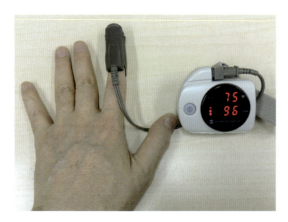

▶図9-19 パルスオキシメータ
〔コニカミノルタ(株)〕

6 拡散障害

肺胞から血管への酸素の拡散が障害される状態を **拡散障害** といい、Pa_{O_2} が低下する。肺胞壁が破壊されたり、外科的切除によってガス交換面積が減少した場合や、間質性肺炎などによって肺胞壁が肥厚したり、慢性左心不全などによって肺水腫をおこすなど、拡散距離が増加した場合に生じる。二酸化炭素はきわめて拡散しやすいため、拡散障害の影響は受けにくい。

7 CO_2 ナルコーシス

二酸化炭素は強い呼吸刺激作用を有する。しかし、慢性的に二酸化炭素が貯留した患者では、化学受容器の二酸化炭素に対する反応性が低下し、Pa_{CO_2} が上昇しても換気量が増加しない状態となる。このような状態では、しばしば Pa_{O_2} の低下もみられる。Pa_{O_2} の低下が化学受容体を刺激して換気が維持されていたものが、不用意に高濃度酸素を投与することによって低酸素刺激が弱まるために、換気が障害され、さらに Pa_{CO_2} の上昇をきたす結果となる。

上昇した二酸化炭素濃度のため中枢神経症状〔頭痛、錯乱、羽ばたき振戦、アステレキシス(→158頁参照)、昏睡など〕を呈する。

8 呼吸不全

室内の空気(ルームエア)を吸入している状態で、動脈血酸素分圧 Pa_{O_2} が 60 Torr(mmHg) 以下となる呼吸障害、またはそれに相当する呼吸障害を呈する状態と定義される。換気不全が原因のⅡ型呼吸不全と、ガス交換不全が原因のⅠ型呼吸不全に分類される。

H 理学・作業療法との関連事項

■パルスオキシメータ

臨床では、パルスオキシメータ(▶図9-19)が活用されている。これは、レーザー光の吸収度が酸素の結合したヘモグロビン(オキシヘモグロビン→89頁参照)と、結合していないヘモグロビン(デオキシヘモグロビン)で異なることを利用している。動脈血の酸素飽和度を計測する道具で、動脈血を採血しなくても Pa_{O_2} が推定できる。末梢の動脈血の酸素飽和度は、Sa_{O_2} と表記される。Sa_{O_2} の 90% 程度が Pa_{O_2} の 60 Torr に相当するので、Sa_{O_2} が 90% 以下では、呼吸不全があると考えられる。パルスオキシメータでは二酸化炭素濃度は測定できないことに注意する。二酸化炭素濃度は、動脈血ガス分析によって判断することができる。

■呼吸リハビリテーション

呼吸リハビリテーションは、慢性閉塞性肺疾患(COPD)、肺癌、肺結核後遺症、気管支拡張症、間質性肺炎、気管支喘息などの呼吸器疾患のほかにも、筋萎縮性側索硬化症、重症筋無力症、Guillain-Barré(ギラン-バレー)症候群など神経疾患も対象とする。肺や胸郭、その調節システムの機能障害のために、Pa_{O_2} や Pa_{CO_2} が異常を示す

ものを，呼吸不全と呼ぶ．神経疾患では，拘束性呼吸不全が多い．

排痰訓練や体力維持，胸郭可動性の改善などのほかに，下記のように幅広い対応が必要である．

（1）薬物療法

気管支拡張薬，去痰薬，抗菌薬などが用いられる．

（2）吸入療法

気管支喘息には副腎皮質ステロイドを用いるが，(1)の投与方法に比べて全身の影響が少ない．

（3）酸素療法

Pao_2 60 Torr 以下は酸素療法の適応がある．低酸素状態が続くと，化学受容器から呼吸中枢への刺激が生じるが，酸素投与により呼吸中枢の賦活がそこなわれ，かえって換気が減弱する可能性がある（CO_2 ナルコーシス）．

（4）人工呼吸器と換気補助装置

気管内挿管を必要とする人工呼吸器以外に，マスクを用いる持続的気道陽圧法（continuous positive airway pressure；CPAP）や非侵襲性陽圧換気（non-invasive positive pressure ventilation；NIPPV）がある．

（5）呼吸理学療法

- **喀痰排出**：叩打法，振動法，体位ドレナージ
- **呼吸筋訓練**：呼吸法の指導（腹式呼吸），口すぼめ呼吸
- **運動療法**：上記の訓練を交えて，心肺持久性訓練を行う．筋力増強訓練，足踏み，歩行，階段昇降，自転車エルゴメータなど．また，日常生活での体の使い方，呼吸方法を指導する．

復習のポイント

- ☐ 外呼吸のガス交換は[　①　]で行われる．この[　①　]までの空気の通路を[　②　]という．
- ☐ 安静時の吸息に働くのは，[　③　]と[　④　]である．
- ☐ 安静呼吸時に1回の呼息/吸息で出入りする空気の量を[　⑤　]といい，約[　⑥　]mL である．
- ☐ 安静吸息位からさらにどれだけ吸い込めるかが[　⑦　]，安静呼息位からさらにどれだけ吐き出せるかが[　⑧　]，[　⑤　][　⑦　][　⑧　]を合計したものが[　⑨　]である．
- ☐ 肺におけるガス交換は，酸素や二酸化炭素の濃度差に起因する[　⑩　]によって行われている．
- ☐ [　⑪　]と[　⑫　]は化学受容器であり，[　⑬　]の低下を感知して呼吸中枢に刺激を送り，呼吸を促進する．
- ☐ 重症筋無力症や肺線維症などの[　⑭　]換気障害では肺活量の低下が著明であり，気管支喘息や慢性閉塞性肺疾患などの[　⑮　]換気障害では1秒率の低下が著明である．
- ☐ 間質性肺炎や肺水腫では酸素の[　⑯　]を生じ，[　⑬　]が著明に低下する．

関連する国試問題は➡233，234 頁参照

....

①肺胞　②気道　③横隔膜　④外肋間筋　⑤1回換気量　⑥500　⑦予備吸気量　⑧予備呼気量　⑨肺活量　⑩拡散　⑪頸動脈小体　⑫大動脈小体　⑬動脈血酸素分圧（Pao_2）　⑭拘束性　⑮閉塞性　⑯拡散障害

第10章 尿の生成と排泄

学習目標
- 腎臓の構造と役割を概説できる．
- 尿の生成メカニズムを説明できる．
- クリアランスと糸球体濾過量，腎血漿流量の意味を説明できる．
- 蓄尿反射と排尿反射を説明できる．
- 排尿の異常を説明できる．

A 腎臓の役割

1 尿の生成

腎臓の主な役割は，尿の生成である．尿を生成し排泄することによって，腎臓は次のような機能を担っている．

①代謝の結果として発生した不要・有害な物質を体外に排出し，体内環境を整える．
② Na^+ の排泄量を調節することによって，体液の**浸透圧**を調節する．
③水の排泄量を調節することにより，**循環血液量**を調節する．
④循環血液量の調節を通して，**血圧**を調節する（循環血液量が増加すると，心拍出量が増加し，血圧は上昇する）．
⑤酸・アルカリの排泄量を調節することにより，血漿の pH が調節される．

腎臓は，尿の組成と量を調節することによって**ホメオスタシス**に大きく貢献しており，生命維持のために必須の臓器であるといえる．

2 内分泌機能

腎臓は，血液の酸素含量が低下すると，**エリスロポエチン**というホルモンを分泌する．エリスロポエチンは骨髄に作用して赤血球新生を促進する（→91頁参照）．

また腎動脈の血圧が低下すると**傍糸球体装置**（juxtaglomerular apparatus；JGA）と呼ばれる細胞群（▶図10-1）から**レニン**を放出する．レニンはアンジオテンシンを介して副腎皮質からのアルドステロン分泌を促進する（▶図8-23→120頁参照）．

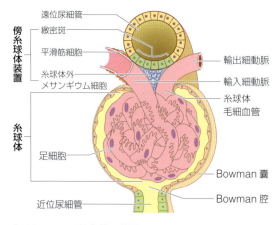

▶図10-1　腎小体の構造

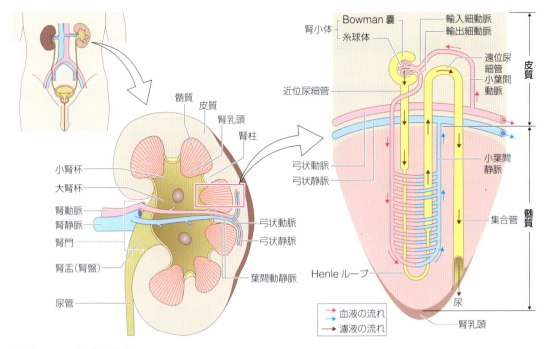

▶図 10-2　腎臓の構造

B 腎臓の構造

1 腎単位(ネフロン)

　腎臓は重さ130gほどのそら豆形をしている，左右一対の臓器である(▶図10-2)．

　皮質から髄質にかけて，尿を生成する微小な構造である**腎単位**(ネフロン：nephron)が，片方の腎臓に約100万個入っている．腎単位は，毛細血管の塊である**糸球体**とそれを包む**Bowman**(ボーマン)**嚢**(Bowman's capsule)(両者を合わせて**腎小体**という)，**尿細管**によって構成される(▶図10-1)．

　尿細管は**近位尿細管**として髄質深くまで下行したのち，**遠位尿細管**となって再び上行して皮質に戻る．いくつかのネフロンから来る遠位尿細管が**集合管**に合流し，再び髄質に下行し，**腎乳頭**から**腎盂**へと尿を送る．

2 腎臓の血流

　腎門から腎臓内に入った**腎動脈**は，分枝を繰り返して細くなり，**輸入細動脈**となってBowman嚢内で糸球体を形成し，**輸出細動脈**となってBowman嚢を出る．輸出細動脈はその後尿細管周囲で再び毛細血管網を形成した後，**腎静脈**となり腎門から出て**下大静脈**に合流する．

C 尿の生成

　尿の生成は，4段階に分けると理解しやすい．
①腎小体における血液の濾過
②近位尿細管における再吸収と分泌
③近位尿細管と遠位尿細管で形成されるHenle
　(ヘンレ)ループ(Henle loop)における間質浸透圧勾配の形成
④集合管における尿の濃縮

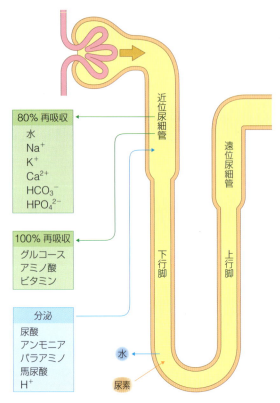

▶図10-3　尿細管における再吸収と分泌

1 腎小体における血液の濾過

尿生成の最初の段階である．血漿成分が，糸球体からBowman囊へと濾過される（▶図10-3）．濾過された液体を**糸球体濾液（原尿）**と呼び，その量は1日に160 Lに達する．健常成人の1日の尿量は1～1.5 Lであることから，濾過された水の99%以上が再吸収されていることになる．

a 濾過の原動力

糸球体における濾過の原動力となるのは**血圧**である．糸球体の毛細血管圧がBowman囊内圧より高いことによって，血漿成分がBowman囊へと濾過される．腎動脈から糸球体に至るまでの圧降下（約15 mmHg），膠質浸透圧（第7章 NOTE 8 ➡98頁参照）による水の吸引効果（約25 mmHg），

Bowman囊内圧（約15 mmHg）を勘案すると，平均血圧60 mmHgが濾過を生じる最低限の血圧である．血圧がこれ以下になると，濾過ができなくなり，尿生成が停止する．

したがって，いかなる場合でも平均血圧は60 mmHg以上に維持する必要がある．

b 糸球体の加齢変化

糸球体の毛細血管は壁が薄いにもかかわらず，血液が比較的高圧で流れているため，きわめて壊れやすい．しかもいったん壊れると再生しない．このため健康な人であっても，加齢とともに，機能している糸球体の数は減ってくる．

また，さまざまな腎疾患によって糸球体が破壊される．あまりに多くの糸球体が破壊されると尿がつくれなくなり，**腎不全**となって人工透析か，腎移植が必要になる．

血漿タンパクは分子が大きいため，通常は糸球体から濾過されることはほとんどない．したがって尿中にタンパク質が検出された場合は，糸球体の一部が障害を受けていることが多い．

2 近位尿細管における再吸収と分泌

糸球体濾液中に含まれている利用可能な物質の大部分が，**近位尿細管**において再吸収される．

グルコースやアミノ酸などはほぼ100%再吸収される．Na^+，K^+，Ca^{2+}，HCO_3^-，HPO_4^{2-}などのイオンも70%程度が再吸収される（▶図10-3）．

多量のNa^+が再吸収されることによって，間質の浸透圧が上昇する．水はこの浸透圧差に従って尿細管から間質へと受動的に移動し，血管内へと吸収される．このようにして，濾過された水の約80%が近位尿細管において再吸収される．ただし，この部位における水の再吸収は自動的におこっているため，水の再吸収量を調節することはできない．

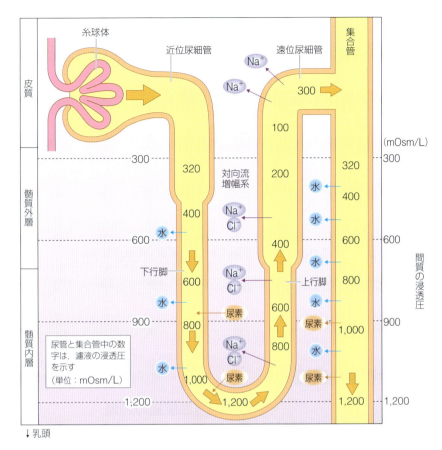

▶図 10-4　対向流増幅系による浸透圧勾配の形成と尿の濃縮

　近位尿細管においては再吸収のみならず，不必要な物質を尿細管に分泌することも行われる．**尿酸やアンモニア（NH₃），H⁺** などは血液から近位尿細管中へと分泌され，排泄を促進している．

3 Henle ループにおける間質浸透圧勾配の形成

　近位尿細管は，皮質から髄質へと下行する途中で細くなり，髄質内層に達したところで反転し，遠位尿細管となって再び皮質へ向かい上行する．このU字型の構造を Henle（ヘンレ）**ループ**と呼び，機能的には**対向流増幅系**という（▶図 10-4）．
　下行脚の尿細管は水の透過性が高く，水が再吸収されるため，尿細管内濾液は濃縮されて浸透圧が髄質に向かって次第に高くなる．Henle ループの底部では 1,200 mOsm/L と，血漿浸透圧（300 mOsm/L）の 4 倍に達する．吸収された水は尿細管周囲の毛細血管に吸収されて流れ去るため，間質の浸透圧も尿細管濾液と平衡を保って髄質に向かい，上昇することになる．
　Henle ループの底で反転した尿細管は，**上行脚**となって皮質に向かう．この部分の尿細管は，水の透過性が低く，Na⁺ に対する透過性が高い．このため上行脚では Na⁺ の再吸収がおこり，上行脚を流れ進む間に間質浸透圧が次第に低下していき，皮質に戻ったところで再び血漿と同じ浸透圧となる．
　このようにして皮質から髄質に向かって次第に高くなる**浸透圧勾配**が形成される．この浸透圧勾配は，次に述べる集合管での尿の濃縮に重要な意味をもつ．

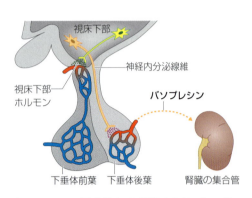

▶図10-5 下垂体から分泌されるバソプレシン

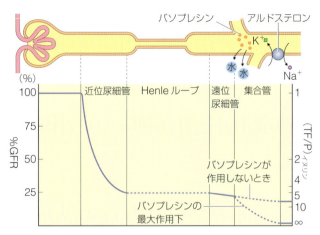

▶図10-6 尿細管中の液体量の変化
%GFR：尿細管〜集合管中の液体量，TF/P：tubule fluid-to-plasma．(TF/P)ｲﾇﾘﾝ＝1は，尿細管〜集合管中の物質濃度と血漿中の物質濃度が等しいことを示す．水の再吸収が増加すると，(TF/P)ｲﾇﾘﾝの値は大きくなる．

4 集合管における尿の濃縮

a バソプレシン（抗利尿ホルモン）の作用

血漿浸透圧は，間脳の視床下部にある浸透圧受容器によって感知される．血漿浸透圧が上昇すると（水分が不足すると），この受容器が興奮して，同じ視床下部にある神経内分泌細胞を刺激する．この細胞は軸索を下垂体後葉に伸ばしており，その軸索末端から**バソプレシン**〔vasopressin．**抗利尿ホルモン**（anti-diuretic hormone；ADH）ともいう〕を分泌する（▶図10-5）．

バソプレシンは，**集合管**に作用して集合管壁細胞の細胞膜の水を通す水チャネルを開口させる．水は集合管内濾液と間質液との間の浸透圧勾配に従って間質へと再吸収される．多量のバソプレシンが分泌されれば，より多くの水チャネルが開口し，水の再吸収量が増加して，最高でヘンレループ底部の間質の浸透圧と等しい1,200 mOsm/Lに濃縮された尿が排泄されることになる．

血漿浸透圧が低い場合はバソプレシンが分泌されないため，水チャネルは開口せず，血漿と同じ浸透圧の薄い尿が排泄される（▶図10-6）．

b 血漿量の調節

集合管では血漿量の調節も行われる．ここで作用するのが**アルドステロン**である．血漿量が減少すると，当然血液量が減少し，血圧が低下する．この血圧低下が傍糸球体装置によって感知され，**レニン**が分泌される．レニンは，アンジオテンシンの産生を介して，副腎皮質からのアルドステロン分泌を促進する．アルドステロンは集合管細胞に作用してNa^+の再吸収を促進する．Na^+が再吸収されれば，間質の浸透圧が上昇するため，浸透圧勾配に従って水も受動的に再吸収され，結果的に等張の血漿量が回復することになる．

c 1日に出入りする水分量

発汗のない快適な条件下における1日の水分の出納は▶表10-1のとおりである．

代謝水とは，脂肪，糖，タンパク質が酸化されて体内で発生する水分である．**不感蒸散**とは，呼吸に伴う呼気中への水分の喪失（300 mL）と，皮膚に滲み出す（発汗ではない）水分の蒸発（600 mL）

▶表 10-1　1 日の水分の出納（おおよその値）

摂取水分量（mL）		排泄水分量（mL）	
飲料水	1,200	尿	1,500
食物中の水	1,000	皮膚（不感蒸散）	600
代謝水	300	呼気（不感蒸散）	300
		糞便	100
合計	2,500	合計	2,500

によるものである．これらのうち，体内水分量調節のために増減するのは**飲水量**と**尿量**である．

D　クリアランス

1　クリアランス

血液中を流れる物質が，腎臓を通過することによってどの程度除去されるかを，**クリアランス**（清掃率）という．クリアランスは単位時間に尿中に排泄される量（尿中濃度×尿量）を血漿中の濃度で割って求められる．

　　クリアランス
　　　＝（尿中濃度×尿量）／（血漿中の濃度）

糸球体で濾過される量，尿細管での再吸収や分泌を受ける量は物質によって異なるため，クリアランスも物質によって異なる．

たとえばグルコースは，尿細管において 100%再吸収されるため，尿中には排泄されず，クリアランスはゼロである（▶図 10-7A）．ただし，ろ過されるグルコースの量が増加すると，尿細管でグルコース再吸収のために働く担体（→14 頁参照）の量が不足するため，再吸収しきれずに尿中にグルコースが排泄されるようになる（**糖尿**）．通常は血液中のグルコース濃度（**血糖値**）が 180 mg/dLを超えると，尿中に糖が検出されるようになる（▶図 10-8）．糖尿が出現するのは，血糖値が上昇する糖尿病が代表的であるが，健常者でもケーキなど甘い物を多量に摂取した直後には認められ

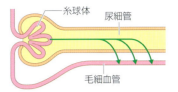
A．グルコース

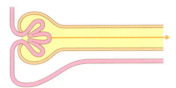
B．イヌリン，クレアチニン

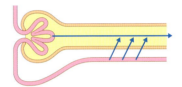
C．パラアミノ馬尿酸（PAH）

▶図 10-7　物質によるクリアランスの違い

ることがある．

2　糸球体濾過量

タンパク質の代謝産物である**クレアチニン**は，尿細管における再吸収・分泌をほとんど受けずに排泄される．糸球体濾液中のクレアチニン濃度は，血漿中の濃度に等しくなるので，クレアチニンのクリアランス値は，1 分間に糸球体から Bowman 嚢に濾過された液体量に等しいことになる．これを**糸球体濾過量**（glomerular filtration rate；GFR）と呼ぶ．ただしクレアチニンは，尿細管でわずかに分泌を受けるため，実際の糸球体濾過量よりもやや大きな値となる（平均 140 mL/分）．

厳密な検査では，**イヌリン**という糖を静脈注射する．イヌリンは尿細管で再吸収・分泌を受けない（▶図 10-7B）．イヌリンのクリアランス値は約 125 mL/分である．

糸球体濾過量は 100 mL/分以上を正常と考えるが，この値が低下すると，単位時間に糸球体で濾

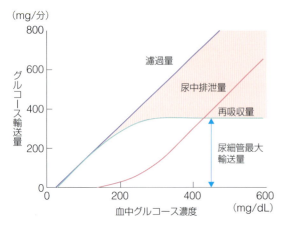

▶図10-8　グルコースの再吸収

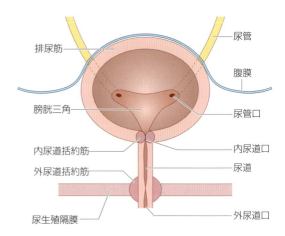

▶図10-9　膀胱の構造

過される液体量が減少している，つまり機能している糸球体の数が減少していることを示す．

3 腎血漿流量

パラアミノ馬尿酸（para-amino hippuric acid；PAH）は，糸球体での濾過と尿細管での分泌により，100％排泄される（▶図10-7C）．したがってパラアミノ馬尿酸のクリアランス値は，単位時間に腎臓を通過する血漿の量をあらわしていることになる．これを**腎血漿流量**（renal plasma flow；RPF）という．

正常では550 mL/分程度である．このRPFとヘマトクリット（Ht）値から，**腎血流量**を求めることができる．たとえばRPFが550 mL/分，Ht値が45％であったとすると，腎血流量は550÷（1－0.45）＝1,000 mL/分となる．

4 妊娠時の変化

妊娠時には全身的な血管抵抗が低下する．腎臓の血管抵抗も低下するため，腎血流量が増加し，それに伴って糸球体濾過量も増加する．濾過量が増加するため再吸収が追いつかなくなり，妊娠中期には正常妊娠であっても尿中に糖やアミノ酸が排泄されることがある．

E 排尿

1 排尿路

尿細管で再吸収・分泌による調整を受けて生成された尿は，**腎乳頭**の部分で，集合管から腎盂へと流出する．腎盂は漏斗状に次第に細くなり，腎門の部分で尿管となる（▶図10-2）．尿管は長さ25～30 cmの平滑筋の管で，蠕動運動によって尿を膀胱に送る．尿管は，膀胱の後ろ外側から左右の尿管が別々に膀胱に開口している．

膀胱は平滑筋性の袋であり，尿を一時的に蓄える役割がある．膀胱の内尿道口が，尿道へと続く（▶図10-9）．尿道の長さは男性の16～18 cmに対し，女性では3～4 cmと短い．男性では膀胱直下で尿道を前立腺が取り囲んでおり，この部位で精嚢から来る射精管が尿道に合流する．

2 蓄尿反射

膀胱内に150～300 mLの尿が溜まると尿意を生じるが，600～800 mLまでは我慢することができる．このときにおこっているのが**蓄尿反射**である．排尿の一次中枢は仙髄の副交感神経核である

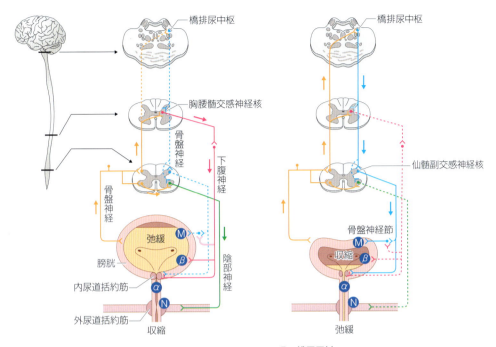

▶図 10-10　蓄尿反射と排尿反射の神経機構
α：α 受容体，β：β 受容体，M：ムスカリン性受容体，N：ニコチン性受容体．
蓄尿時，排尿時にはそれぞれ実線の神経が働く．また破線は抑制される．

が，排尿を我慢するときには大脳皮質からの抑制がかかって交感神経優位となる．腰髄から出た交感神経線維は交感神経節で線維を換え，**下腹神経**となって膀胱に分布する．膀胱壁の平滑筋細胞膜には β 受容体が多いため，交感神経の興奮により遊離されたノルアドレナリンがこの β 受容体に結合することによって膀胱壁が弛緩し，尿の貯留を容易にする．

一方，**内尿道括約筋**には α 受容体が多く，ノルアドレナリンの結合によって収縮し，尿が漏れるのを防ぐ．さらに尿意が強い場合は，体性運動神経である**陰部神経**を介して，意識的に骨格筋性の**外尿道括約筋**を収縮させて，尿漏れを防ぐことができる（▶図 10-10A）．

3 排尿反射

排尿の準備が整うと，大脳皮質からの抑制が取れ，**排尿反射**を生じる．仙髄の副交感神経核が興奮し，**骨盤神経**（副交感神経）を介して膀胱壁の平滑筋を収縮させると同時に，内尿道括約筋を弛緩させて排尿をおこす．このとき，外尿道括約筋も弛緩する（▶図 10-10B）．

F 尿の性状と排尿の異常

1 尿量の異常

健常者の尿量は 1〜1.5 L/日である．尿がほとんど産生されなくなった状態（臨床的には 50〜100 mL/日以下のもの）を**無尿**，400 mL/日以下となった状態を**乏尿**という．

尿量が 2〜3 L/日以上になったものを**多尿**という．糖尿病の特徴的症状である**多飲多尿**が代表的

である．下垂体後葉からのバソプレシンの分泌ができなくなる**尿崩症**では，重症になると 20 L/日以上にもなる．

2 尿の成分の異常

本来，尿中に排泄されないものが排泄されている場合，排泄されている物質の名前をつけて，**糖尿**，**タンパク尿**などと呼ぶ．また，尿に血液（赤血球）が混じっているのが**血尿**である．

尿は無色～麦わら色の透明な液体であるが，これが混濁している場合はその原因によって細菌尿，膿尿，乳糜尿，糞尿などと呼ぶ．肝疾患や胆道閉鎖による黄疸がある場合は尿が濃い黄色となる．尿の色はさまざまな薬剤によって種々に変化するため，薬剤を服用している場合はそれを確認する必要がある．

3 排尿の異常

a 頻尿

排尿回数が増加するものを**頻尿**という．多尿の場合は当然頻尿となるが，尿量が正常であっても頻尿になることが少なくない．膀胱容量の減少，炎症などによる尿道の刺激，残尿（排尿直後に膀胱内に残っている尿の量）の増加などのほか，わずかな尿意であっても我慢できないように感じる**心因性頻尿**も少なくない．

b 排尿困難

排尿ができなくなる（**尿閉**），あるいは大きな努力を必要とする状態を**排尿困難**という．尿の産生は正常に行われているため，膀胱壁の過伸展による大きな苦痛を伴う．高齢男性にしばしばみられる**前立腺肥大**によることが多いが，**尿路結石**が尿道につまっておこることもある．

c 排尿痛

尿道炎や**膀胱炎**により，排尿時に焼けるような痛みを伴う状態である．これらの炎症は大腸菌によることが多いが，淋菌やクラミジアなど性感染症（sexually transmitted disease；STD）によることも少なくない．

d 尿失禁

意思に反して尿が漏れ出てしまう状態である．尿失禁は次のように分類される．

（1）腹圧性尿失禁

腹圧（咳，くしゃみ，笑いなど）によって膀胱内圧が上昇し，尿道圧を超えるときに失禁するものである．経産婦，高齢女性に多く，骨盤底筋群の脆弱性が関与する．

（2）溢流性尿失禁

尿排出障害により，膀胱内に残尿がたまり，膀胱が充満した状態になるため，少しずつあふれ出している状態である．尿排出障害は，前立腺肥大や尿道狭窄など下部尿路閉塞によるものと，仙髄排尿中枢以下の末梢神経障害による神経因性膀胱（neurogenic bladder）によるものがある．

（3）反射性尿失禁

仙髄排尿中枢より上位の中枢損傷（脊髄損傷など）による．膀胱内に蓄積した尿が刺激になって膀胱収縮反射が不随意に引き起こされて生じる尿失禁である．

（4）切迫性尿失禁

正常では，蓄尿時に，膀胱内圧の上昇や尿意を伴わない．この失禁の場合は蓄尿中に突然強い尿意が生じ，不随意の膀胱排尿筋収縮がおこり尿失禁となる．中枢神経疾患に伴う神経因性膀胱，尿路感染症，原因不明の場合がある．

（5）機能性尿失禁

膀胱尿道機能には問題がないが，認知症や身体運動障害のためにトイレ以外で尿を漏らす状態を指す．

G 理学・作業療法との関連事項

■尿失禁の心理的問題

尿失禁は，当事者にとって大きな心理的負担になる．末期癌患者が，リハビリテーションに期待する目標の1つとして，自分でトイレに行って排尿することがあげられるという．

尿失禁は前述のように分類される．その病態を明らかにし，適切に対応することが大切である．溢流性，反射性，切迫性尿失禁では器質性病変の治療が必要である．

高齢者で，腹圧性尿失禁やトイレへの移動に時間を要する運動障害が背景にある場合は，骨盤底筋の筋力訓練や歩行訓練も重要である．尿失禁の反復が高齢者の引きこもりの原因になっている可能性もあり，注意が必要である．

■慢性腎不全のリハビリテーション（腎臓リハビリテーション）

これまで腎不全に対して，運動は積極的に推奨されてこなかった．しかし最近では，腎血流量を低下させる作用の少ない降圧薬（レニン・アンギオテンシン系抑制薬）などによる薬物療法と併用して，管理下に有酸素運動を行うことが，腎障害の進行抑制の観点から推奨されている．また，透析に移行している慢性腎不全患者は，筋力低下やバランス障害などの合併症による転倒・骨折が多く，心血管イベントは最大の死因となっている．透析中の慢性腎不全患者の運動療法は，上記の身体機能の改善・リスク軽減とともに心理的な効果も期待されている．重要なことは，適切な医学的管理のもとに行う必要があるということである．

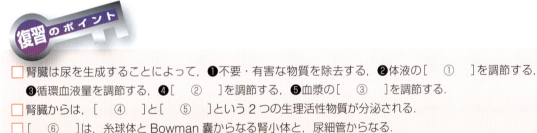

- □ 腎臓は尿を生成することによって，❶不要・有害な物質を除去する，❷体液の[①]を調節する，❸循環血液量を調節する，❹[②]を調節する，❺血漿の[③]を調節する．
- □ 腎臓からは，[④]と[⑤]という2つの生理活性物質が分泌される．
- □ [⑥]は，糸球体とBowman嚢からなる腎小体と，尿細管からなる．
- □ 腎小体において，糸球体から血漿成分が濾過され，[⑦]（原尿）となる．
- □ [⑧]は，再吸収と分泌の面で最も重要な部位である．
- □ [⑨]は，集合管における水の再吸収を増加させる．
- □ [⑩]は，集合管においてNa^+の再吸収を促進し，水も受動的に再吸収されるため，血漿量が増加する．
- □ [⑪]は，イヌリンやクレアチニンのクリアランスから求めることができる．
- □ 蓄尿反射は，交感神経である[⑫]の刺激による膀胱壁筋の弛緩と内尿道括約筋の収縮を生じる．
- □ 排尿反射は，副交感神経である[⑬]の刺激による膀胱壁筋の収縮と内尿道括約筋の弛緩を生じる．このとき随意筋である外尿道括約筋も弛緩する．
- □ 男性では前立腺肥大による[⑭]尿失禁が多いが，女性では骨盤底筋群の脆弱性による[⑮]尿失禁が多い．

関連する国試問題は➡234頁参照

①浸透圧 ②血圧 ③pH ④エリスロポエチン ⑤レニン ⑥腎単位（ネフロン） ⑦糸球体濾液 ⑧近位尿細管 ⑨バソプレシン ⑩アルドステロン ⑪糸球体濾過量 ⑫下腹神経 ⑬骨盤神経 ⑭溢流性 ⑮腹圧性

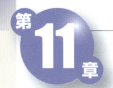

第11章 酸塩基平衡

学習目標
- 血漿 pH 調節の意義と緩衝系について説明できる.
- アシドーシスとアルカローシスを分類し，その原因と代償機序を説明できる.

A 血漿の pH 調節

1 pH 調節と緩衝系

pH は，最も強い酸性の $\overset{\text{ゼロ}}{0}$ から最も強いアルカリ性の 14 まで 15 段階に分けられている．7.0 が中性である．血漿の pH は 7.40 ± 0.05 というきわめて狭い範囲で一定に保たれており，弱アルカリ性である（細胞内液の pH は 7.0 である）．

酵素活性は pH の影響を強く受けるため，pH は，酵素活性が最大となるように調節されている．pH の変動を最小限にとどめる化学反応系の働きを**緩衝作用**（buffer action）という.

私たちの体内には緩衝作用を行うシステムとして，**リン酸緩衝系**，**血漿タンパク緩衝系**，**ヘモグロビン緩衝系**などがある．最も重要なのは**炭酸・重炭酸緩衝系**である．

2 炭酸・重炭酸緩衝系

細胞での代謝の結果として発生した**二酸化炭素**（CO_2）は，赤血球中の**炭酸脱水酵素**（carbonic anhydrase）の働きにより**炭酸**（H_2CO_3）になり，炭酸は**水素イオン**（H^+）と**重炭酸イオン**（HCO_3^-）に電離する．すなわち，▶図 11-1 の反応①のようになる．

この反応①はどちらの方向にも進むため，CO_2 濃度の高い末梢組織では反応は右向きに進み，CO_2 が呼出される肺では左向きに進む．つまり，反応が右向きに進めば H^+ が発生して血液は酸性となり，左向きに進めば H^+ が消費されて血液はアルカリ性となる．

実際の緩衝作用を，体内では H^+ よりもはるかに多量に存在する Na^+ が HCO_3^- に結合した**重炭酸ナトリウム**（$NaHCO_3$）で説明しよう．水に強酸である塩酸（HCl）を滴下すると，液の pH は大きく低下する．それでは，$NaHCO_3$ を含む水に HCl を滴下した場合はどうなるだろうか．▶図 11-1 の反応②のような反応がおこる．

[反応①]
$CO_2 + H_2O \Leftrightarrow H_2CO_3 \Leftrightarrow H^+ + HCO_3^-$

[反応②]
$NaHCO_3 + HCl \Leftrightarrow (Na^+ + HCO_3^-) + (H^+ + Cl^-) \Leftrightarrow NaCl + H_2CO_3 \Leftrightarrow NaCl + H_2O + CO_2$

▶図 11-1　炭酸・重炭酸緩衝系の反応

156 ● 第11章：酸塩基平衡

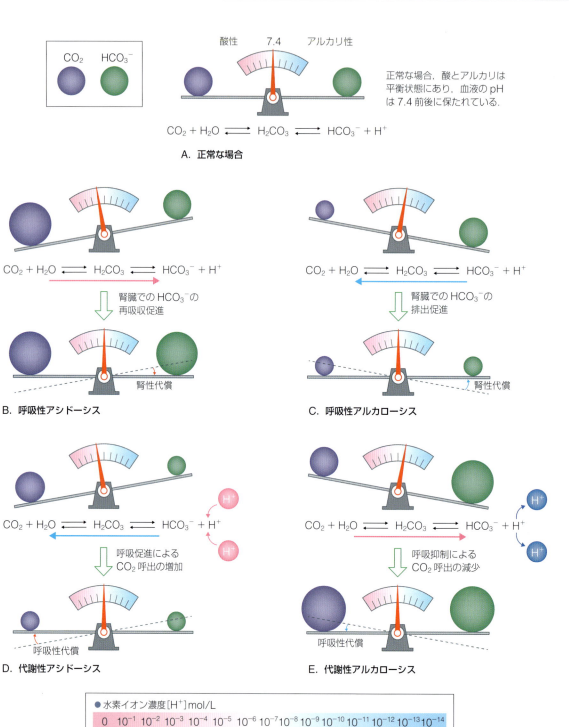

▶図11-2　酸塩基平衡

つまり，食塩とCO_2を含む水になる．生体内ではCO_2は肺から呼出されるため，HClを滴下してもただの塩水に変わるだけであり，pHはまったく変化しないことになる．

このように，血漿のpHはHCO_3^-とCO_2のバランスで調節されている（▶図11-2A）．HCO_3^-濃度は腎臓からの排泄によって，CO_2濃度は肺からの呼出によって調節されている．正常での血漿HCO_3^-濃度は24 mM，CO_2濃度は通常は**動脈血二酸化炭素分圧**（Pa_{CO_2}）で表され，Pa_{CO_2}＝40 mmHgである．

血漿が酸性になった場合は，▶図11-1の反応①を左に進めればH^+が減少して，pHはもとに戻る．そのためには呼吸を促進してPa_{CO_2}を低下させればよい．逆に血漿がアルカリ性になった場合は，反応①の反応を右に進めてH^+を産生すればpHは戻る．そのためには腎臓によるHCO_3^-排泄を促進すればよいことになる．

B アシドーシスとアルカローシス

血漿のpHが酸性に傾いた状態（pH＜7.35）を**アシドーシス**（acidosis），アルカリ性に傾いた状態（pH＞7.45）を**アルカローシス**（alkalosis）と呼ぶ．両者はそれぞれその原因によって呼吸性と代謝性に分けることができる．

酸塩基平衡の異常に伴う各要因の変化を▶表11-1にまとめて示す．

1 呼吸性アシドーシス

換気障害などのためにCO_2の呼出が十分にできず，Pa_{CO_2}が上昇して反応①が右方向に進み，過剰なH^+が産生される．

これに対して腎臓はHCO_3^-の再吸収を増加させて，反応①を左向きにすることによってpHの変化を最小にするように働く．これを**腎性代償**と

▶表11-1　酸塩基平衡の異常

状態	pH	HCO_3^-	Pa_{CO_2}
呼吸性アシドーシス	↓	↑	↑
呼吸性アルカローシス	↑	↓	↓
代謝性アシドーシス	↓	↓	↓
代謝性アルカローシス	↑	↑	↑

いう（▶図11-2B）．

2 呼吸性アルカローシス

過換気症候群や呼吸中枢を刺激する薬物（アスピリンなど）の中毒，高山などで酸素不足により呼吸が促進された場合などにみられる．

CO_2の呼出が過剰となるため，反応①は左向きに進み，pHが上昇する．これに対し，腎臓はHCO_3^-の尿中への排泄を促進して代償する（▶図11-2C）．

3 代謝性アシドーシス

最も多い病態である．体内における酸産生の異常増加（糖尿病によるケト酸の産生増加，循環不全による乳酸の蓄積など），下痢によるHCO_3^-の喪失，腎不全による酸排泄の減少などによっておこる．

これに対し，呼吸を促進しCO_2の呼出を増加させ，反応①を左向きに進めてpHの低下をできるだけ少なくしようとする**呼吸性代償**がおこる．糖尿病の**ケトアシドーシス**に際して認められるKussmaul（クスマウル）呼吸（➡140頁参照）は，この呼吸性代償に他ならない（▶図11-2D）．

4 代謝性アルカローシス

頻回の嘔吐による酸の喪失，低カリウム血症（細胞内K^+が細胞外へ出て，代わりにH^+が細胞内に入るために血漿pHが上昇する）などに際し認める．

呼吸性代償は，呼吸抑制による CO_2 呼出の減少である（▶図11-2E）．

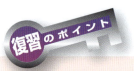 理学・作業療法との関連事項

■酸塩基異常にみられる症状

意識障害が特徴である．意識障害の深さ，変容の程度に注意する．また，病変部位に応じた呼吸パターンを呈する（→140頁参照）．

血液所見（動脈血ガス分析，電解質，その他代謝産物の濃度など）が手がかりになる．糖尿病性ケトアシドーシスのケトン性口臭，肝性昏睡に伴うアンモニア性口臭なども診断の手がかりになる．

代謝性アシドーシス・アルカローシスの神経症状は，左右差や局所の障害を示唆する所見に乏しい．さらに，動作に伴うミオクローヌスとアステレキシス（上肢を挙上した状態で保持させるときに，主に，手関節の伸展が保持できずに急に落下する現象が反復して観察される），肝性昏睡に関連してみられる羽ばたき振戦などが特徴である．

復習のポイント

- ☐ pHの変動を最小限にとどめようとする化学反応系の働きを，[①]という．
- ☐ 換気障害により CO_2 の呼出が不十分になると，[②]となる．このときpH↓，HCO_3^- 濃度↑，$Paco_2$↑．
- ☐ 過呼吸により CO_2 の呼出が過剰になると，[③]となる．このときpH↑，HCO_3^- 濃度↓，$Paco_2$↓．
- ☐ 糖尿病や循環不全などで過剰に酸が産生されると，[④]となる．このときpH↓，HCO_3^- 濃度↓，$Paco_2$↓．
- ☐ 嘔吐などで酸を喪失すると，[⑤]となる．このときpH↑，HCO_3^- 濃度↑，$Paco_2$↑．

関連する国試問題は→235頁参照

---

①緩衝作用　②呼吸性アシドーシス　③呼吸性アルカローシス　④代謝性アシドーシス　⑤代謝性アルカローシス

第12章 消化と吸収

学習目標
- 消化管の各部位における消化メカニズムを説明できる.
- 消化管各部位において分泌される消化液をあげ，その役割を説明できる.
- 消化管ホルモンをあげ，その役割を説明できる.
- 小腸における各栄養素の吸収を説明できる.
- 肝臓の役割を説明できる.

A 消化器の役割

消化器は，口から始まり肛門にいたる1本の消化管と，それに付属するいくつかの臓器からなる（▶図12-1）．消化器の役割は大きく2つに分けられる．

1つは，食物を咀嚼し，食塊を蠕動運動によって輸送する機械的作用である．

もう1つは，消化液を分泌し，そこに含まれる消化酵素によって食物を分解し，主として小腸で吸収する機能的作用である．吸収された脂肪以外の栄養素は，門脈を通って肝臓に送られ，そこでさまざまな処理を受ける．

これらの作用は，消化管壁内の神経網によって調節される．また，交感神経や副交感神経による調節も受ける．さらに，消化管壁から血管内へ分泌される多くのホルモンによる調節もある．

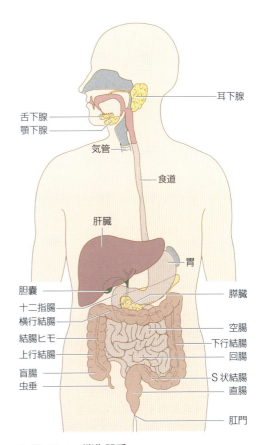

▶図12-1 消化器系

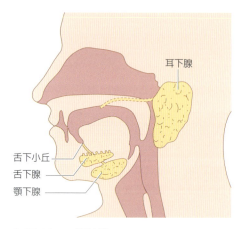

▶図 12-2　唾液腺

B 口腔内消化と嚥下

1 咀嚼

a 歯の役割

口腔内に入った食物は，上下の歯によって噛み砕かれ，細切される．

歯は上顎・下顎に16対あり，それぞれ左右に**切歯**(2本)，**犬歯**(1本)，**小臼歯**(2本)，**大臼歯**(3本)に分類される．切歯と犬歯は食物を切断する役割，臼歯は切断された食物をすりつぶす役割を担っている．

咀嚼に際しては**舌**が巧妙に動いて，うまく噛み砕かれるように食物を上下の歯列の間に移動させる．

b 口腔内消化

咀嚼中に唾液腺から唾液が分泌され，食物に湿り気を与える．唾液腺は耳下腺，舌下腺，顎下腺の3種類の**大唾液腺**，そして頬粘膜や口蓋粘膜などの多数の小唾液腺からなっている(▶図 12-2)．

耳下腺は漿液性(サラサラした)の唾液を分泌し，舌下腺と顎下腺はムチンを含む粘液性(ネバネバした)の唾液を産生する．また唾液にはα-アミラーゼ(amylase)という消化酵素が含まれ，デンプンを二糖類〜デキストリン(単糖が数個つながったもの)に分解する．

唾液は主として副交感神経によって分泌され，**唾液量は1〜1.5 L/日**である．

c 舌と味覚

舌は，その表面の**味蕾**によって味覚を担当する．味覚は，食事を楽しくするという意義よりも，飲み込んでもよいか否かを判断するという意味で重要である．

2 嚥下

咀嚼を終了し，噛み砕かれた食物を飲み込むことを嚥下という．嚥下は**口腔相**，**咽頭相**，**食道相**の3段階に分けることができる．

a 口腔相

舌によって，食塊が咽頭へと送り込まれる段階であり，随意的な運動である(▶図 12-3A)．

b 咽頭相

軟口蓋が咽頭後壁に押しつけられて鼻腔から咽頭への出口を塞ぐとともに，**喉頭**が上昇して(物を飲み込むときに喉仏が上に移動することからもわかる)喉頭蓋が気管の入り口を塞ぐ(▶図 12-3B 紫矢印)．この段階は食塊が咽頭に触れることによって始まる延髄の**嚥下中枢**を介する一連の反射(**嚥下反射**)によっておこる運動であり，意思の力で止めることはできない．

c 食道相

食道入口の括約筋である**輪状咽頭筋**が弛緩して食塊を受け入れ(▶図 12-3C)，食道の蠕動運動によって，食塊が胃に送られる．

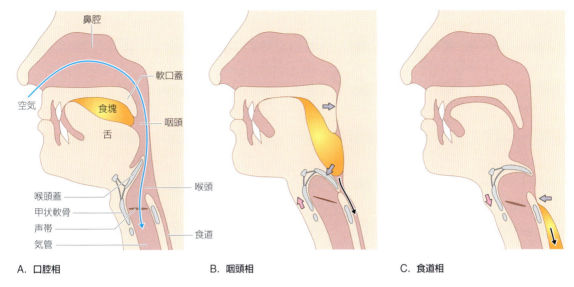

A. 口腔相　　B. 咽頭相　　C. 食道相

▶図 12-3　嚥下の過程

d 嚥下障害

嚥下に際して問題がおこるのは咽頭相である．喉頭蓋による気管閉鎖が遅れると，食塊が気管に入ってしまうことがある．若年者であってもあわてて飲み込んで気管に水などが入ってむせることがあるが，高齢者では反射が遅れて食塊が気管に入り，しかも感覚も鈍麻しているためにそれに気づかず，肺炎をおこすことがしばしばある（**誤嚥性肺炎**）．

C 食道における食物輸送

食道粘膜は，**重層扁平上皮**からなる．その下の筋層は，食道の上 1/3 が**骨格筋**，下 2/3 が**平滑筋**からなっている．

食道は通常，つぶれた状態にあり，食塊の侵入によって押し広げられると，その上部が収縮（▶図 12-3C 紫矢印），下部が弛緩する**蠕動運動**によって食塊を胃に送る．咽頭部から胃までの輸送にかかる時間は 5〜8 秒程度である．

D 胃の役割と消化

胃の最大の役割は，食べた食物を一時的に蓄え（貯蔵），それを徐々に**十二指腸**に送ることにある．

胃はその他にもさまざまな役割を果たしているが，どれも必須のものではない．そのため，胃癌などで胃を全摘出しても生きていくことができる．ただし，最初に述べた貯蔵機能が失われるため，一度に食べられる量が減り，少量ずつ何回にも分けて食べる必要がある．

1 食物の貯蔵と輸送

a 蠕動運動と消化

食塊が食道から胃に入ると，**噴門**から胃の上部にかけての胃壁は弛緩してそれを受け入れる．胃の中央部にはペースメーカがあり，ここから発した刺激によって，絞るような蠕動波が**幽門**方向へ伝わっていく（▶図 12-4）．

蠕動波は約 3 回/分の頻度で発生し，内容物と

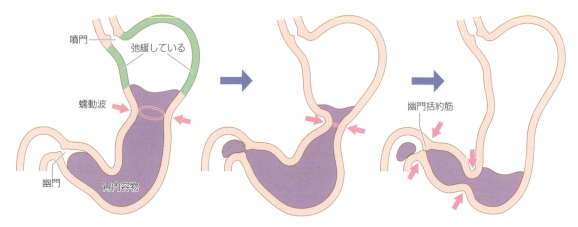

▶図12-4　胃の蠕動運動

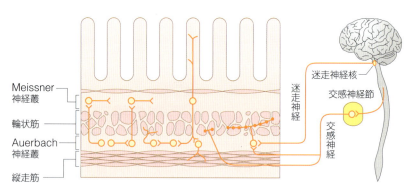

▶図12-5　胃や腸における神経性調節

胃液を混和する．これによって胃内での消化が行われ，胃内容物は細かくなってかゆ状となる（**かゆ状液**）．

b 神経性調節

胃や腸の蠕動運動は筋層間の **Auerbach（アウエルバッハ）神経叢**と粘膜下の **Meissner（マイスナー）神経叢**によって調節される．さらに，睡眠中，運動時など全身状態の変化に応じて，迷走神経や交感神経による調節を受ける（▶図12-5）．

c 消化に要する時間

液体は，比較的早く10分ほどで十二指腸に排出される．固形物は，3〜6時間を要する．特に脂肪は時間がかかり，いわゆる**胃もたれ**の原因となる．

2 胃底腺と胃液

a 胃底腺

胃の2/3を占める**胃体部**（▶図12-6）には多数の胃底腺があり，ここから**胃液**が分泌される．**胃底腺**には，主細胞，壁細胞，副細胞の3種類の細胞がある（▶図12-6）．

主細胞はタンパク質分解酵素ペプシンの前駆体である**ペプシノゲン**（pepsinogen）を，**壁細胞**は**塩酸**（HCl）を分泌する．**副細胞**は弱アルカリ性の粘液を分泌し，胃粘膜を塩酸や**ペプシン**（pepsin）から守っている（→NOTE❶）．

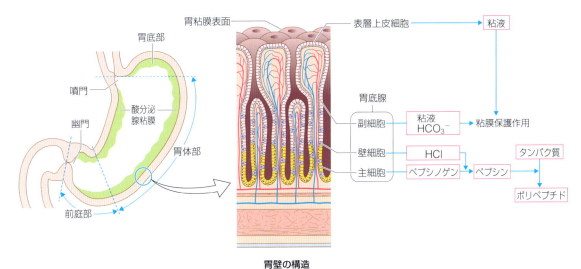

▶図 12-6　胃と胃底腺

b 胃液の分泌調節

胃液の分泌調節は，頭相，胃相，腸相で説明される．

(1) 頭相
視覚，嗅覚，味覚などの刺激によって迷走神経が興奮して，胃液の分泌が促進される（▶図 12-7A）．

(2) 胃相
胃壁の伸展や迷走神経の興奮などが刺激となって，幽門部にある幽門腺の G 細胞から**ガストリン**（gastrin）というホルモンが分泌される．ガストリンは血液中に放出され，胃底腺の壁細胞に作用して，胃液の分泌を促進する（▶図 12-7B）．また，胃粘膜から分泌される**ヒスタミン**（histamine）も壁細胞に作用して胃液の分泌を促進する．

(3) 腸相
胃液によって酸性となったかゆ状液が十二指腸に入ることにより，空腸の K 細胞から**胃抑制ペプチド**（gastric inhibitory peptide；GIP）や**エンテロガストロン**（enterogastrone），**セクレチン**（secretin），**コレシストキニン**（cholecystokinin；CCK）などのホルモンが分泌されて，胃液の分泌を抑制する（▶図 12-7C）．

3 胃における消化

胃液は強い酸性（pH 1 程度）である．胃に入った食塊を殺菌するとともに，胃底腺の主細胞から

> **NOTE**
>
> **1 ヘリコバクター・ピロリ**
> **（*Helicobacter pylori*）**
>
> オーストラリアの医学者 Barry Marshall（マーシャル）と Robin Warren（ウォレン）は，ヘリコバクター・ピロリという細菌が胃潰瘍の約 80％，十二指腸潰瘍の 90％ の原因となっていることを明らかにした．また，ヘリコバクター・ピロリは慢性胃炎，胃癌の原因でもある．彼らはこの功績により，2005 年度のノーベル生理学・医学賞を受賞した．
>
> ヘリコバクター・ピロリはらせん状の細菌で胃の上皮や腸の粘膜層に接着して存在する．ピロリ菌がウレアーゼという酵素を産生する結果，アンモニアと CO_2 が産生される．これらにより，血流障害や発癌物質の作用が増強される．
>
> 多くは 5 歳以下の幼児期に感染し，慢性胃炎を経て 50 年以上経ってから胃癌を発症する．日本人のピロリ菌感染率は高く 50％ 近いが，60 歳以下の感染率は急速に低下している．
>
> 抗菌薬によって比較的容易に除菌することができる．除菌により胃癌の発症率も大きく低下すると予想されている．

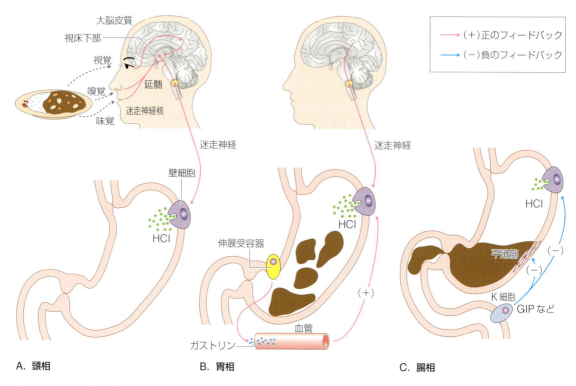

▶図 12-7　胃液の分泌調節

分泌されたペプシノゲンを活性型のペプシンに変化させる．ペプシンはタンパク質を分解してポリペプチド（→191 頁参照）にする．

また，胃液には，食物中の鉄をイオン化して吸収しやすい形に変える働きもある．鉄は，ヘモグロビン合成のための材料として必須の物質である（→91 頁参照）．

胃のもう1つの重要な役割として，**内因子**の分泌がある．内因子は**ビタミン B₁₂**と結合することで，小腸におけるビタミンの吸収を可能にする．

胃では，アルコール存在下の場合には水が吸収されるが，水以外の物は吸収されない．

4 嘔吐

胃や十二指腸の過度の拡張や粘膜の刺激によって，小腸〜胃において，肛門側から口側に向かう**逆蠕動**が生じる．これによって十二指腸や胃がさらに拡張されて，**嘔吐反射**を生じる．胃や十二指腸が拡張した情報は，交感神経と迷走神経の求心性線維によって延髄の**嘔吐中枢**に伝えられる．嘔吐中枢からの遠心性線維は各種の脳神経，自律神経，脊髄神経を経由して嘔吐反射を引き起こす．胃から十二指腸にかけて強い収縮がおこり，同時に腹筋群が強く収縮して胃を圧迫する．このとき，胃の上部と食道は弛緩して逆蠕動によって胃に逆流してきた内容物が吐き出される．

嘔吐は，飲み込んでしまった有害な物を吐き出すという意味で重要な反射である．また，乗り物酔いのような平衡感覚の刺激や，情動刺激（気持ちの悪い物を見るなど）によっても，辺縁系を介して嘔吐中枢が刺激される場合がある．

E 十二指腸における消化

小腸は，解剖学的に十二指腸，空腸，回腸に分けられる．

十二指腸下行部の Vater（ファーター）乳頭（大十二指腸乳頭）において，膵臓から来る膵管と，肝臓から胆嚢を経て胆汁を運ぶ総胆管が開口する（▶図 12-8）．膵臓から膵管を通って分泌される膵液は，重要な消化酵素を含んでいる．

1 膵液

膵臓は，インスリンやグルカゴンといったホルモンを分泌する内分泌腺である．一方で，消化液（膵液）を分泌する外分泌腺でもある．

膵臓の腺細胞で産生された膵液は，膵管を通って十二指腸内に分泌される．膵液には重炭酸イオン（HCO_3^-）と各種の消化酵素が含まれている．

a 重炭酸イオン

胃から排出された酸性のかゆ状液が十二指腸壁に接触すると，十二指腸からセクレチン（secretin）というホルモンが分泌される（→NOTE❷）．セクレチンは胃液の分泌を抑制するとともに，膵臓に作用して重炭酸イオンに富んだ膵液の分泌を促進する．

重炭酸イオンは弱アルカリ性であるため，酸性の胃液を中和して，十二指腸粘膜が酸によって傷害されることを防ぐ．また，十二指腸における消化酵素の活性を高める．

b 膵液の消化酵素

アミノ酸やペプチドなどのタンパク分解産物や脂肪が十二指腸に触れると，コレシストキニン（CCK）というホルモンが分泌される．このホルモンは胆嚢を収縮させるとともに，膵臓に作用して消化酵素に富んだ膵液の分泌を促進する．

膵液に含まれる消化酵素とその働きを以下に示す．

(1) α-アミラーゼ

デンプンを二糖類，おもに麦芽糖（マルトース）に分解する．

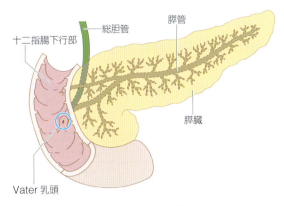

▶図 12-8　十二指腸下行部と膵臓

(2) リパーゼ（lipase）

脂肪を脂肪酸とグリセロールに分解する．

(3) トリプシン（trypsin），キモトリプシン（chymotrypsin）

タンパク質を分解し，数個のアミノ酸からなるオリゴペプチドにする．

2 胆汁

胆汁は肝臓で産生され，総肝管を通って胆嚢に入り，そこで濃縮される．濃縮された胆汁は，総胆管を通って Vater 乳頭から十二指腸に排出される．十二指腸から分泌されるコレシストキニンは，胆嚢を収縮させて胆汁の十二指腸への排出を促進する．

胆汁はアルカリ性で，水や電解質のほか，胆汁酸，胆汁色素，コレステロールなどが含まれる．胆汁には消化酵素は含まれていない．しかし，胆

NOTE

❷ セクレチン

セクレチンを発見したのは，英国の生理学者 Ernest H Starling（スターリング）であり，有名な「Starling の心臓の法則」の Starling と同一人物である．

セクレチンは最初に発見されたホルモンであり，ホルモンという概念を確立した点も，Starling の大きな功績である．

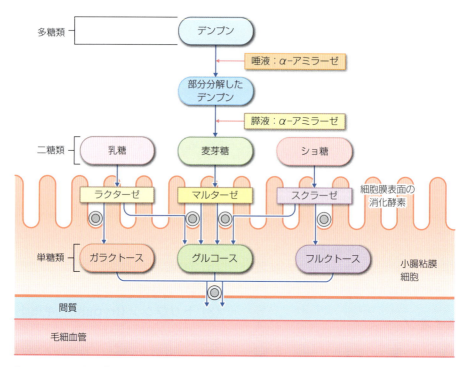

▶図 12-9　糖の膜消化
◎：グルコース輸送体．

汁に含まれる**胆汁酸**は，脂肪を小滴にして（**乳化**という），脂肪分解酵素であるリパーゼの作用を受けやすくする（→NOTE❸）．

NOTE

❸胆石症（cholelithiasis）

胆嚢から胆管に胆汁成分由来の固形物（結石）を生じる疾患である．結石の主成分によって，コレステロール結石，ビリルビン結石，混合結石に分けられる．男性より女性に多く，肥満者に多いことが特徴である．加齢とともに増加する．

中華料理や天ぷらなど，脂肪に富んだ食事をした 30 分～2 時間後に，右上腹部から心窩部に突然痛みが出現し，20 分以上持続する．これは脂肪が十二指腸に接触することによってコレシストキニンの分泌が増加し，胆嚢を収縮させるためである．胆嚢内や胆管に結石が存在すると，結石によって胆汁の排泄が阻害されているにもかかわらず胆嚢が収縮するために，内圧が上昇して痛みを感じる．

F　空腸・回腸における消化と栄養素の吸収

十二指腸は総胆管が開口し，消化の主たる場である一方，**空腸**では大部分の栄養素が吸収され，**回腸**ではビタミン B_{12} と胆汁酸が吸収される．

1　空腸・回腸における消化

a　糖

アミラーゼの作用によって二糖類である麦芽糖にまで分解された糖は，小腸粘膜の細胞膜上に存在する酵素の働きによって単糖類であるグルコースに分解され，グルコース輸送体により細胞内に輸送されて，毛細血管へと放出される．このようにして単糖が膜を通過するためには，グルコース輸送体が必要である（▶図 12-9）．

▶表 12-1 主な消化酵素と作用

消化液	酵素	基質	分解産物
唾液	プチアリン（α-アミラーゼ）	デンプン	デキストリン，麦芽糖（マルトース）
胃液	ペプシン	タンパク質	ペプトン（ポリペプチド）
膵液	トリプシン	ポリペプチド	トリペプチド
	キモトリプシン	ポリペプチド	トリペプチド
	膵アミラーゼ（α-アミラーゼ）	デンプン	麦芽糖
	膵リパーゼ	脂肪	脂肪酸，グリセロール
腸液	エンテロキナーゼ	トリプシノゲン	トリプシン
	アミノペプチダーゼ	トリペプチド	N 端からアミノ酸分離
	ジペプチダーゼ	ジペプチド	アミノ酸
	マルターゼ	麦芽糖	ブドウ糖（グルコース）
	ラクターゼ	乳糖	ブドウ糖，ガラクトース
	スクラーゼ	ショ糖	ブドウ糖，果糖（フルクトース）

このように消化の最終段階は，消化管内腔ではなく，粘膜細胞上でおこる．これを**膜消化**と呼ぶ．

b タンパク質

タンパク質は，胃におけるペプシン，十二指腸におけるトリプシンとキモトリプシンによってオリゴペプチドとなる．これがさらに小腸粘膜細胞上の**アミノペプチダーゼ**（aminopeptidase）によって，2 個のアミノ酸からなるジペプチド，または 1 個 1 個のアミノ酸に分解されて吸収される．

主な消化酵素とその作用を▶表 12-1 に示す．

2 空腸・回腸における栄養素の吸収

a 単糖とアミノ酸

単糖と**アミノ酸**は，輸送体を介して小腸粘膜細胞に取り込まれ，細胞内を輸送される．そして，管腔と反対側の細胞膜から**輸送体**によって細胞外に放出され，毛細血管内へ吸収される（▶図 12-9, 10）．

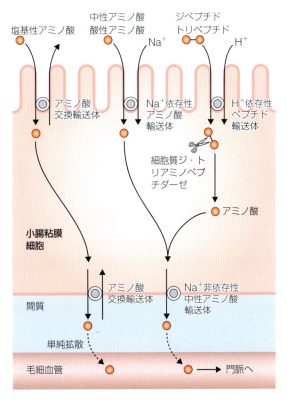

▶図 12-10 アミノ酸輸送系，ペプチド輸送系

b 脂肪

胆汁酸とリパーゼの作用によって**脂肪酸**と**グリセロール**に分解された**脂肪**は，その周囲をリン脂

▶ 表 12-2　1 日あたりの水の出納量

水分摂取量	1 L
消化液分泌量	7 L
唾液	1 L
胃液	2.5 L
腸液	1.9 L
膵液	0.8 L
胆汁	0.8 L
便中排泄量	50～100 mL

質とコレステロールで取り囲まれた小球（ミセル：micelle）となって小腸粘膜細胞に近づく．ここで脂肪酸とグリセロールはミセルから離れ，拡散により細胞内に取り込まれる．脂肪酸やグリセロールは，細胞内で**トリグリセリド**となり，リポタンパク質（脂肪が結合したタンパク質）で包まれた小球（**カイロミクロン**：chylomicron）となって管腔と反対側に放出される．放出されたカイロミクロンはリンパ管に取り込まれる．小腸を流れるリンパは，吸収されたカイロミクロンを多量に含むため白く濁っており，**乳糜**と呼ばれる．乳糜はリンパ管を流れ，内頸静脈と鎖骨下静脈の合流部分で静脈に合流し，血液循環に入る．

C 電解質，ビタミン，水

Na^+，K^+，Ca^{2+}，Fe^{2+} などの電解質，各種ビタミンも小腸において吸収される．

水は 90 % が小腸で吸収される．生体内には，飲んだり食物に含まれている水だけではなく，**消化液**として消化管内に分泌される水が多量に存在する（▶ 表 12-2）．これを回収するという意味で，水の吸収は重要である．

食物繊維は，消化・吸収できないため腸管内にとどまる．これにより腸管内の浸透圧が上昇して水の吸収を妨げるため，水が腸管内に引きとめられて便を軟らかくし，**便秘の改善**に役立つことになる．

G 大腸の役割

大腸は盲腸，上行結腸，横行結腸，下行結腸，S 状結腸，直腸からなる．

1 大腸の吸収能

大腸がもつ役割の大部分は，小腸で吸収しきれなかった水分を吸収し，便塊を形成することである．大腸は高い吸収能をもつ．しかし，大腸に達した段階では，吸収すべき栄養素がほとんど残っていない．大腸の高い吸収能を利用して，肛門から**坐薬**を挿入して吸収させることがある．

2 腸内細菌叢

大腸には，**腸内細菌叢**と呼ばれる 1,000 種類以上の細菌が常在している．その数は大腸内容物（糞便）1 mL あたり 1,000 億～1 兆個に達すると見積もられている．腸内細菌は，ビタミン K の産生や病原性細菌の増殖を防ぐ有用なものがある一方で，老化を促進したり発がんの原因となるなどの負の側面もある．

3 排便反射

食事によって胃が拡張されると，反射的に大腸の**蠕動運動**が亢進する（**胃大腸反射**）．この蠕動は**大蠕動**とも呼ばれ，大腸内容物を結腸から直腸へと一気に送るのに役立っている．

便によって直腸壁が伸展されると，その情報は骨盤神経の求心性線維を通って仙髄の排便中枢に伝えられるとともに，脊髄を上行して大脳皮質にも伝えられ，**便意**を生じる．仙髄の**排便中枢**は絶えず大脳皮質からの抑制を受けており，排便の準備が整い，大脳皮質からの抑制がなくなると初めて**排便反射**が起こる．すなわち，仙髄の排便中枢は，副交感神経である骨盤神経を介して直腸壁の

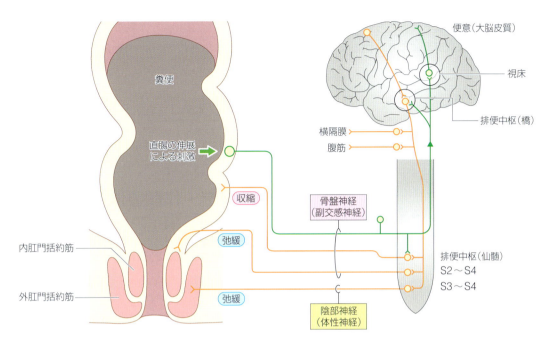

▶図 12-11　排便反射のメカニズム

平滑筋を収縮させるとともに，平滑筋性の内肛門括約筋を弛緩させる．同時に，体性神経である陰部神経に支配される骨格筋性の外肛門括約筋も弛緩して排便を容易にする（▶図 12-11）．

H 肝臓の役割

　肝臓は腹腔内最大の実質臓器である．腸管から吸収された栄養素や毒素は，**門脈**（→126 頁参照）によって肝臓に運ばれ，そこで代謝や解毒を受ける．肝臓は，体内における大化学工場といえる．

1 代謝機能

　消化・吸収に伴う血糖値の上昇（血漿グルコース濃度の上昇）によって膵臓からホルモンの一種であるインスリンが分泌されると，それに応じて**グルコース**を取り込み，グルコースをいくつも結合させて**グリコーゲン**という多糖類を合成して貯蔵する．

　血糖値が低下すると，同じく膵臓から分泌されるもう 1 つのホルモンであるグルカゴンに刺激されて今度はグリコーゲンをグルコースに分解して血中に放出し，全身の細胞に安定したエネルギー源を供給している．

　その他に，吸収されたアミノ酸から**アルブミン**などの血漿タンパクを合成する．**中性脂肪やコレステロール**を合成するなど，肝臓はさまざまな代謝機能を果たしている．

2 解毒・排泄機能

a 有害物質

　有毒な物質を毒性の低い物質に変えて尿中に排泄させたり，胆汁として腸管内に排出し，便として体外に捨てている．

　たとえばタンパク質の分解産物である**アンモニア**は，肝細胞によって毒性の少ない**尿素**に変えられて，尿中に排泄される．**アルコール**（エタノール）は，肝細胞が有するアルコール脱水素酵素に

よって**アセトアルデヒド**に変えられ，さらに**アセトアルデヒド脱水素酵素**により毒性のない**酢酸**に変化する．

b 薬物

経口投与された薬物も腸から吸収されると門脈によって肝臓に運ばれ，肝細胞による解毒を受けるため，薬物の血中濃度が低下する（**初回通過効果**）．経口の薬物は，肝臓によるこの分解作用を見越した分量で投与される．

逆に肝機能が障害されている場合は，初回通過効果が減少するため，通常の投与量では血中濃度が上がりすぎることに注意する．なお，坐薬は初回通過効果を受けず，効果が発現するのも早い．

3 ホルモンの不活性化

エストロゲン（女性ホルモン）やバソプレシンなど多くのホルモンを**不活性化**し，ホルモンの作用が長時間続きすぎないようにしている．

4 胆汁の産生

胆汁は，胆汁酸や赤血球の破壊産物であるビリルビンなどからなる胆汁色素を含む．肝臓は，胆汁を産生し，胆囊を経て，総胆管を介して腸管内に排出する．

5 貯蔵機能

鉄やビタミン A・D などの**脂溶性ビタミン**が，肝臓に貯蔵される．

6 造血機能

胎児期には赤血球産生の場として重要である．胎児期に肝臓でつくられる赤血球には，成人型ヘモグロビン（HbA）とは異なる胎児ヘモグロビン（HbF）が含まれている．HbF は酸素結合能が高く，母体血から十分な酸素を抜き取ることができる．

出生後，肝臓は造血機能を失い，生後の造血は骨髄で行われる．

Ⅰ 理学・作業療法との関連事項

■ 嚥下障害の臨床的チェックポイント

嚥下障害は，窒息のエピソード，誤嚥性肺炎，脱水，低栄養，食事の楽しみの欠如などとして現れる．食事の際の様子を観察することが大切である．むせる，痰がからむ，声の質が変わるなどは，誤嚥がおこっている，あるいはおこる可能性を示唆している．

診断のためには，顔面筋，舌，顎関節，咽頭・喉頭の運動，流涎の有無を観察する．3 mL の冷水による水飲みテスト，反復唾液嚥下テスト（repetitive saliva swallowing test；RSST）などが行われる．

■ 嚥下障害のリハビリテーション

嚥下障害が指摘された場合のリハビリテーションとして，経口的に食物を食べて練習する方法（直接訓練）と嚥下に関係する顔面・舌・顎関節・咽頭・喉頭の可動性を高めるような訓練をあらかじめ行う方法（間接訓練）とがある．

液体，ゼリー，固形物（クッキー），米飯のような食物が嚥下される様子は，嚥下造影（videofluorography；VF）や嚥下内視鏡（video endoscopy；VE）で検査することができる．その結果に基づいて，一口の量，咀嚼回数，増粘剤の量，空飲み込み，嚥下時の姿勢の調整などを検討し，食餌形態を選択する．

復習のポイント

- 口腔内では，[①]と[②]分泌と味覚によるチェックが行われ，最終的に嚥下される．
- 嚥下は[③]，[④]，[⑤]の3つの相に分けられ，[④]以下は反射によるもので，止めることはできない．
- 胃の最も主要な役割は，食べた物を一時的に収納し，徐々に[⑥]へと送り出すことである．
- 胃では，[⑦]による殺菌，[⑧]によるタンパク質の消化，内因子の分泌などが行われる．
- 胃液分泌は，迷走神経の興奮や，[⑨]と[⑩]の分泌により促進される．
- 胃液分泌は，[⑪]，[⑫]，[⑬]など十二指腸由来のホルモンによって抑制される．
- [⑫]は重炭酸イオン(HCO_3^-)に富んだ膵液の分泌を促進し，[⑬]は消化酵素に富んだ膵液の分泌を促進する．
- 膵液に含まれる消化酵素は，[⑭]，[⑮]，[⑯]，[⑰]であり，[⑭]はデンプンを，[⑮]は脂肪を，[⑯]と[⑰]はタンパク質を分解する．
- 胆汁は，脂肪を[⑱]して，リパーゼの作用を受けやすくする．
- [⑭]によって二糖類にまで分解された糖は，空腸上皮細胞膜上にある酵素の作用により単糖に分解されて吸収される．これを[⑲]という．
- タンパク質は，胃から分泌される[⑧]と，膵液に含まれる[⑯]と[⑰]によってオリゴペプチドにまで分解され，小腸粘膜細胞上の[⑳]によって[㉑]に分解されて吸収される．
- 脂肪は，胆汁酸と[⑮]によって[㉒]と[㉓]に分解され，これが[㉔]という小球となって小腸粘膜細胞に取り込まれ，細胞内で[㉕]となってリンパ管に吸収される．
- 摂食によって胃が拡張すると，大腸の蠕動運動が促進される．これを[㉖]と呼ぶ．
- 直腸壁が便によって伸展されると，仙髄にある[㉗]が興奮して，副交感神経である[㉘]を介して直腸壁が収縮し，内肛門括約筋が弛緩する．
- 肝臓の役割は，❶[㉙]機能，❷解毒・排泄機能，❸ホルモンの[㉚]，❹[㉛]の産生，❺[㉜]や[㉝]などの貯蔵機能，❻胎児期の[㉞]機能である．

関連する国試問題は→235，236頁参照

....

①咀嚼 ②唾液 ③口腔相 ④咽頭相 ⑤食道相 ⑥十二指腸 ⑦胃液 ⑧ペプシン ⑨ガストリン ⑩ヒスタミン ⑪胃抑制ペプチド ⑫セクレチン ⑬コレシストキニン ⑭α-アミラーゼ ⑮リパーゼ ⑯トリプシン ⑰キモトリプシン ⑱乳化 ⑲膜消化 ⑳アミノペプチダーゼ ㉑アミノ酸 ㉒脂肪酸 ㉓グリセロール ㉔ミセル ㉕カイロミクロン ㉖胃大腸反射 ㉗排便中枢 ㉘骨盤神経 ㉙代謝 ㉚不活性化 ㉛胆汁 ㉜鉄 ㉝脂溶性ビタミン ㉞造血

第13章 内分泌

学習目標
- ホルモンの作用，種類，作用の発現メカニズムを概説できる．
- ホルモン分泌の調節メカニズムを分類して説明できる．
- 内分泌腺をあげ，そこから分泌されるホルモンの機能を説明できる．

A 内分泌機能とホルモン

1 ホルモンの役割

a ホルモンとは

ホルモンは**内分泌腺**によって産生され，直接血液中に放出される（▶図 13-1）．その後，血流に乗って全身を循環し，そのホルモンに対する受容体をもつ細胞（**標的細胞**）の機能状態を変化させる．

▶図 13-2 に主な内分泌腺を示す．1つの内分泌腺が，複数種のホルモンを分泌することが多い．また，これらの内分泌腺以外にも胃や腸，心臓，腎臓，肝臓などからもホルモンが分泌されるため，ホルモンの種類はきわめて多数にのぼる．

ホルモンに似たものとして，分泌細胞で合成された物質が間質液に分泌され，近傍の細胞に影響を及ぼすものがある．これを**傍分泌**と呼ぶ．血管内皮細胞で産生され，すぐ外側にある血管平滑筋

▶図 13-1 内分泌腺によるホルモンの放出
内分泌腺の付近を通ることでホルモンを含む血液になる．

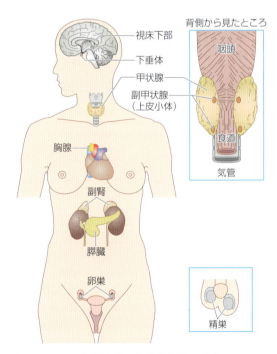

▶図 13-2 内分泌腺と内分泌細胞の分布

を弛緩させる**一酸化窒素**(NO)や，発熱物質などとして働く**プロスタグランジン**(prostaglandin)，炎症反応を引き起こす**ヒスタミン**などが代表的である．

b ホルモンの作用

自律神経とホルモンは，ともに内臓の諸機能を調節しているが，それぞれ役割分担がある．

(1) 体内環境のレベル変化

自律神経はホメオスタシスのために微調整を行うのに対し，ホルモンは体内環境のレベルを変化させる．身体を成長させる**成長ホルモン**や，代謝レベルを変化させる**甲状腺ホルモン**，性成熟を引き起こす**性ホルモン**などがこれにあたる(▶図13-3)．

(2) 物質の血中濃度の調節

物質の血中濃度を調節することは，ホルモンの役割である．Na^+の排泄量を調節して血漿量を調整する**電解質コルチコイド**(アルドステロン)，血中グルコース濃度(血糖値)を調節する**インスリン**と**グルカゴン**，Ca^{2+}濃度を調節する**パラソルモン**と**カルシトニン**などがこれにあたる．

(3) 適応力の増進

副腎髄質から分泌される**アドレナリン**，副腎皮質から分泌される**糖質コルチコイド**(コルチゾル)などが，自律神経と協力してストレスに対する適応力を増進させる．

(4) 本能行動の発現

性ホルモンや下垂体から分泌される**プロラクチン**などは，性行動や母性行動などの本能行動を発現させる．

(5) 内分泌腺の調節

ほかの内分泌腺の働きを調節する．視床下部から分泌されるすべてのホルモンと，下垂体前葉から分泌されるいくつかのホルモンが担っている．

2 ホルモンの種類

a ホルモンの化学構造

ホルモンはその化学構造から大きく3種類に分けることができる．

(1) ペプチド型ホルモン

アミノ酸がいくつもつながったペプチド型をしており，最も数が多い．すべての**視床下部ホルモン**と**下垂体ホルモン**，**消化管ホルモン**，そして**インスリン**，**グルカゴン**がこのタイプである(▶図13-4A)．

(2) ステロイド型ホルモン

コレステロールから合成される**ステロイド核**をもつ脂肪の一種である．副腎皮質でつくられる**糖質コルチコイド**と**電解質コルチコイド**，副腎皮質と性腺で合成されるすべての**性ホルモン**が含まれる(▶図13-4B)．

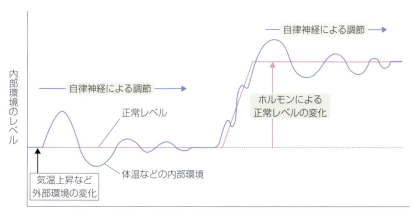

▶図13-3 自律神経とホルモンによる調節の違い

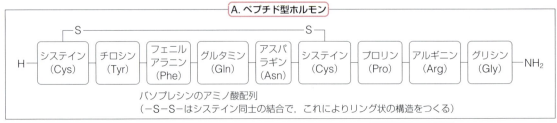
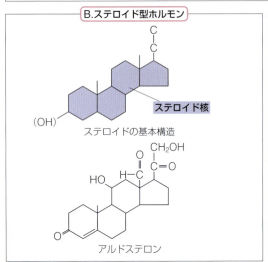

▶図13-4 ホルモンの化学構造による分類

(3) アミン型ホルモン

アミン型と呼ばれる**アミノ基**(-NH₂)をもつホルモンである．ノルアドレナリンなどの**カテコールアミン**，**甲状腺ホルモン（サイロキシン）**，脳の松果体から分泌される**メラトニン**などがこのタイプである（▶図13-4C）．

b ホルモン作用の発現メカニズム

(1) 水溶性ホルモン

ペプチド型ホルモンとアドレナリンやノルアドレナリンなどのカテコールアミン類である．

水溶性のため細胞膜を通過できず，細胞膜上にある受容体に結合することで，その効果を発揮する．ホルモンは細胞表面の受容体に結合すると，細胞内情報伝達機構（**セカンドメッセンジャー**）を介して特定の酵素の活性を賦活したり抑制したりすることによって，あるいはイオンチャネルを開閉させることによって，細胞機能を変化させる

（▶図13-5）．

(2) 脂溶性ホルモン

ステロイド型ホルモンと甲状腺ホルモンである．

脂溶性のため，脂質からなる細胞膜を容易に通過し，細胞内の受容体に結合する．**ホルモン-受容体複合体**は，核内に入って遺伝子（DNA）を活性化してタンパク合成を変化させることで，その効果を発揮する（▶図13-6）．

3 ホルモンの分泌調節

a 促進・抑制ホルモンによる調節

視床下部から分泌されるホルモンのすべては，下垂体前葉から分泌されるホルモンに対して，促進作用または抑制作用を示す．また，下垂体前葉からも下位の内分泌腺に対する刺激ホルモンが分

A 内分泌機能とホルモン ● 175

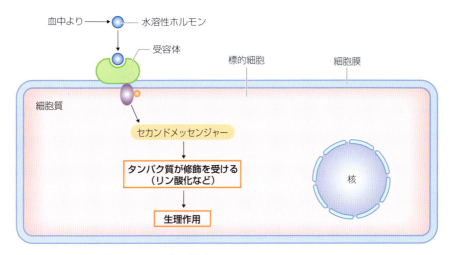

▶図13-5 水溶性ホルモンの作用機序

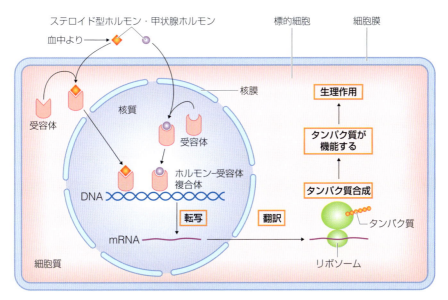

▶図13-6 脂溶性ホルモンの作用機序

泌される.

たとえば下垂体前葉からは，甲状腺ホルモンの分泌を促す**甲状腺刺激ホルモン**（thyroid stimulating hormone；TSH）が分泌されている．その下垂体前葉に対して，視床下部は**甲状腺刺激ホルモン放出ホルモン**（thyrotropin releasing hormone；TRH）を分泌して TSH の分泌を促進している（▶図13-7）.

b 負のフィードバック

負のフィードバックについては前述した（→10頁参照）．ここでは▶図13-7 を例にとって，負のフィードバックによるホルモン分泌の調節を説明する．

視床下部からの TRH によって下垂体前葉が刺激されて，TSH が分泌される．そして TSH に刺激されて，甲状腺から**甲状腺ホルモン**〔トリヨー

ドサイロニン(T_3)，サイロキシン(T_4)〕が分泌される（後出，▶図13-14）．一方で，甲状腺ホルモンは，下垂体前葉からのTSH分泌と視床下部からのTRH分泌を抑制する（**長環フィードバック**）．TSHも視床下部に作用してTRH分泌を抑制する（**短環フィードバック**）．このような負のフィードバックによって，甲状腺ホルモンが過剰に分泌されないように調節されている．

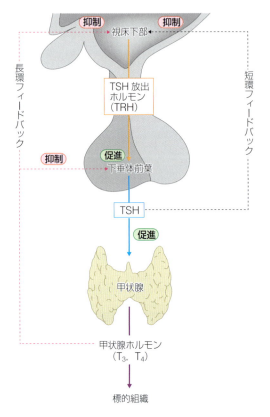

▶図13-7　甲状腺ホルモンの分泌調節

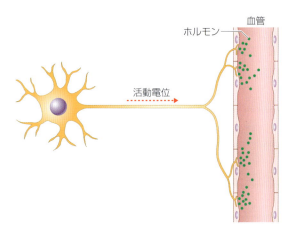

▶図13-8　神経内分泌

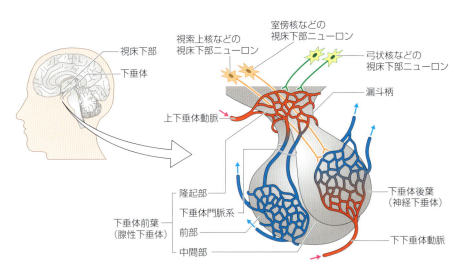

▶図13-9　**下垂体における神経内分泌**
視床下部で産生される各種放出ホルモンは，視床下部の毛細血管に放出される．この毛細血管は合流して下垂体門脈となり，下垂体前葉で再び毛細血管網をつくる．視床下部から流れてきた放出ホルモンは，ここで前葉の腺性細胞に作用して前葉ホルモンを分泌させる．視索上核や室傍核にある神経細胞は軸索を下垂体後葉まで伸ばしており，後葉の毛細血管に神経内分泌機序によってホルモンを分泌する．

c 神経内分泌

　神経細胞は通常，軸索末端から神経伝達物質を放出して，ほかの神経細胞を興奮させたり，筋を収縮させたり，そして腺細胞から分泌液を放出させたりしている．ところが，ある種の神経細胞は血液中に直接神経伝達物質を放出し，これが血流に乗ってホルモンとして働く（▶図 13-8）．このようなものを**神経内分泌**と呼ぶ．

　視床下部からのホルモン分泌は，すべて神経内分泌である．下垂体後葉から分泌される**バソプレシン**と**オキシトシン**も，視床下部に細胞体がある神経細胞が軸索を下垂体後葉まで伸ばして神経内分泌しているものである（▶図 13-9）．

d 自律神経による調節

　副腎髄質からの**アドレナリン分泌**は，交感神経によって調節されている．身体運動をしたり精神的に緊張したりした場合に，**交感神経が興奮する**とともに副腎髄質からのアドレナリン分泌も亢進して，交感神経の効果を増強している．

e 神経内分泌反射

　オキシトシン（oxytocin）は，下垂体後葉から分泌されて乳腺の腺房を収縮させて，乳汁を乳管内に放出（**射乳**）させるホルモンである．乳児が乳首を吸引する刺激が感覚神経を通って脳に伝えられ，下垂体後葉からのオキシトシン分泌が増加する（▶図 13-10）．

f 物質の血中濃度による調節

　インスリンやグルカゴンの分泌は血糖値により，パラソルモンやカルシトニンは血漿 Ca^{2+} 濃度により調節される（▶図 13-11）．また，バソプレシン（vasopressin）の分泌は血漿浸透圧によって調節されるが，血漿浸透圧はほとんど Na^+ 濃度で決まるため，Na^+ によって調節されるということができる．

g 正のフィードバック

　下垂体後葉から分泌される**オキシトシン**は，射乳だけではなく分娩に際して子宮平滑筋を収縮さ

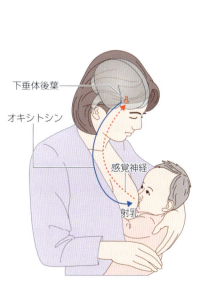

▶図 13-10　神経内分泌反射（射乳）

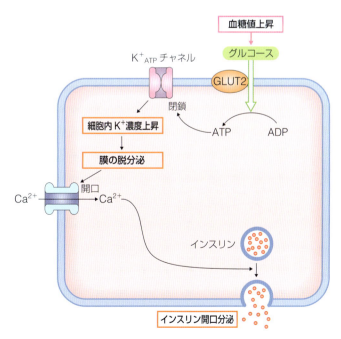

▶図 13-11　血糖値によるインスリンの分泌調節

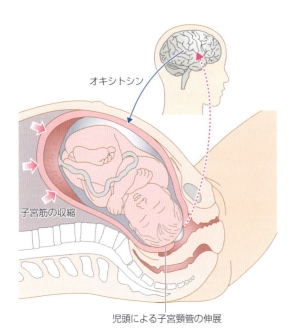

▶図 13-12　分娩時のオキシトシンの作用

せる．オキシトシンの分泌刺激となるのは，子宮頸管の伸展刺激である．つまり，子宮頸管が児頭によって伸展されるとオキシトシンが分泌される．オキシトシンは子宮平滑筋を収縮させるため，胎児はさらに下方に押し出されて子宮頸管がさらに拡張する．これによってさらにオキシトシン分泌が促進される，といった具合に次々とエスカレートしていき，分娩が一気に完了する（▶図13-12）．

このような調節を正のフィードバックという．

B 各腺から分泌されるホルモンの作用

1 下垂体と視床下部

a 下垂体前葉

下垂体前葉からは次の6種類のホルモンが分泌される．

(1) 成長ホルモン

　長骨の伸長を促進し，身体の成長を促す．成長ホルモンの分泌は思春期にピークとなるが，成人になってもピーク時の1/3程度の分泌が続く．これは，成長ホルモンに成長促進以外にタンパク同化作用，糖や脂質の代謝に対する作用があるためである．実際，発熱や外傷，手術，運動により，成長ホルモンの分泌が増加する．

　若年時に**成長ホルモン**（growth hormone；GH）が過剰に分泌されると，非常に身長の高い**巨人症**（pituitary gigantism）となり，逆に分泌が不足すると成人になってもきわめて背の低い**下垂体性低身長症**（dwarfism）となる．成長ホルモンが不足したためにおこる低身長症では，知能の発達は正常である．また，思春期以後の骨端（→67頁参照）が閉鎖したあとに成長ホルモンが過剰分泌されると，手足が肥大し，前額や顎が肥大して突出する**先端巨大症**（acromegaly）となる．

(2) **甲状腺刺激ホルモン**（TSH）

　甲状腺に作用して甲状腺ホルモンの分泌を促進する．

(3) **副腎皮質刺激ホルモン**（adrenocorticotropic hormone；ACTH）

　副腎皮質に作用して，副腎皮質ホルモン（糖質コルチコイド，男性ホルモン）の分泌を促進する．

(4) **卵胞刺激ホルモン**（follicle-stimulating hormone；FSH）

　女性では卵胞の成熟を促し，男性では精子形成を促進する．

(5) **黄体形成ホルモン**（luteinizing hormone；LH）

　女性では排卵を誘発するとともに，排卵後の黄体形成を促進する．男性では精巣からの男性ホルモン（テストステロン）の分泌を促進する．

　なお，FSHとLHを総称して**性腺刺激ホルモン**（ゴナドトロピン gonadotropin）と呼ぶ．

(6) **プロラクチン**（prolactin）

　乳汁の産生と分泌を促進する．また，母性行動

B 各腺から分泌されるホルモンの作用 ● 179

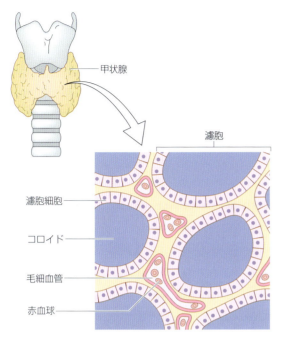

▶図 13-13　甲状腺の構造

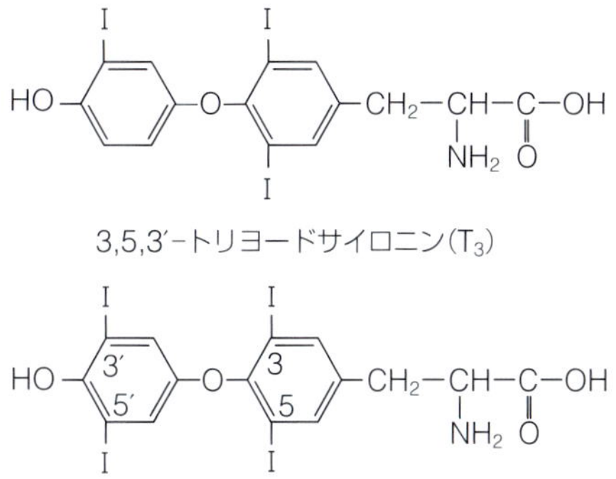

の発現にも関与する.

D 視床下部

視床下部からは下垂体前葉のホルモン分泌を促進・抑制するホルモンが分泌される．現在のところ，次の6種類のホルモンが知られている．

①成長ホルモン放出ホルモン（growth hormone-releasing hormone；GRH）
②成長ホルモン抑制ホルモン（growth hormone-inhibiting hormone；GIH，ソマトスタチン）
③甲状腺刺激ホルモン放出ホルモン（TSH-releasing hormone；TRH，プロラクチン放出ホルモン）
④副腎皮質刺激ホルモン放出ホルモン（corticotropin-releasing hormone；CRH）
⑤ゴナドトロピン放出ホルモン（gonadotropin-releasing hormone；GnRH）
⑥プロラクチン抑制ホルモン（prolactin-inhibiting hormone；PIH，ドパミン）

▶図 13-14　トリヨードサイロニン（T_3）とサイロキシン（T_4）の構造

C 下垂体後葉

視床下部に細胞体をもつ神経細胞が軸索を下垂体後葉に伸ばし（▶図 13-9），ここから神経内分泌の機序により次の2つのホルモンを分泌する．

（1）バソプレシン（抗利尿ホルモン）

血漿浸透圧の上昇が刺激となって分泌され，腎臓の集合管に作用して水チャネルを開口させて水の再吸収を増加させる．高濃度では血管収縮作用もある．

（2）オキシトシン

子宮平滑筋を収縮させ，分娩を達成させる．また，乳腺周囲の平滑筋を収縮させて，乳汁を乳管内に放出させる（射乳）．オキシトシンは大脳辺縁系に作用して母性行動を発現させたり，社会的行動を促進させたりする作用もある．

2 甲状腺

甲状腺（thyroid gland）は頸部の気管前面にある蝶の形をした内分泌腺であり，組織学的には多数の濾胞からなっている（▶図 13-13）．

（1）甲状腺ホルモン

ヨウ素を材料として作られるホルモンであり，ヨウ素3原子を含むトリヨードサイロニン（triiodothyronine；T_3）と4原子を含むサイロキシン（thyroxine；T_4）がある（▶図 13-14）．分泌量は

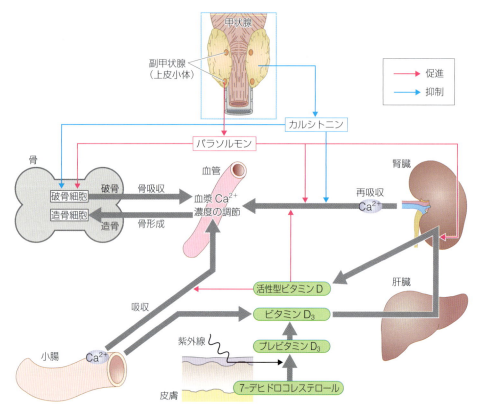

▶図 13-15　血漿 Ca^{2+} 濃度の調節

T_4 のほうが多いが，作用は T_3 のほうが強い．TSH によって分泌が促進される．

　甲状腺ホルモンは全身の代謝を活発にし，熱産生の増加，心臓の促進，消化管からの糖質の吸収促進，思考の活発化などをもたらす．また成長を促進し，カエルなどではオタマジャクシからの変態を引き起こす．

　甲状腺ホルモンが過剰に分泌される状態が **Basedow（バセドウ）病**〔Graves（グレーヴス）病〕などの**甲状腺機能亢進症**（hyperthyroidism）である．体重減少，微熱，発汗，頻脈，思考過敏などの症状が出現する．

　逆に橋本病などの甲状腺ホルモン分泌が不足する**甲状腺機能低下症**（hypothyroidism）は**粘液水腫**（myxedema）とも呼ばれ，皮膚の乾燥と腫脹，便秘がみられ，精神活動も緩慢になる．

　胎児～乳児期に甲状腺ホルモンが不足する状態は**クレチン病**（cretinism）と呼ばれ，身体の成長が遅れて低身長症になるとともに，知能の発達も阻害される．

(2) カルシトニン（calcitonin）

　傍濾胞細胞が分泌するホルモンである．骨の吸収をおこす破骨細胞を抑制するとともに，腎臓における Ca^{2+} 排泄を促進することによって，血漿 Ca^{2+} 濃度を低下させる（▶図 13-15）．ヒトではカルシトニンの作用は弱く，ほとんど無視できる．ただし骨粗鬆症や高カルシウム血症の治療に際し，薬物として使用されることがある．

3 副甲状腺（上皮小体）

　副甲状腺（parathyroid gland）は甲状腺の後面に張りつくように存在する米粒大の腺であり，ヒトでは通常 4 個ある．

パラソルモン(parathormone；PTH)を分泌する．PTHは，骨の破骨細胞を刺激して骨の吸収(骨からリン酸カルシウムを血液中に放出させる)を促進するとともに，腎臓でのCa^{2+}の再吸収を促進して血漿Ca^{2+}濃度を上昇させる(▶図13-15)．

ホルモンではないが，Ca^{2+}代謝には**ビタミンD**も大きく関与する．腸管から吸収された7-デヒドロコレステロールなどのプロビタミンDは皮膚における紫外線照射によりプレビタミンDを経てビタミンDとなる．食物由来のものとあわせその後肝臓，さらに腎臓における代謝を受けて活性型ビタミンDとなる．活性型ビタミンDは腸管でのCa^{2+}の吸収，腎臓におけるCa^{2+}の再吸収を促進することによって血漿Ca^{2+}濃度を上昇させる．

4 副腎皮質

副腎は左右の腎臓の上部に帽子のように乗っている腺であり，中心部が**髄質**，周囲を取り囲んでいる部分が**皮質**と呼ばれる(▶図13-16)．

副腎皮質は生命維持のために必須の内分泌腺であり，コレステロールから合成される3種類のステロイド型ホルモンを分泌する．

(1) 電解質コルチコイド(mineralocorticoid)

副腎皮質の最外層である**球状帯**から分泌される．電解質コルチコイドにもいくつかの種類があるが，**アルドステロン**(aldosterone)の活性が断然高い．

アルドステロンの分泌はACTHによっても促進されるが，レニン-アンジオテンシン系による促進効果のほうが強い(→120頁参照)．アルドステロンは，腎臓の集合管に作用してNa^+の再吸収を促進する．Na^+が間質に吸収されることにより間質の浸透圧が上昇するため，水も受動的に再吸収され，結果として細胞外液量の増加をもたらし，血圧が上昇する．

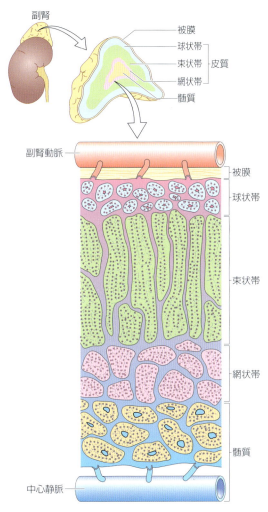

▶図13-16 副腎の構造

(2) 糖質コルチコイド(glucocorticoid)

球状帯の内側にある**束状帯**から分泌される．いくつかのホルモンがあるが，**コルチゾル**(cortisol)が最も活性が高い．

作用としては糖新生(アミノ酸やグリセロールからグルコースを産生する)の促進，抗炎症作用・解熱鎮痛作用，免疫抑制作用，許容作用(カテコールアミンやグルカゴンなどの作用を増強する)，抗ストレス作用(→NOTE❶)，精神作用(多幸感，精神的活動性の亢進)など広範囲の作用がある．また，弱いながら電解質コルチコイド作用もある．特に抗炎症作用あるいは免疫抑制作用を

NOTE

1 Selye のストレス学説

Hans Selye（セリエ）(1907〜1982)はストレスに対する人体の反応を3つの時期に分類した.

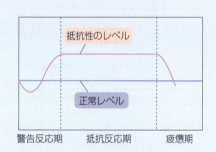

ストレスに対する人体の反応

◆ 警告反応期（alarm reaction phase）

防衛反応（defense response）の時期である. **闘争と逃走**（fight and flight）に備える準備状態を作り出す. 交感神経系が全般的に興奮し, 心臓が促進されて心拍数と心拍出量が増加する. 瞳孔は散大, 気道は拡張して呼吸が促進される. 一方で, 緊急時には重要ではない消化器系や腎臓の働きは抑制される.

また, 交感神経による刺激によって副腎髄質から分泌されるアドレナリンは, 交感神経興奮の効果を増強するとともに, 肝臓および骨格筋におけるグリコーゲン分解を促進して血糖値を上昇させ, エネルギー供給を増加させる.

◆ 抵抗反応期（resistance reaction phase）

視床下部からの副腎皮質刺激ホルモン放出ホルモン（CRH）の分泌上昇によって, 下垂体前葉からの副腎皮質刺激ホルモン（ACTH）の分泌が増加し, 結果として副腎皮質からの糖質コルチコイド分泌が増加する.

糖質コルチコイドはその許容作用によって副腎髄質からのアドレナリンの作用を増強するとともに, そのメカニズムはいまだに不明であるが, 抗ストレス作用を発揮してストレスに対する抵抗性を上昇させる. この抗ストレス作用はきわめて重要であり, 実験的に動物の両側の副腎皮質を摘出すると, ストレスのために数日〜1週間で死亡する. 副腎皮質は, 多量の糖質コルチコイドを分泌し続けるため, 次第に肥大していく.

◆ 疲憊期（exhaustion phase）

さらにストレスが持続すると, ストレスに対する適応の限界に達し, 死に至る. 現代社会の言葉で言い換えるとすると, 過労死に相当する.

得る目的で薬剤（ステロイド剤）として用いられることが多い.

（3）男性ホルモン（androgen）

副腎皮質の最内層である**網状帯**から分泌される. 女性では, 陰毛や腋毛など体毛の成長に関与する. 男性では, 副腎皮質男性ホルモンは精巣（睾丸）で産生される強力な男性ホルモンであるテストステロン（testosterone）の1/5程度の活性しかなく, 分泌も少ないため, ほとんど意味がない.

（4）分泌異常による疾患

糖質コルチコイドの過剰（ACTH過剰分泌, 副腎皮質の腫瘍, ステロイド剤の多量投与など）により**Cushing（クッシング）症候群**を生じる. 中心性肥満（体幹部は肥満し, 四肢はやせて細くなる）, 満月様顔貌, 高血糖・糖尿, 高血圧（糖質コルチコイドの電解質コルチコイド作用による）などをきたす.

電解質コルチコイドの過剰は**原発性アルドステロン症〔Conn（コン）症候群〕**と呼ばれ, 高血圧と低カリウム血症（Na^+の再吸収との交換でK^+が排泄されるため）を生じる.

副腎皮質機能が低下するのが**Addison（アジソン）病**である. 色素沈着, Na^+の喪失に伴う循環血液量の減少による低血圧（電解質コルチコイドの不足）, ストレス耐性の低下（糖質コルチコイドの不足）, 女性では陰毛の消失（男性ホルモンの不足）などをきたす.

5 副腎髄質

副腎髄質はカテコールアミンを多く含む**クロム親和性細胞**という外胚葉由来（→NOTE2）の細胞からなり, 交感神経節前線維の刺激に応じてアドレナリン（約80%）とノルアドレナリン（約20%）が分泌される.

激しい運動時や, 低血糖, 心筋梗塞, アシドーシスなど緊急時に分泌が増加し, 交感神経の興奮とともに**防衛反応**（→NOTE1）を引き起こす.

▶表13-1 血糖上昇作用のあるホルモン

グルカゴン	グリコーゲンを分解しグルコース産生
成長ホルモン	アミノ酸からのグルコース合成
甲状腺ホルモン	糖新生，グリコーゲン分解
アドレナリン	グリコーゲンを分解しグルコース産生
糖質コルチコイド	アミノ酸からのグルコース合成

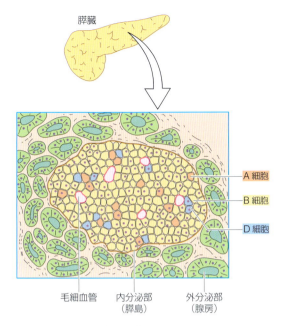

▶図13-17　膵臓の組織

副腎髄質の機能性腫瘍は**褐色細胞腫**(pheochromocytoma)と呼ばれ，アドレナリンの過剰分泌により激しい発作性の高血圧をきたす．

6 膵臓

膵臓は，消化液を分泌する外分泌腺であると同時に，ホルモンを分泌する内分泌腺でもある．内分泌細胞は小さな塊となって膵臓内に散在しているため，内分泌部を**膵島**または**Langerhans**(ランゲルハンス)**島**と呼ぶ(▶図13-17)．

膵島のA細胞からは**グルカゴン**(glucagon)が，最も多いB細胞からは**インスリン**(insulin)が分泌される．D細胞からは**ソマトスタチン**(somatostatin)が分泌され，傍分泌的にA細胞，B細胞を抑制する．

(1) インスリン

インスリンは血糖値の上昇が刺激となって分泌され，肝細胞，筋細胞，脂肪細胞にグルコースを取り込ませる．肝細胞と筋細胞では，グルコースをつなげて，多糖類の**グリコーゲン**が合成される．脂肪細胞ではグルコースから脂肪が合成され，これらは貯蔵エネルギー源となる．

インスリンは**血糖低下作用**のある唯一のホルモンである．

(2) グルカゴン

血糖値の低下によって分泌される．肝細胞に作用し，グリコーゲンをグルコースに分解して血中に放出させる．

血糖値を上昇させるホルモンはグルカゴン以外にもいくつかある．成長ホルモンと甲状腺ホルモンは，身体の成長を引き起こすホルモンであり，エネルギー源としての血糖値を上昇させる．アドレナリンや糖質コルチコイドは，防衛反応のために働くホルモンであり，骨格筋へのエネルギー供給を増加できるように血糖値を上昇させる(▶表13-1)．

NOTE

2 がんと肉腫

放射線，化学物質，ウイルス，その他不明の原因によって遺伝子が障害され，私たちの体内で悪性腫瘍が発生する．内胚葉と外胚葉系の細胞に由来する悪性腫瘍が**がん**(carcinoma)であり，中胚葉由来の細胞の悪性腫瘍を**肉腫**(sarcoma)と呼ぶ．肉腫としては，骨肉腫，筋肉腫，脂肪肉腫などが代表的である．

がん細胞がリンパ管を通って転移しやすいのに対し，肉腫は血行性に転移しやすい．肉腫の発症頻度はがんよりもはるかに少ないが，悪性度は一般にがんよりも高い．

褐色細胞腫をはじめとする内分泌腺の腫瘍は，悪性(がんや肉腫)のこともあるが，多くは良性(～腫と呼ばれる)である．しかし良性であってもホルモン産生機能を維持していることが多く(機能性腫瘍と呼ばれる)，しかも174頁にあげた分泌調節を受けないため，しばしばホルモン過剰による症状を呈する．

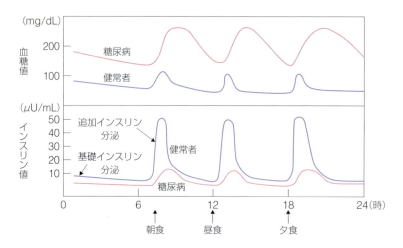

▶図13-18　血糖値，インスリン値の24時間の変動─健常者と糖尿病の対比
〔門脇 孝：糖尿病の病態生理【糖尿病診療マニュアル】．日本医師会雑誌 130：S32-S34, 2003 より〕

(3) 糖尿病

インスリンの分泌が低下，あるいはインスリンに対する感受性が低下した結果，高血糖状態となったものが**糖尿病**である．

糖尿病には，自己抗体や薬剤により膵島のB細胞が破壊されるためにおこる**1型糖尿病**と，長期にわたる糖の過剰摂取により多量のインスリン分泌を余儀なくされたB細胞が疲弊し，インスリン分泌障害をおこす**2型糖尿病**がある．

患者数としては生活習慣病である2型糖尿病のほうが圧倒的に多い．2型糖尿病では空腹時のインスリン分泌（基礎インスリン分泌）はそれほど減少しないにもかかわらず，食事のあとの追加インスリン分泌が大幅に低下するのが特徴である（▶図13-18）．

血糖値の上昇のため，腎臓において濾過されるグルコースが増加し，再吸収が間に合わなくなり，尿中に糖が排泄されるようになる．

7 性腺

男性では精巣から男性ホルモンである**テストステロン**が，女性では卵巣から女性ホルモンである**エストロゲン**（estrogen）と**プロゲステロン**（progesterone）が分泌される．

(1) テストステロン

下垂体からのLHの刺激に応じて，**Leydig（ライディッヒ）細胞**から分泌される．テストステロンは男性生殖器の発達，性欲の亢進と精子形成の促進を引き起こすとともに，**タンパク同化作用**（筋を発達させる），体毛の発育促進，声の低音化など男性の二次性徴を発達させる．

(2) エストロゲン

FSHおよびLHの刺激によって卵巣から分泌される．血中濃度は排卵直前にピークとなる．エストロゲンにはいくつかの種類があるが，最も作用が強いのは**エストラジオール**である．

エストロゲンは卵胞の発育を促進し，卵胞期の子宮内膜を増殖させる．また乳腺の発育，皮下脂肪の沈着促進など，女性の二次性徴を発達させる．

(3) プロゲステロン

排卵後の黄体から分泌される．子宮に作用して子宮内膜を分泌期にし，子宮筋の興奮性を低下させるなど，妊娠に備えた状態を作り出す．また乳腺の発育にも関与する．

8 その他の内分泌腺・内分泌細胞

a 胎盤

妊娠時に形成される**胎盤**(placenta)からは，エストロゲン，プロゲステロンの他にもいくつかのホルモンが分泌される．

ヒト絨毛性ゴナドトロピン(human chorionic gonadotropin；hCG)は，卵巣の黄体に作用してその退縮を防ぎ，黄体からのプロゲステロン分泌を継続させ，妊娠を維持する．hCGは妊娠14日ごろから分泌されるため，尿中のhCGを検出することで，妊娠の早期診断を行うことができる．

また，**ヒト絨毛性ソマトマンモトロピン**(human chorionic somatomammotropin；hCS)は，胎児の発育促進作用，乳腺組織の増殖促進作用を示す．

b 松果体

松果体は脳の第3脳室後上壁にあり，**メラトニン**(melatonin)を分泌する．網膜から光が入る昼間は分泌が抑制され，夜間に分泌が増加する．これによって身体のさまざまな機能を1日の明暗サイクルに同調させていると考えられている(**概日リズム**)．

c 心臓

主として心房から**心房性ナトリウム利尿ペプチド**(atrial natriuretic peptide；ANP)が，主として心室から**脳性ナトリウム利尿ペプチド**(brain natriuretic peptide；BNP)が分泌される．これらは心筋の伸展(つまり血液量の増加)が刺激となって分泌され，腎臓に作用してNa^+の排泄量を増加させる．これにより水の排泄も増加するため，血液量が減少する．

なお，BNPは最初に脳で発見されたため，この名がついたが，分泌量は心室のほうがはるかに多い．

d 消化管

消化管からは，ガストリン，セクレチン，コレシストキニン(CCK)など多くのホルモンが分泌されている(➡163頁参照)．

e 肝臓

肝臓からは，**インスリン様成長因子**(insulin-like growth factor；IGF)というホルモンが分泌される．これは下垂体からの成長ホルモンの刺激によって産生され，成長ホルモンと協調して身体の成長を促進する．

f 腎臓

腎臓からは，**エリスロポエチン**が分泌されて骨髄での赤血球新生を促進する．また，血圧の低下に応じて**レニン**が分泌され，アンジオテンシンを介して副腎皮質からのアルドステロン分泌を促進する．これらについては前述した(➡120頁参照)．

g 脂肪細胞

脂肪細胞からは，**レプチン**(leptin)が分泌される．レプチンは視床下部に作用して摂食抑制と熱産生の増加(つまり脂肪の分解)を引き起こす．

レプチンの分泌量は脂肪の量に比例するため，体脂肪の量を調節する負のフィードバック系として働いていると考えられる．

C 理学・作業療法との関連事項

■内分泌疾患とリハビリテーションの関連

内分泌疾患は多くの神経症状を呈する．どのようなものがあるか理解しておく必要がある(▶表13-2)．

ここでは，代表的な疾患である糖尿病と骨粗鬆症について述べる．

▶表 13-2　内分泌疾患と神経症状

器官	疾患名	神経症状
脳下垂体	先端巨大症	半盲，視力障害，手根管症候群
	汎下垂体機能低下症	脳症，意識障害
	下垂体卒中	頭痛，発熱，視野障害，外眼筋麻痺，痙攣，意識障害
	SIADH*	脳症，自発性低下，記銘力低下，失見当識
	尿崩症	脱水による高 Na 血症，意識障害
甲状腺	甲状腺機能亢進症	振戦，ミオパチー，周期性四肢麻痺
	甲状腺機能低下症	ミオキミア，手根管症候群，脳症，痙攣
副甲状腺	副甲状腺機能亢進症	脳症，失見当識，記銘力低下，意識障害
	副甲状腺機能低下症	テタニー，痙攣
副腎皮質	Cushing 症候群	近位筋優位の筋力低下や易疲労性（ステロイドミオパチーと共通した症状）
	Addison 病	脱力や筋痙攣
膵臓	糖尿病	糖尿病性ニューロパチー（ポリニューロパチー，単ニューロパチー，多発性単ニューロパチー，自律神経障害，筋萎縮など）
		昏睡
	低血糖	意識障害，失神
骨	骨粗鬆症	骨の変形・痛み，骨折

* ADH（抗利尿ホルモン）分泌異常症候群（syndrome of inappropriate secretion of antidiuretic hormone）

（1）糖尿病

　食事療法，薬物療法が重要である．筋活動によりインスリン感受性が増加することが知られており，運動療法を適切に取り入れることが重要である．具体的には，ストレッチング，歩行，レクリエーション，自転車エルゴメータなどの有酸素運動を行う．運動処方は糖尿病の状態（インスリンの使用，網膜症の合併，腎障害の有無など）によって異なる．

（2）骨粗鬆症

　宇宙での研究により無重力状態では，骨粗鬆症が進行することがわかっている．地上での生活では，適度な運動が骨粗鬆症を改善させるといえる．現在，骨粗鬆症の治療に，活性ビタミン D 製剤，ビスホスホネート製剤が使用されるようになり，薬物による骨折防止作用が期待されるようになっている．しかし，骨に加わる力が骨形成に刺激を与えることから，同時に筋活動（運動）を行うことが骨粗鬆症の治療にも有効である．実施する運動としては，脆弱な骨に強い衝撃が及ばないものが好ましく，歩行や自転車エルゴメータなどが考えられる．

復習のポイント

- 傍分泌される代表的な物質は，[①]と[②]であり，[①]は血管拡張，[②]は発熱物質として働く．
- ホルモンは，その化学構造により[③]，[④]，[⑤]に分けられる．
- [⑥]は細胞膜上の受容体に結合してその効果を発揮するのに対して，[⑦]は細胞内に入り，細胞質または核内の受容体に結合して遺伝子を活性化する．
- 甲状腺ホルモンは[⑧]のフィードバックによって調節されている．
- 神経内分泌の機序によって分泌されるのは，すべての[⑨]と，下垂体後葉から分泌される[⑩]と[⑪]である．
- 分娩時の[⑪]の分泌は，[⑫]のフィードバックによって調節されている．
- [⑬]は，各種の放出ホルモンや抑制ホルモンを分泌して，下垂体の機能を調節している．
- 下垂体前葉からは，[⑭]，[⑮]，[⑯]，[⑰]，[⑱]，[⑲]の6種類のホルモンが分泌される．
- [⑳]は，全身の代謝亢進，思考の活発化，成長の促進，など多彩な作用を示す．
- カルシウム代謝に関与するのは，副甲状腺から分泌される[㉑]，甲状腺から分泌される[㉒]，そして[㉓]である．
- 副腎皮質からは，[㉔]（アルドステロンが代表的），[㉕]（コルチゾルが代表的），そして[㉖]が分泌される．
- 糖質コルチコイドの過剰症は[㉗]と呼ばれ，中心性肥満，高血糖，高血圧などをきたす．
- 副腎皮質の機能が低下する疾患を[㉘]といい，色素沈着，低血圧，ストレス耐性の低下などを生じる．
- 膵臓から[㉙]と[㉚]が分泌され，両者は協調して血糖値を調節している．
- [㉙]の不足によって[㉛]を生じ，重症化すると網膜症，腎症，末梢神経障害などをきたす．
- 女性ホルモンには，[㉜]と[㉝]の2種類がある．
- [㉜]は，卵胞の発育，子宮内膜の増殖などを促進するとともに女性の二次性徴を発達させる．
- [㉝]は，子宮内膜を分泌期にさせて受精卵の着床に備える．

関連する国試問題は→236，237頁参照

①一酸化窒素（NO） ②プロスタグランジン ③ペプチド型 ④ステロイド型 ⑤アミン型 ⑥水溶性ホルモン ⑦脂溶性ホルモン ⑧負 ⑨視床下部ホルモン ⑩バソプレシン ⑪オキシトシン ⑫正 ⑬視床下部 ⑭成長ホルモン ⑮甲状腺刺激ホルモン ⑯副腎皮質刺激ホルモン ⑰卵胞刺激ホルモン ⑱黄体形成ホルモン ⑲プロラクチン ⑳甲状腺ホルモン ㉑パラソルモン ㉒カルシトニン ㉓ビタミンD ㉔電解質コルチコイド ㉕糖質コルチコイド ㉖男性ホルモン ㉗Cushing症候群 ㉘Addison病 ㉙インスリン ㉚グルカゴン ㉛糖尿病 ㉜エストロゲン ㉝プロゲステロン

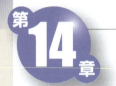

第14章 代謝と体温

学習目標
- 各栄養素の意義と代謝を説明できる．
- エネルギー代謝を説明できる．
- 体温の調節と発熱のメカニズムを説明できる．

A 栄養素

1 栄養

私たちの身体の構成成分であり，エネルギー源となるのは，**糖質**，**脂質**，**タンパク質**のいわゆる3大栄養素である．それ以外にも**ビタミン**，各種の**無機質**，そして**水**が栄養として必要である．

a 糖質

糖質，そのなかでも**グルコース**（ブドウ糖）は，ATP産生のための代表的な基質（材料）である．

特に脳は，代謝基質として基本的にグルコースのみを利用することから，低血糖状態になるとエネルギー不足のために機能が低下し，意識障害から昏睡状態となる．

グルコースの余剰分は，肝細胞や骨格筋細胞で**グリコーゲン**に合成されて貯蔵される．肝細胞に貯蔵されたグリコーゲンは，血糖値が低下してくると分解されてグルコースになり，血中に放出される．これに対して，骨格筋細胞に貯蔵されたグリコーゲンは，その筋細胞が活動するときに分解され，筋収縮に必要なATPを産生するのに利用される．また，余剰なグルコースは脂肪細胞では脂肪に合成されて貯蔵される．

糖は，タンパク質と結合して**糖タンパク**を形成する．たとえば，細胞膜のタンパク質には，短い糖の鎖が結合している．この**糖鎖**は細胞表面に突出して細胞間の認識や結合などに重要な役割を担っている．このように糖質は生体の構成要素ともなる（→NOTE 1 ）．

b 脂質

脂質は**トリグリセリド**（triglyceride：中性脂肪，

NOTE

1 単糖類，二糖類，多糖類

- **単糖類**（monosaccharide）：グルコース（glucose：ブドウ糖），ガラクトース（galactose），フルクトース（fructose：果糖）など．
- **二糖類**（disaccharide）：単糖が2個つながったものである．
  ショ糖（sucrose：砂糖）＝グルコース＋フルクトース
  乳糖（lactose）＝グルコース＋ガラクトース
  麦芽糖（maltose）＝グルコース＋グルコース
- **多糖類**（polysaccharide）：デンプン，グリコーゲン，セルロースなどいくつもの単糖が長くつながったものである．

ショ糖（グルコース＋フルクトース）
二糖類

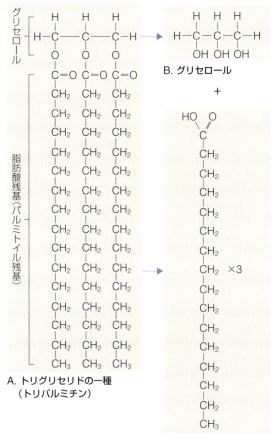

▶図 14-1　脂質の貯蔵と分解

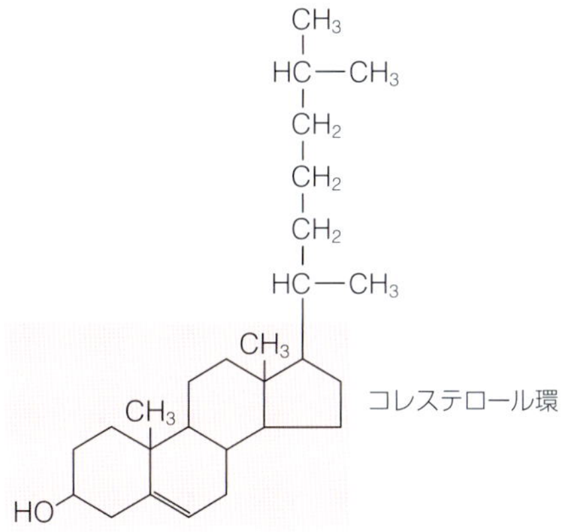

▶図 14-2　コレステロールの構造

トリグリセロール：▶図 14-1A）として脂肪組織に貯蔵され，必要に応じ**グリセロール**（glycerol：▶図 14-1B）と**脂肪酸**（fatty acid：▶図 14-1C）に分解されて血中に放出される．脂肪酸は代謝基質として利用される．特に心筋は，グルコースよりも脂肪酸を利用することが多い．グリセロールは肝臓においてグルコースに変換される．

脂質は生体の構成要素としても重要である．たとえば細胞膜は**リン脂質**の二重層からなっている．また脂肪細胞からなる**皮下脂肪組織**は，脂肪の貯蔵部位として働くばかりでなく，身体への衝撃をやわらげるクッションとして，またその断熱効果の高さから，寒冷時に熱放散を減少させる役割も果たしている．

アラキドン酸は，細胞膜の構成要素であるリン脂質に含まれる脂肪酸で，プロスタグランジン類の原料にもなる．

肝臓で合成される**コレステロール**（▶図 14-2）は，コルチコイドや性ホルモンなどステロイドホルモンの材料となる．

c タンパク質

タンパク質は主として生体の構成要素となっている．アクチンフィラメントは，筋細胞ではミオシンフィラメントとともに収縮の役割を担うが，他の細胞においては細胞の構造（**細胞骨格**）をつくる．さらにコラーゲンやエラスチンなどの組織の補強をするタンパク質のほか，細胞膜上にある受容体やチャネルもタンパク質である．また，生体内における化学反応を進行させる酵素もすべてタンパク質からなっている．

タンパク質は，糖質や脂質が十分にあるときはATP 産生のための基質として利用されることは少ないが，これらが不足するような状態では**アミノ酸**に分解されてグルコースの新生（**糖新生**）に利用される．

d ビタミン

ビタミンは体内で合成することができない有機物であり，補酵素の成分として物質代謝における

190 ● 第14章：代謝と体温

▶表14-1 ビタミンの作用，欠乏症状，各ビタミンを多く含む食材

ビタミン	作用	欠乏症状	多く含む食材
A（A_1, A_2）	ロドプシンの成分，上皮細胞の維持	夜盲症，皮膚の角質化	緑黄色野菜，黄色い果実，レバー
B 複合体			
チアミン（ビタミン B_1）	脱カルボキシル基反応の補助	脚気，神経炎	レバー，無精白穀類
リボフラビン（ビタミン B_2）	フラビンタンパク質の成分	舌炎，口唇炎	レバー，牛乳，卵
ナイアシン（ビタミン B_3）	NAD^+，$NADP^+$ の成分	ペラグラ	赤身の肉，魚，牛乳
パントテン酸（ビタミン B_5）	CoA の成分	皮膚炎，腸炎，円形脱毛症，副腎機能不全症	卵，レバー
ピリドキシン（ビタミン B_6）	アミノ酸脱炭酸酵素，アミノ基転移酵素などの補酵素	痙攣，刺激過敏症	小麦，トウモロコシ，レバー，肉
ビオチン（ビタミン H）	カルボキシラーゼなどの補酵素	皮膚炎，腸炎	卵黄，レバー，大豆
葉酸群（葉酸とその関連化合物）	DNA 合成	スプルー，貧血	葉状の緑色野菜
シアノコバラミン（ビタミン B_{12}）	DNA 合成，赤血球産生を刺激	悪性貧血	レバー，肉，卵，牛乳
C	コラーゲン合成に必要	壊血病	柑橘類，葉状の緑色野菜
D 群	小腸におけるカルシウムとリン酸の吸収増大	くる病，骨軟化症	レバー，肝油，卵黄，魚，乳脂
E 群	抗酸化作用		植物油
K 群	血液凝固因子生成の補助	血液凝固障害	葉状の緑色野菜

〔大地陸男：生理学テキスト，第 8 版．p 491，文光堂，2017 より一部改変〕

酵素の触媒反応を補助するものが多い．ビタミンには**水溶性ビタミン**（ビタミン B 群，ビタミン C）と**脂溶性ビタミン**（ビタミン A，D，E，K）がある．なお，ビタミン K は食物として摂取しなくても，大腸内の細菌叢によって産生され，吸収される．ビタミンの作用，欠乏症状，各ビタミンを多く含む食材を▶**表14-1** に示す．

🔵 無機質

比較的多量に必要とするものから，必要量は微量であっても，それが不足するとさまざまな異常を発現するものまでいろいろある．

（1）ナトリウム（Na）

血漿浸透圧にかかわる主要なイオンであり，体内水分量の規定因子でもある．1 日の必要量（推定平均必要量）は 600 mg（食塩では 1.5 g）であるが，日本人は過剰に摂取する傾向があり，食塩摂取の目標量は成人男性で 8.0 g/日未満，成人女性で 7.0 g/日未満とされている（厚生労働省：日本人の食事摂取基準 2015 年版より）．Na^+ の過剰摂取は**高血圧**の原因となる．

（2）カリウム（K）

細胞内液の主要な陽イオンとして，静止電位や活動電位の発生に重要な役割を果たす．Na^+ との交換で尿中に排泄される．

（3）カルシウム（Ca）

骨の形成のために必須である．血漿 Ca^{2+} 濃度が不足すると骨から Ca^{2+} が動員されるため，小児では**くる病**，成人では**骨軟化症**をきたす．Ca^{2+} は筋収縮の引き金となるほか，多くの酵素を活性化するために必須のイオンである．低 Ca^{2+} 血症では筋の痙攣（テタニー）がおこり，重篤な場合は呼吸困難で死に至ることもある．

(4) マグネシウム(Mg)

Ca^{2+} と同様に細胞内での多くの酵素活性化に必要である．Mg欠乏では疲労感などさまざまな症状が現れるが，長期化すると循環器系疾患や生活習慣病のリスクが高まる．

(5) 鉄(Fe)

ヘモグロビン産生のために必要である．鉄が不足すると**鉄欠乏性貧血**となる．

(6) ヨウ素(I)

甲状腺ホルモン産生のために必要である．

2 物質代謝

a 糖質代謝

腸管から吸収されたグルコースはそのまま代謝基質として利用されたり，肝臓や筋においてグリコーゲンとして貯蔵されるほか，一部は脂肪に転化される．代謝基質として利用される場合，1分子のグルコースは，**解糖系**，**TCA回路**〔Krebs（クレブス）回路，クエン酸回路〕，**電子伝達系**を経る間に合計36分子のATPと熱エネルギー，6分子のH_2OとCO_2を産生する．つまり，代謝の過程で生じたエネルギーの約40%はATPとして蓄えられ，残りの約60%は熱エネルギーとなって放出され，**体熱**になる．

TCA回路と電子伝達系が働くためにはO_2が必須だが，解糖系はO_2を必要とせず，ここでグルコースが分解され2分子の**ピルビン酸**となり，2分子のATPが産生される．O_2がある状態では，ピルビン酸はアセチルCoAになってTCA回路に入り，電子伝達系を経てATPが生成される．激しい運動などに際しては，筋では酸素不足となり，解糖系の最終産物である**乳酸**が蓄積する．

b 脂質代謝

小腸上皮細胞に吸収された脂質は，その周囲をリン脂質やタンパク質で取り囲まれた**リポタンパク質**(▶図14-3)となってリンパ管に入る．リポ

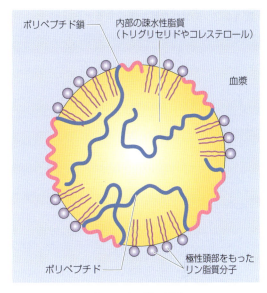

▶図14-3 リポタンパク質の構造

タンパク質は，タンパク質含有率の少ない順に
① **カイロミクロン**
② **超低密度リポタンパク質**(very low density lipoprotein；VLDL)
③ **中間密度リポタンパク質**(intermediate density lipoprotein；IDL)
④ **低密度リポタンパク質**(low density lipoprotein；LDL)
⑤ **高密度リポタンパク質**(high density lipoprotein；HDL)
と名づけられている．

c タンパク質代謝

タンパク質は，消化管内で**アミノ酸**となって吸収される．身体を構成するタンパク質は，20種類のアミノ酸がさまざまな配列で並ぶことによってつくられている．20種類のアミノ酸を▶表14-2に，代表的な構造を▶図14-4に示す．

アミノ酸が複数つながったものを**ペプチド**という．そのうち，アミノ酸2つからなるものを**ジペプチド**(dipeptide)，3つからなるものを**トリペプチド**(tripeptide)，10個から100個程度までつながったものを**ポリペプチド**(polypeptide)という．

表14-2　タンパク質を構成するアミノ酸

分類	名称	略号	備考
中性アミノ酸	グリシン glycine	Gly(G)	光学不活性
	アラニン alanine	Ala(A)	
	プロリン proline	Pro(P)	イミノ酸
	バリン valine	Val(V)	必須アミノ酸，疎水性
	ロイシン leucine	Leu(L)	必須アミノ酸，疎水性
	イソロイシン isoleucine	Ile(I)	必須アミノ酸，疎水性
	メチオニン methionine	Met(M)	含硫アミノ酸，必須アミノ酸，疎水性
	フェニルアラニン phenylalanine	Phe(F)	必須アミノ酸，疎水性
	チロシン tyrosine	Tyr(Y)	
	トリプトファン tryptophan	Trp(W)	必須アミノ酸，疎水性
	セリン serine	Ser(S)	
	トレオニン threonine	Thr(T)	必須アミノ酸
	システイン cysteine	Cys(C)	含硫アミノ酸
	アスパラギン asparagine	Asn(N)	
	グルタミン glutamine	Gln(Q)	
酸性アミノ酸	アスパラギン酸 aspartic acid	Asp(D)	
	グルタミン酸 glutamic acid	Glu(E)	
塩基性アミノ酸	アルギニン arginine	Arg(R)	
	リジン lysine	Lys(K)	必須アミノ酸
	ヒスチジン histidine	His(H)	（必須アミノ酸）

$$CH_2-COOH \quad NH_2$$
グリシン

$$HO-\bigcirc-CH_2-CH-COOH \quad NH_2$$
チロシン

$$HS-CH_2-CH-COOH \quad NH_2$$
システイン

$$HOOC-CH_2-CH-COOH \quad NH_2$$
アスパラギン酸

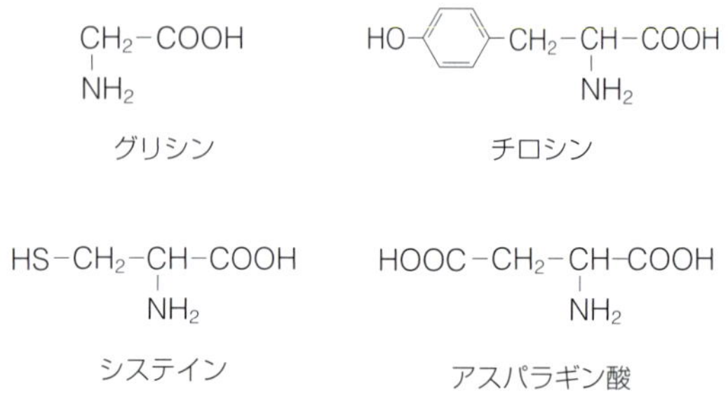

図14-4　代表的なアミノ酸の構造

表14-3　必須アミノ酸9種

- ロイシン
- リジン
- フェニルアラニン
- バリン
- ヒスチジン
- イソロイシン
- メチオニン
- トレオニン
- トリプトファン

も絶えず分解されてアミノ酸となり，新しいタンパク質の合成に再利用される．アミノ酸が分解されるとアンモニアが生じる．**アンモニアは毒性**があるが，肝臓で速やかに**尿素**に変換され無毒化され，尿中に排泄される．

骨格筋に含まれる**クレアチン**は窒素を含み，その代謝産物の**クレアチニン**も尿中に排泄される．

B　エネルギー代謝

1　エネルギーの単位

エネルギーは熱量の単位である**カロリー**（cal）であらわされる．1 calは1 gの水を1℃（正確には14.5℃から15.5℃まで）温めるのに必要な熱量である．生物系では1,000 calすなわち1 kcalを単位として用いる．

糖質1 gは4 kcal，**タンパク質**1 gも4 kcalを発生するのに対し，**脂肪**1 gは9 kcalを発生する．つまり脂肪は，エネルギー源の貯蔵形態としてきわめて効率がよいといえる．ただしその分，いったん蓄えられた脂肪はなかなか減らない．た

一般に，アミノ酸が100個以上つながって立体構造を形成しているものを**タンパク質**という．

ヒトは，20種類のアミノ酸のうち9種類を体内で合成できない（あるいは十分に合成できない）ため，食物中から摂取しなくてはならない．これらを**必須アミノ酸**（不可欠アミノ酸）と呼ぶ（▶表14-3）．

アミノ酸は全身の細胞に取り込まれてタンパク質に合成される．身体を構成しているタンパク質

とえば 36 kcal を消費したとして，その消費を糖質でまかなえば 9 g が減少するのに対し，脂肪でまかなうと 4 g しか減少しないことになる．

2 呼吸商

単位時間内に発生する CO_2 の量と，消費された O_2 量の比（CO_2 量/O_2 量）を**呼吸商**（respiratory quotient；RQ）という．RQ は代謝される栄養素により異なり，糖質では 1.00，標準的な脂質とタンパク質ではそれぞれ 0.70，0.80 である．通常，私たちは栄養素が混合した食事をとっているため，安静時の RQ は 0.83～0.85 程度である．しかし，絶食すると，エネルギー源としての脂肪の利用が増加するため，RQ は低下する．

発生する CO_2 量は呼気中の CO_2 として測定され，消費された O_2 量は O_2 摂取量として測定される（消費量と摂取量は通常は等しい）．このため，代謝される栄養素以外の要因も，RQ に影響する．たとえば代謝性アシドーシス（→157 頁参照）では，代償的に換気が促進されて CO_2 の呼出が増加するため，RQ は上昇する．

運動時には RQ は上昇し，運動強度が強い場合は 1.0 を超えることもある．

3 基礎代謝量

食後 12～14 時間が経過し，快適な環境下で仰臥位で覚醒し安静にしているとき（通常は早朝）のエネルギー消費量を**基礎代謝量**（basal metabolic rate；BMR）という．成人男性で 1,500 kcal/日，成人女性で 1,200 kcal/日程度で，同性・同年齢であれば体表面積に比例する．基礎代謝量は，呼吸運動や心臓の拍動，体温の維持など，覚醒時の生命維持に必要な最低限のエネルギー量であるといえる．なお，睡眠中は 6～10% 低くなる．

身体運動，食事，妊娠，成長などに伴って代謝量は増加する．エネルギー消費量よりも多く栄養を摂取すれば**肥満**を生じ，エネルギー消費量のほうが多ければ**やせ**を生じる．

4 代謝当量

運動・作業時の代謝量は，**代謝当量**（METs）であらわされる．これは，安静座位時の代謝量（1 分間，体重 1 kg あたりの酸素摂取量）を 1 としたときの，各運動・作業時の代謝量，すなわち運動時代謝量/安静座位時代謝量で示される．

ゆっくり歩くなどの軽い運動の METs は 2.0～3.0，急ぎ足など中等度で 3.0～6.0，ジョギングや水泳など激しい運動では 7.0～20.0 などとなる．

5 エネルギー必要量

私たちが生きていくためには，基礎代謝量のみでは足りず，活動に応じてエネルギーが必要である．たとえば，食事をすると，消化・吸収，そして肝臓での合成や解毒のためにエネルギーが消費される．さらに私たちは日常生活で，歩いたり，書いたり，料理をしたりと，外部仕事を行い，エネルギーを消費する．基礎代謝量にこれらの活動に応じて消費されるエネルギー量を加えたものを**エネルギー必要量**という．

身体活動レベルが低い（デスクワークなど）状態における 1 日のエネルギー必要量は，20 歳代男性で 2,300 kcal，女性で 1,650 kcal である．加齢とともに必要量は減少し，70 歳代男性で 1,850 kcal，女性で 1,500 kcal となる．身体活動レベルが高い場合（道路工事，引越業者など）は 20 歳代男性で 3,050 kcal，女性で 2,200 kcal となる（厚生労働省：日本人の食事摂取基準，2015 年版より）．

C 体温

私たちの体温は通常は 37℃ 前後の一定に保たれている．これを**内温性**（恒温性）という．これに対し，爬虫類以下の動物は，体温が外気温によっ

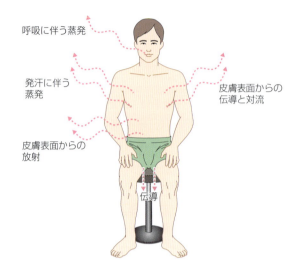

▶図 14-5　体表面からの熱放散

て変動する**外温性**（変温性）である．私たち哺乳類や鳥類において体温が 37℃ 付近に保たれているのは，この温度が体内でのさまざまな化学反応に最適であるからである．

1 熱の出納

体温を一定に保つためには，産生される熱量と放散される熱量とが釣り合っている必要がある．安静状態における熱の産生源としては，骨格筋が最も多く，全産生熱量の約 40% を占める．

a 熱産生の増加

(1) 運動

身体運動によって，骨格筋での熱産生が増加する．運動時には，骨格筋での熱産生は全産生熱量の 90% に達することもある．

(2) 特異動的作用

食後に熱産生が増加する現象で，**食事誘発性熱産生**ともいう．吸収された栄養素が肝臓において代謝されるため，肝臓での熱産生が増加する．この効果は，タンパク質を摂取したあとに最も顕著となる．

(3) ふるえ

ふるえとは，不随意の骨格筋の細かい収縮である．ふるえの際には，伸筋と屈筋が同時に収縮するため，効率よく熱産生を増加させることができる．

(4) 各種ホルモンの影響

甲状腺ホルモンや副腎髄質から分泌される**アドレナリン**は，代謝を亢進させて熱産生を増加させる．

(5) 褐色脂肪組織

新生児〜乳児の肩甲骨の間や側腹部にある脂肪組織で，ミトコンドリアに富み，褐色をしている．交感神経の興奮により脂肪を代謝して効率よく熱を産生する．成人でどの程度の役割を果たしているかは，十分に明らかにはされていない．

b 熱放散の増加（▶図 14-5）

(1) 皮膚表面からの放射・伝導

体内で発生した熱によって温められた血液が，皮膚を流れることによって皮膚を温め，その熱が通常は体温よりも低い温度の外気に放散される．

気温が低いときには，皮膚血管が収縮して熱の放散を減らす．気温が高いときには，皮膚血管が拡張して皮膚血流量を増加させて熱の放散を増やす（▶図 14-6）．

寒いとき，動物は，毛を逆立てて皮膚表面にとどまる空気の層を厚くし，熱放散を減らす．ヒトにもその名残があり，立毛筋が収縮して**鳥肌**が立つ．ただし，ヒトには事実上体毛がほとんどないため，なんの意味ももたない．

(2) 呼吸に伴う蒸発

呼気には水蒸気が含まれており，呼吸に伴って 1 日に約 300 mL の水分が蒸発する．ヒトでは，この蒸発の体温調節への関与はほとんどないが，発汗をしない動物では，熱放散の仕組みとして重要となる．たとえばイヌなどの発汗しない動物では，舌をダラリと垂らして浅く速い呼吸を繰り返すことによって，熱放散を増加させている．

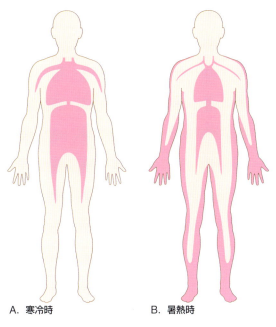

A. 寒冷時　　B. 暑熱時

▶図14-6　気温による血流分布の変化

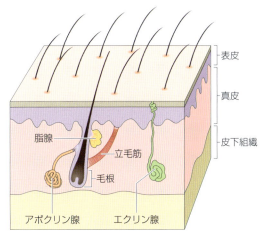

▶図14-7　皮膚の組織構造

(3) 発汗に伴う蒸発

発汗は，水を補給しなくてはならないという欠点はあるものの，効率のよい冷却機構である．特に気温が体温よりも高い状態では，熱放散を増加させる唯一の手段となる．また，ヒトにいわゆる動物のような毛がないことも効果を高めている．

暑熱時には，全身の**エクリン腺**（▶図14-7）から発汗がおこる．エクリン腺は真皮深層にあり，血液の濾過によって汗がつくられ，表皮を貫く導管を通って汗が皮膚表面を濡らし，それが蒸発することによって気化熱が奪われる．水1mLが30℃で蒸発すると，0.58 kcalが奪われる．

エクリン腺は交感神経の単独支配を受けるが，この交感神経の神経伝達物質はアセチルコリンである．手掌や足底のエクリン腺は，温熱刺激よりも精神的緊張に反応して発汗する（いわゆる「手に汗握る」）．これを**精神性発汗**という．

もう1つの汗腺である**アポクリン腺**（▶図14-7）は腋窩，乳輪，外陰部などの限られた部位にのみ存在する．体温調節には関与せず，性機能との関連が推測されている．

2 核心温と皮膚温

身体の中心部の温度を**核心温**という．核心温は一定に保たれており，**直腸温**によって知ることができる．手術中には食道に温度センサーを挿入してモニターすることもある．

皮膚温は四肢の末梢にいくほど低下し，外気温の影響を受ける（▶図14-8）．

測定したいのは核心温であるが，日常の測定に直腸温を用いるのは現実的ではない．そこで核心温に近いものとして**腋窩温**（欧米では口腔温）を用いる．一般に，直腸温＞口腔温＞腋窩温で，直腸温は腋窩温より0.4〜0.7℃くらい高い．なお，日本人の腋窩温の平均は36.6℃である．

最近では，より核心温に近いものとして，**鼓膜温**も用いられる．

3 体温調節中枢

体温調節中枢は視床下部（▶図14-9）に存在する．体温に関する情報は，皮膚のような身体表面や，脳などの身体深部に存在する温度受容器からこの体温調節中枢に伝えられる．

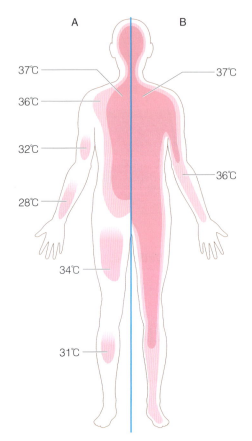

▶図 14-8　冷環境(A)と温環境(B)における核心温と皮膚温

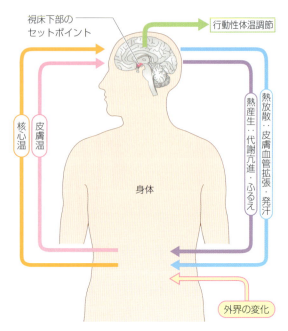

▶図 14-9　体温の調節

a セットポイント

体温調節中枢には体温のレベルが設定されており(**セットポイント**)，体温がそのレベルになるように調節が行われる．体温が設定レベルより低ければ，代謝の亢進やふるえなどによって熱産生を増加させると同時に，皮膚血管が収縮して熱の放散を減少させる．逆に体温が設定レベルよりも高ければ，皮膚血管の拡張や発汗がおこり，熱放散が増大して体温が低下する．

b 行動性体温調節

私たちは反射だけで体温を調節しているわけではない．寒ければコートを羽織り暖房をつけ，暑ければ服を脱いで団扇であおぐなどの行動をとる．このような行動は**行動性体温調節**と呼ばれ，魚類以上の動物でみられる．

c 体温の生理的変動

体温は，健常者であっても常に一定というわけではなく，生理的に変動している．

- **運動**：身体運動に伴って骨格筋における熱産生が増加するため体温は上昇する．
- **日内変動**：体温は早朝睡眠時に最低となり，覚醒する頃に上昇を始めて夕方に最高となり，夜になると下降する．この体温のように，1日を周期としておこる変動のことを**日内変動**という．
- **性周期に伴う変動**：成熟女性においては，排卵後に体温が約0.6℃上昇して高温相となる．月経によって低下して，次の排卵までが低温相となる．これは排卵後に形成される黄体から分泌されるプロゲステロンが視床下部に作用して，セットポイントを上昇させるためである．
- **年齢に伴う変化**：幼小児は成人に比して体温が約0.5℃高い．逆に高齢者では，代謝の低下に

より熱産生が減少するため，体温は若干低くなる．高齢者における体温低下は，加齢に伴う甲状腺の機能低下も関与している．

4 発熱と解熱

a 発熱のメカニズム

細菌感染などにより発熱がおこり，体温が上昇する．これは破壊された細菌の菌体成分などが発熱物質（**外因性発熱物質**）として作用するためである．白血球からも発熱物質（**内因性発熱物質**）が放出される．炎症などに際しては，組織の破壊産物も発熱物質として作用する．発熱物質は血流に乗って視床下部に達し，**プロスタグランジン E_2**（PGE_2）を遊離させ，これが体温調節中枢のセットポイントを上昇させる．

セットポイントが上昇すると，それまでの体温では相対的に低すぎることになり，体温調節中枢は体温がセットポイントに来るように調節を行う．つまり，寒気を感じ（**悪寒**），ふるえにより熱産生を増加させ（**戦慄**），皮膚血管を収縮させて熱放散を減少させる（顔色が悪くなる）．体温がセットポイントに達すると，これらの症状は消失する．

b 解熱のメカニズム

解熱はこの逆である．まず，発熱物質の消失，あるいは解熱剤の投与によってセットポイントが低下する．そうすると，体温はセットポイントよりも相対的に高すぎることになり，発汗や皮膚血管の拡張（顔面の紅潮）によって熱放散が増加して体温が低下する（▶図14-10）．

c 防御反応としての発熱

白血球が発熱物質を放出することから明らかなように，発熱は防御反応の1つである．発熱することによって細菌などの増殖に適さない環境を作り出して治癒を促進する戦略である．つまり微熱

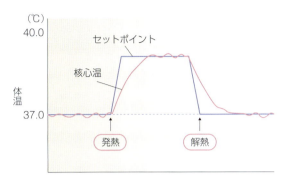

▶図14-10　発熱と解熱

程度の発熱であれば，解熱剤を服用しないほうが早く治る．ただし，38℃以上の発熱では体力の消耗が激しくなるため，熱は下げたほうがよい．

5 高体温

高体温は，発熱に似てはいるが，熱産生が異常に増加したり（**悪性高熱症**：吸入麻酔薬の副作用により，骨格筋にふるえのような微小な収縮がおこる），熱放散が十分にできない（**熱中症**，**日射病**など）場合の体温上昇をいう．高体温は生命にかかわる危険な状態である．発熱が積極的に体温を上昇させているのに対して，高体温は上昇してしまっている状態，ということができる．

この場合，セットポイントは上昇していないため，解熱剤はまったく無効であり，物理的に身体を冷却する必要がある．冷涼な部屋に移す，服を脱がせて水で濡れたガーゼをかけて扇風機で風をあてる，頸部や腋窩，鼠径部など動脈が皮膚近くを走っている部分を氷囊などで冷やす，などを行う（▶図14-11）．意識があれば冷えたスポーツドリンクなどを飲ませることも有効である．重症の場合は速やかに救急車を呼ぶ必要がある．

6 低体温

体温（核心温）が35℃以下に低下した状態を低体温症という．冬山で遭難したときのように，低

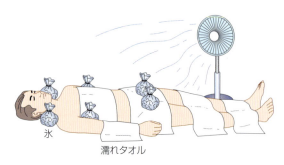

氷
濡れタオル

▶図 14-11 高体温への対処法

温環境に長時間さらされた場合や，代謝障害などで産熱機能が低下した場合などに起こる(→NOTE 2)．

D 理学・作業療法との関連事項

■体温調節の障害

脱髄疾患である多発性硬化症では，高温環境や長時間の入浴によって神経症状が悪化することが知られている．これを Uhthoff（ウートフ）徴候という．温度上昇による伝導ブロックの発生がその原因と考えられている．

脊髄損傷者では，体温調節障害(発汗障害，うつ熱)がみられる．対応としては，前述のような物理的に身体を冷却する方法をとる．予防的に，直射日光に長時間あたることや 26℃ 以上の環境を避ける，体温上昇に対して自分自身で対処方法を学ぶなどの対策が必要である．

NOTE

2 低体温療法

低体温療法は，人工的に体温を 32～34℃ に低下させ，代謝を抑制し，酸素需要を減少させる治療方法である．体温が 1℃ 下がると脳の代謝は 6～7% 減少するので，低体温療法は脳を保護し，脳障害を軽減することが期待できる．この治療は，心肺停止に陥って脳が酸素不足に陥った後に心拍が再開したような場合に適用されることがある．

復習のポイント

- □ [①] は ATP 産生の主要な基質，[②] は貯蔵エネルギー源，[③] は生体の構成要素として働く．
- □ [④] と [⑤] は，エネルギー源にはならないが，さまざまな役割を果たしており，不足すると欠乏症が現れる．
- □ 3 大栄養素の代謝によって放出されたエネルギーは，ATP に蓄えられるほかは，[⑥] になる．
- □ 体温は，体熱の産生([⑦])と放出([⑧])のバランスで維持される．
- □ 熱産生は，[⑨]，[⑩]作用，[⑪]，[⑫]の分泌などにより増加する．
- □ 熱放散は，[⑬]や皮膚血流量の増加などにより増加する．
- □ 体温調節中枢は [⑭]にあり，体温(核心温)が [⑮]になるように熱産生と熱放散を調節する．

関連する国試問題は→237，238 頁参照

①糖質　②脂質　③タンパク質　④ビタミン　⑤無機質　⑥体熱　⑦熱産生　⑧熱放散　⑨運動　⑩特異動的　⑪ふるえ　⑫甲状腺ホルモン　⑬発汗　⑭視床下部　⑮セットポイント

第15章

生殖と発生・成長と老化

学習目標
- 男性生殖機能を説明できる.
- 女性生殖機能を説明できる.
- 受精と着床, 胎児の発生を説明できる.
- 分娩と授乳について説明できる.
- 成長と老化の過程を説明できる.

A 男性生殖機能

1 男性生殖器

男性生殖器の全体像を ▶図 15-1 に示す. 各部位の役割は以下のとおりである.

(1) 精巣

精子を産生するとともに, 男性ホルモンであるテストステロンを分泌する.

(2) 精路

精液の通り道であり, 精巣上体, 精管, 射精管, そして尿道の一部からなる.

(3) 精嚢・前立腺・尿道球腺

精嚢は, 精管の末端が膨らんでできた外分泌腺である. **前立腺**は, 尿道をとり囲むように存在する栗の実大の組織である. **尿道球腺**は, Cowper (カウパー)腺ともいい, 尿道海綿体の末端が豆粒くらいに膨らんだ部分である.

いずれも射精される精子に栄養を供給するとともに精子を守るアルカリ性の分泌物を産生・分泌し, 精液をつくる.

(4) 陰茎

勃起組織であり, 勃起により交接器官となる.

2 精巣

精巣(testis)は, 精巣上体とともに陰嚢内にある. 精巣の温度は, 体温よりも低い 34～35℃に保たれている. 精巣内には, **曲精細管**が蛇行して充満している(▶図 15-2 左). 曲精細管壁は, 線維芽細胞, 筋様細胞とともに, 特徴的な 2 種類の細胞である**精細胞**と **Sertoli**(セルトリ)細胞で構成されている. 間質にはもう 1 つの特徴的細胞である **Leydig**(ライディッヒ)細胞が存在する(▶図 15-2 右).

(1) 精細胞

減数分裂を行って最終的に精子となる.

(2) Sertoli 細胞

分化途上の精細胞を支持, 保護, 栄養する. また隣接する Sertoli 細胞同士が密着すること(タイト結合)によって, **血液-精巣関門**(blood-testis barrier)を形成し, 精母細胞や精子細胞を自己免疫反応から守っている. 下垂体からの卵胞刺激ホルモン(FSH)は, Sertoli 細胞を発達させるとともに精子形成を促進する.

(3) Leydig 細胞

下垂体からの黄体形成ホルモン(LH)の刺激によって, 男性ホルモン(主としてテストステロン)を分泌する.

199

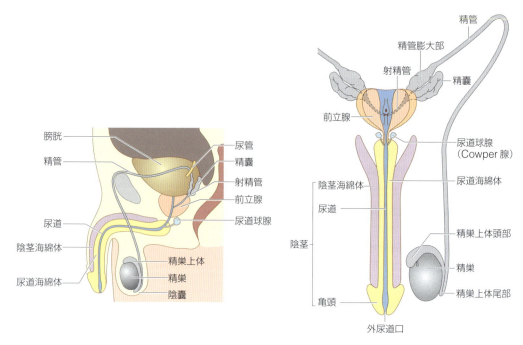

▶図 15-1　男性生殖器の構造

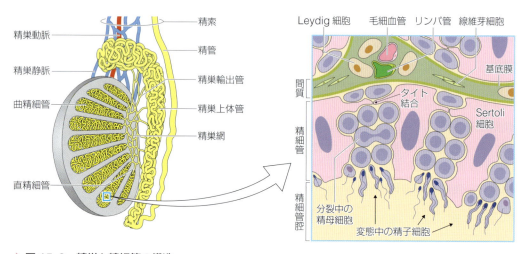

▶図 15-2　精巣と精細管の構造

3 精子の形成と成熟

a 減数分裂による精子の形成

始原生殖細胞（精祖細胞幹細胞）に由来する**精祖細胞**は，思春期以降，体細胞分裂によって増殖する．分裂した細胞の一部が精子発生の過程に入り，一次精母細胞となる．**一次精母細胞**は，10日以上をかけて**第一減数分裂**を行って2個の二次精母細胞となる．**二次精母細胞**は，**第二減数分裂**（分単位で完了する）を経て染色体数が半分(n)の

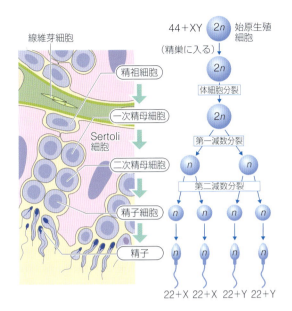

▶図15-3　精子の形成過程

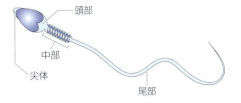

▶図15-4　精子の構造

精子細胞となる(▶図15-3)．1個の一次精母細胞から最終的に4個の精子細胞を生じる．そのうちの2個は性染色体としてXをもち，ほかの2個はYをもっている．

精子細胞は，成熟すると尖体(先体)と長い尾をもつ**精子**となる(▶図15-4)．

ヒトにおいて，この精子形成の全過程が終了するには約74日を必要とする．

D 精子の構造

精子の頭部(長さ4～5μm)には核があり，その中には父親由来の染色体が入っている．頭部の先端には**尖体**が帽子のようにかぶさっており，尖体の中には受精の際に卵を取り囲んでいる透明帯を溶かして卵の中への進入を可能にする酵素が入っている．

尾部は長さ約60μmの**鞭毛**となっており，精巣から出て精巣上体を通過する間に運動能を獲得する．精子はこの鞭毛を振って25μm/秒の速度で遊泳するようになる．尾部の頭部寄り(中部)にはミトコンドリアが豊富に存在し，尾部の鞭毛運動のためのエネルギーを供給する．

C 精子の寿命

精子は1日に3,000万個ほど産生され，1回の射精で2.5～5億個(精液量としては2～6mL)が放出される．精子は，体温より低い温度に保たれている陰囊内では何週間も生きていることができるが，射精されて女性の体内(腟～子宮)に入ると37℃前後の体温にさらされることとなり，さらに酸性に保たれている腟内では24～48時間しか生きていられない．

4 勃起と射精

視覚，聴覚，触覚，嗅覚，あるいは空想などの性的刺激は，前頭葉を経由して視床下部に入力される．ヒトにおける性行動の大部分は，視床下部と辺縁系によって調節されている．

視床下部・辺縁系からのインパルスは脊髄を下行して，仙髄の勃起中枢に至る．この下位中枢から出る**副交感神経性**の骨盤神経は，**陰茎海綿体神経**となって海綿体動脈(陰茎深動脈)に分布し，神経終末より一酸化窒素(NO)を放出して動脈を拡張させる．これによって陰茎海綿体への動脈血流入が増加し，海綿体が膨張する．海綿体が膨張すると，陰茎表面を走る静脈が海綿体と海綿体表面を包む膜(白膜)との間で圧迫されて閉塞し，血液流出が阻害されることによって硬く**勃起**する(▶図15-5)．

陰茎皮膚からの感覚刺激は，**陰部神経**を通って仙髄に入り，これが上行して胸髄・腰髄に伝えられ，**交感神経性**の**下腹神経**を介して精路が刺激されて**射精**がおこる(▶図15-6)．

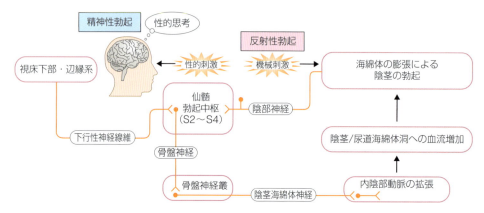

▶図15-5 勃起のメカニズム

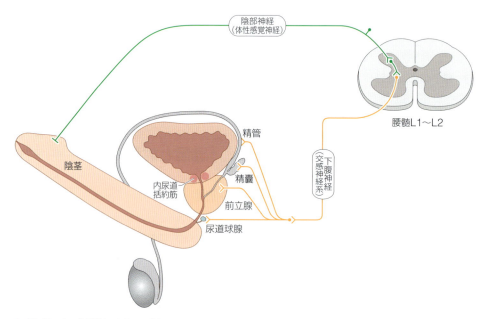

▶図15-6 射精のメカニズム

B 女性生殖機能

女性生殖器は骨盤内にあり，卵巣，卵管，子宮，腟からなる（▶図15-7）．

1 視床下部-下垂体系と女性生殖器

a ゴナドトロピン放出ホルモンの働き

思春期発現の引き金となり，女性の性周期を発現させているのは，視床下部からのゴナドトロピン放出ホルモン（gonadotropin-releasing hormone；GnRH：黄体形成ホルモン放出ホルモンともいう）の分泌である．

性腺（卵巣や精巣）は，誕生時にすでに機能しうる状態にある．しかし，下垂体からのゴナドトロピン（性腺刺激ホルモン）の分泌がないために，性腺は機能していない．思春期になるまでゴナドトロピンが分泌されないのは，視床下部からのGnRH分泌がないためである．思春期になるまでGnRHが分泌されない理由はまだよくわかってい

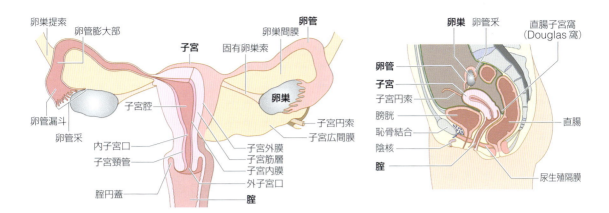

▶図 15-7　女性生殖器の構造
図は背面から見たものである．腟および子宮の左側，左の卵管は断面を示す．

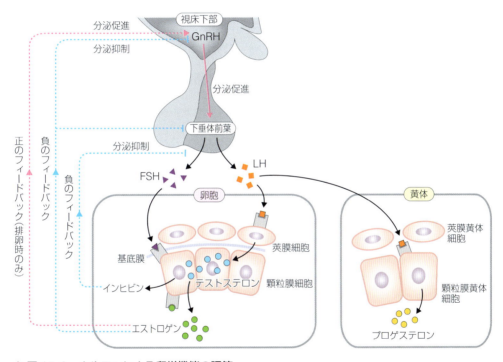

▶図 15-8　ホルモンによる卵巣機能の調節

ないが，おそらく体重や脂肪の量が関係していると考えられている．

b ゴナドトロピンの働き

成熟女性ではGnRHに刺激されて，下垂体前葉から2種類のゴナドトロピン，すなわち**卵胞刺激ホルモン**（follicle-stimulating hormone；FSH）と**黄体形成ホルモン**（luteinizing hormone；LH）が分泌される．FSHは卵胞に作用して卵胞の発育を促すと同時に，エストロゲンの分泌を促進する．一方，LHは成熟した卵胞に作用して排卵の誘発と黄体の形成を促し，さらに**顆粒膜黄体細胞**からのプロゲステロン分泌を促進する（▶図15-8）．

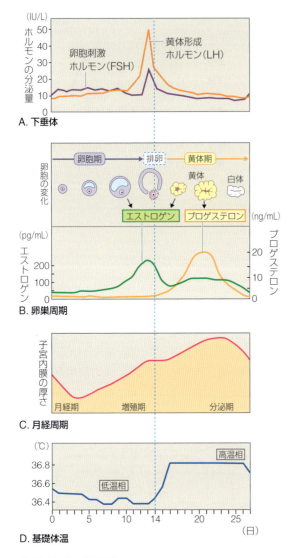

▶図 15-9 性周期

2 卵巣周期(▶図 15-9B, 10)

a 卵胞期

誕生時の卵巣には，100万個以上の**原始卵胞**があり，思春期には30万個になる．女性が性的に成熟すると，毎月数千個の原始卵胞が成熟を開始する．そのうちの1個だけが成熟を続け，残りはすべて退縮する．**一次卵胞**にFSHとエストロゲンが作用することによって，卵胞内部に液体(卵胞液)の入った**卵胞腔**が形成され，その周囲を**顆粒膜**が包む二次卵胞となる．二次卵胞は，LHの作用によって急激に大きくなり，Graaf(グラーフ)**卵胞**となって卵巣表面に突出する．

b 排卵期

排卵直前の卵胞からは，大量のエストロゲンが放出される．エストロゲンは，少量だと視床下部のGnRH分泌に対して負のフィードバックを示すが，大量になると正のフィードバックを示し，これによりLHが大量に放出される．LHの作用により卵胞壁が崩壊し，卵が腹腔内に放出される．放出された卵は，卵管采内面の線毛運動により卵管内に取り込まれる．

c 黄体期

排卵によって破裂した卵胞では卵母細胞をとりまいていた細胞(**顆粒膜細胞**と**莢膜細胞**)が急速に増殖し，脂肪に富んだ**黄体**が形成される．黄体からはエストロゲンとより多くのプロゲステロンが分泌され，子宮内膜を妊娠に備えた分泌期にする．妊娠が成立すれば黄体はそのまま維持されるが，妊娠が成立しないと，月経の4日ほど前から黄体は退縮を始め，**白体**となる．

3 月経周期(▶図 15-9C)

卵巣から分泌されるエストロゲンとプロゲステ

このように女性の生殖機能は**下垂体**から分泌される**ゴナドトロピン**(性腺刺激ホルモン)による卵巣機能の周期的変化(**卵巣周期**)と，卵巣から分泌される**女性ホルモン**(エストロゲンとプロゲステロン)による子宮の周期的変化(月経周期)によって変動する(▶図 15-9)．すべては妊娠に備えるための変化であり，妊娠が成立すれば，これらの周期的変化は消失する．

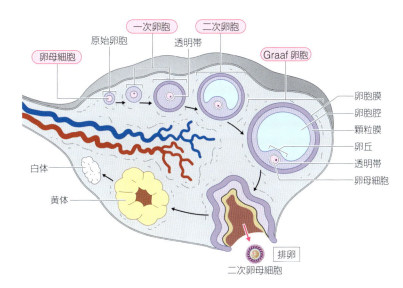

▶図 15-10　卵胞の発育
実際は，卵胞は卵巣内で移動するわけではないが，わかりやすいように卵胞の位置を変えて描いてある．

ロンの量の変化によって子宮内膜に生じる周期的変化を，**月経周期**という．

a 月経期

黄体が退縮し，分泌されるエストロゲンとプロゲステロンの量が減少するために子宮内膜の表層部分が脱落し，血液とともに腟から体外に排出される．月経で失われる血液量は 20〜30 mL で，プラスミンを含むため凝固はしない．約 5 日間持続する．

b 増殖期

卵巣において卵胞が成熟するのに伴い，エストロゲンの分泌が次第に増加する．このエストロゲンの刺激によって子宮内膜は次第に増殖し，厚さは初期の 1 mm から 5〜6 mm となる．内膜の増殖に伴い，血管の増殖と分泌腺の形成が排卵まで続く．子宮周期が 28 日である場合，排卵は 14 日目に起こる．

c 分泌期

黄体から分泌されるプロゲステロンの作用により，増殖期に形成された分泌腺からグリコーゲンを含む透明な液が分泌され始める．子宮内膜表面は浮腫状で，多くのひだを生じ，受精卵の着床を容易にする．分泌期の持続は 14 日間であり，きわめて一定である．つまり，子宮周期の変動は増殖期の変動による．

4 卵の減数分裂

卵巣内の**卵母細胞**は，第一減数分裂の途中で分裂を停止した状態にある．中断していた第一減数分裂は排卵直前に再開され，**二次卵母細胞**となって排卵され，卵管内に取り込まれる．受精がおこると，それが刺激となって第二減数分裂が開始され，本来の意味での**卵子**となる．受精がおこらなければ第二分裂は開始されず，卵は死滅する．なお，卵の第一および第二減数分裂は細胞質が不均等に分割され，大きな細胞（二次卵母細胞および卵子）と非常に小さな細胞（一次および二次極体）が生じ，**極体**はやがて消失する．すなわち，1 個の一次卵母細胞から形成される卵子は 1 個だけである（▶図 15-11）．

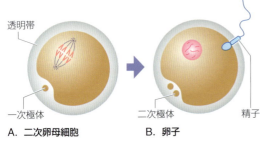

▶図 15-11　卵子の成熟

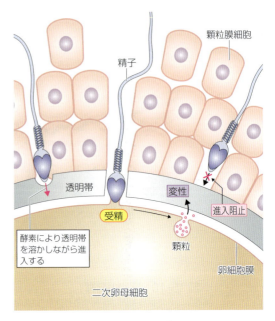

▶図 15-12　精子の卵子への進入

C 受精，着床，胎児の発生

1 受精

　排卵された卵は，卵巣に覆いかぶさるような形状になっている卵管采内面の線毛運動によって卵管内に取り込まれ，卵管粘膜の線毛運動によって卵管内を子宮に向かって移動する．一方，腟内に射精された精子は，卵から放出される誘因物質に向かって尾部の鞭毛運動によって子宮内を上行し，さらに卵管に入る．

　卵管を下行する卵と上行する精子は，通常は**卵管膨大部**（▶図 15-7）で出会い，受精がおこる．精子が卵（二次卵母細胞）に接触すると，精子の尖体から卵の表面を覆う透明帯を溶かす酵素が放出され，精子は卵の中に進入する（▶図 15-12）．これが**受精**である．精子の尾部は卵の中に進入することなくちぎれるため，精子が卵内に持ち込むのはほとんど父方の染色体のみである．精子が卵内に進入すると，卵の細胞膜に脱分極を生じ，細胞膜が変性し，それ以上の精子の進入を阻止する．

　受精が刺激となって卵は第二分裂を完了して本来の意味での卵子となり，卵子由来の染色体と精子由来の染色体とが合体して 2n すなわち 46 本の染色体をもつ細胞となる．これが**受精卵**である．

　性染色体として X 染色体をもつ精子が受精した場合は，受精卵の性染色体は卵のもつ性染色体と合わせて XX となり，将来は女性となる．Y 染色体をもつ精子が受精した場合は受精卵の性染色体は XY となり，将来は男性となる（▶図 15-13）．

2 卵割と着床

　卵管内で受精によって生じた受精卵は，ゆっくりと卵管を下行して子宮へ向かう．この間に受精卵は分裂を繰り返し，1個が2個，2個が4個，4個が8個といったように細胞数が増加していく．この間の細胞分裂では卵全体の大きさは変わらないため，1個1個の細胞は小さくなっていく．このような細胞分裂を**卵割**という．

　細胞数が 16 個となったものを**桑実胚**と呼ぶ．さらに分裂を繰り返して細胞数が増え，やがて**胞胚**（**胚盤胞**）と呼ばれる内部に空洞をもつ細胞塊となる（▶図 15-14）．胞胚は，受精3〜4日後に子宮に達し，受精約1週後に子宮内膜に付着して内膜内に進入し，**着床**する（▶図 15-15A）．

　着床とともに胞胚の周囲を包む栄養膜が分裂増

C 受精，着床，胎児の発生 ● 207

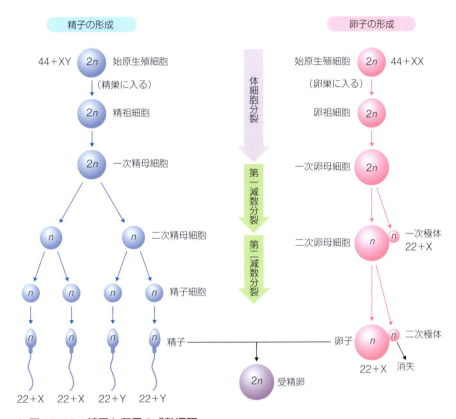

▶図 15-13 精子と卵子の成熟過程

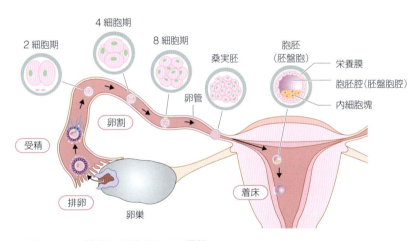

▶図 15-14 排卵から着床までの過程

殖して**絨毛膜**となり（▶図 15-15B），その一部は母体側から形成される脱落膜と合体して**胎盤**を形成する（▶図 15-15C）．

胞胚内部の細胞塊は，やがて円盤状の**胚盤**を形成し，胚盤によって分割された**羊膜腔**と**卵黄嚢**という2つの腔所をもつようになる．胚盤の羊膜腔側は外胚葉，卵黄嚢側は内胚葉となり，その中間に中胚葉が形成される（▶図 15-16）．**外胚葉**から

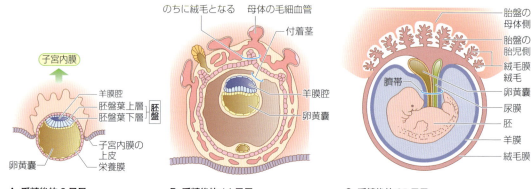

▶図 15-15　胞胚の発育

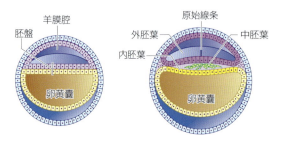

▶図 15-16　胚盤と原腸胚

は神経，感覚器の主要部分，表皮などが形成される．**中胚葉**からは，骨，筋，泌尿生殖器の主要部分が，**内胚葉**からは消化器や呼吸器の粘膜，肝臓や膵臓，腺上皮が発生する．

3　胎盤の機能

　胎児側の絨毛膜と母体側の脱落膜とが合体して**胎盤**が形成される．絨毛膜と脱落膜の間に母体側の血液で満たされた腔所（**絨毛間腔**）ができ，そこに絨毛膜が木の根のようにいくつも突出する（▶**図 15-17**）．絨毛間腔に動脈血を供給するのは子宮内膜の**らせん動脈**であり，胎児側の絨毛膜には臍動静脈が走っている．母体の血液に含まれる酸素や栄養素は，この絨毛間腔において胎児側に移行し，**臍静脈**によって胎児の身体に運ばれる．胎児体内で発生した二酸化炭素は**臍動脈**によって絨毛間腔に運ばれ，ここで母体の静脈に移行し，

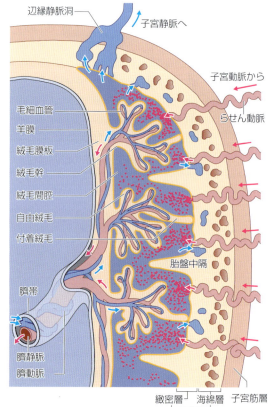

▶図 15-17　胎盤

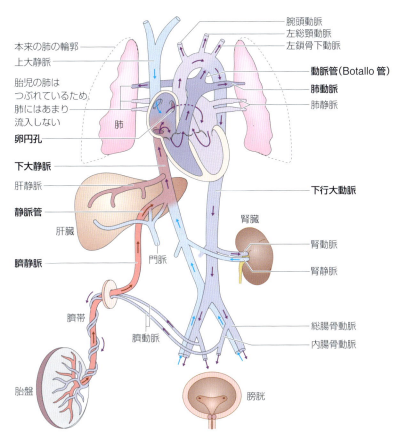

▶図 15-18 胎児の血液循環

母親の呼吸によって呼出される.

　ここで重要なことは，分娩直前を除き，正常な妊娠では母体血と胎児血は決して直接混じり合うことはないという点である.

　胎盤はホルモン分泌機能も有する(→185頁参照). **ヒト絨毛性ゴナドトロピン**(human chorionic gonadotropin；hCG)を分泌することによって黄体を維持・増殖させる(**妊娠黄体**). hCG は受胎後 14 日ほどで尿中に排泄されるようになるため，妊娠の診断に利用される.

　胎盤は hCG 以外にもエストロゲンやプロゲステロンなど多くのホルモンを分泌する.

4 胎児の血液循環

　胎児は母体内では呼吸ができないため，酸素の摂取は胎盤で行われる. 胎児赤血球中のヘモグロビン(**胎児ヘモグロビン**, HbF)は，成人型(HbA)よりも酸素結合能の高いものであり，これによって母体血から酸素を受け取ることができる.

　酸素を十分に含んだ血液は臍静脈から胎児体内に入り，静脈管を通って下大静脈に合流する. 下大静脈は右心房に入るが，血液は心房中隔に開いている**卵円孔**を通って左心房に流入し，左心室から全身に向かって拍出される.

　一方，上大静脈から右心房に流入した血液の大部分は右心室から肺動脈に拍出される. しかし，胎児の肺は空気が入っていないためつぶれており，血流に対する抵抗が高い. このため肺動脈に拍出された血液の大部分は肺を流れず，動脈管〔Botallo(ボタロ)管〕を通って大動脈に合流する(▶図 15-18).

誕生時は，皮膚に対する寒冷刺激などによって肺に空気が吸い込まれる．このときに出る声がいわゆる産声である．これによって肺が膨らみ，血流抵抗が減って肺循環に血液が流れ始める．同時に動脈管は収縮し，肺動脈-大動脈間の短絡路は閉鎖される．卵円孔も左心房圧の上昇によって弁が閉じるようにして閉鎖し，成人型の循環経路が完成する．

5 分娩と授乳

a 分娩

受精後約270日(最終月経初日から数えれば約284日)で，胎児は子宮筋の収縮によって母体外へ排出される(分娩)．

妊娠中に胎盤から多量に分泌されるエストロゲンの作用により，妊娠末期には子宮筋のオキシトシン受容体の数が100倍以上に増加し，子宮筋のオキシトシン感受性が上昇する．また，子宮頸部は柔らかくなり，分娩に備える．

(1) 開口期＝分娩第1期

子宮筋の規則的な収縮(陣痛)によって胎児は下降し，子宮頸部が児頭によって拡張され，胎胞が破れて羊水が流出する(破水)．

(2) 娩出期＝分娩第2期

子宮頸部の拡張刺激によって下垂体後葉からオキシトシンが分泌され，子宮筋の収縮を増強する(▶図13-12➡178頁参照)．これによって胎児は押し出され，子宮頸部は拡張し，子宮筋の収縮はオキシトシンによって増強する．このような正のフィードバックによって胎児は一気に子宮外に排出される．新生児の体重は約3kg，身長は約50cmほどである．

(3) 後産期＝分娩第3期

胎児の娩出後，胎盤などの胎児付属物が娩出される．

b 乳汁産生と授乳

妊娠中に高濃度に維持されるエストロゲンとプロゲステロンの作用により，乳腺が発達し，乳房が大きくなるとともに，乳輪に色素が沈着する．分娩によって血中エストロゲン濃度が低下すると，エストロゲンによって抑制されていた下垂体前葉からのプロラクチン分泌が増加し，これにより乳汁の産生・分泌が開始される．最初に分泌される乳汁は初乳と呼ばれ，黄色みを帯びた粘稠な液体であり，抗体やその他のタンパク質を豊富に含んでいる．

乳児の乳首吸引が刺激となって，下垂体からのプロラクチンとオキシトシンの分泌が促進される．オキシトシンは乳腺の平滑筋を収縮させて，乳汁を腺房から乳管内へと放出させる(射乳：▶図13-10➡177頁参照)．オキシトシンは子宮筋も収縮させるため，妊娠中に拡大していた子宮がもとのサイズに戻ることも促進する．プロラクチンも乳児の乳首吸引が刺激となって分泌され，乳汁の産生を促進する．授乳をやめるとプロラクチン分泌が止まり，乳汁産生は速やかに停止する．

プロラクチンは，視床下部に作用してゴナドトロピン放出ホルモン(GnRH)の分泌を抑制するため，下垂体からの性腺刺激ホルモンの分泌が止まる．このため，授乳中は排卵が止まり，月経もおこらないことが多い．

D 成長と老化

1 成長

a 身体の成長

前述のように，新生児の体重は約3kg，身長は約50cmで，女児は男児よりもやや小さい．その後1年で体重は約3倍の9kg，身長は約1.5

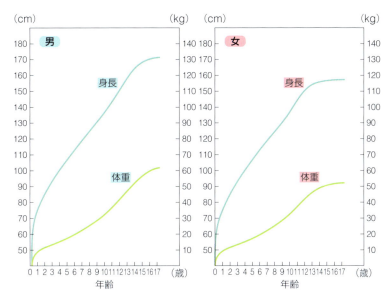

▶図 15-19　成長曲線におけるスパート

倍の 75 cm となる．その後は身体の成長のスピードはやや遅くなるが，思春期になると再び加速する．これを**スパート**と呼ぶ（▶図 15-19）．

　思春期は女子で 10 歳ころ，男子で 11 歳ころから始まる．思春期の開始は女子のほうが早いため，小学校高学年では女子のほうが身長は高いことが多い．しかし，思春期の終わりは女子で 13〜14 歳であるのに対し，男子では 16〜17 歳まで続くため，最終的には男子のほうが身長は高くなる．

b 身体機能の発達

　身体が成長するのにあわせて，身体機能も発達していく．しかし，その発達過程は臓器・組織によって異なっている（▶図 15-20）．

　リンパ系型は，胸腺やリンパ組織の発達の過程であり，10〜12 歳にピークを示す．これは病原微生物による感染を防ぐため，免疫機能を急いで発達させる必要があるためだと考えられる．

　神経系型は，脳や感覚器の発達過程であり，乳幼児期に急激に発達し，10 歳ころには成人レベルに達するものである．ただし，知能はその後も

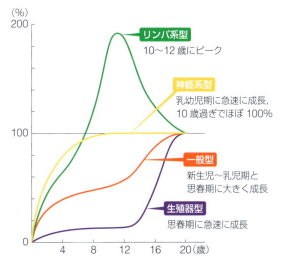

▶図 15-20　Scammon の成長曲線
20 歳（成熟時）を 100% とし，各年齢の値を示している．

発達していく．

　一般型は，消化・呼吸・循環機能などであり，新生児〜乳児期と思春期に大きく発達する．呼吸数や心拍数は次第に減少する一方，血圧は次第に上昇し成人のレベルに近づいていく（▶表 8-2→113 頁参照）．

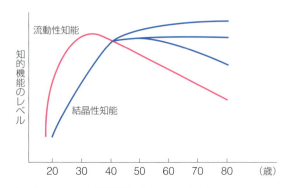

▶図 15-21　知的機能の加齢による変化
〔柄澤昭秀：老人のぼけの臨床．p 15，医学書院，1983 より〕

生殖器型は当然ながら，性ホルモンが分泌され始める思春期に大きく発達する．

身体機能の発達に伴って，行動も発達していく．たとえば生後1か月半ころから目で人の動きを追う，あやすと笑う，「ウーウー」などの喃語を話す．その後，6か月で寝返り，10か月ほどで「バイバイ」をする，1歳前後でひとり歩きをする，といった具合であり，6歳ころには10までの数を理解することができるようになる．

2 老化

老化とは，死へと向かう不可逆的な身体機能の低下の過程である．老化の開始時期，機能の低下の程度は器官系によって異なるが，早いものでは25歳ころから老化は始まっている．

老化の原因は，膝関節の長年の使用による関節軟骨の摩耗のような機械的老朽化によるものを除き，いまだに完全には解明されていない．活性酸素（酸化能の強い酸素種）の影響，タンパク質へのグルコースの結合による架橋形成，紫外線や放射線などの外的要因などが複雑に作用していると考えられている．

a 中枢神経系

脳の神経細胞は，誕生時には細胞分裂能を失っているため，神経細胞の数は新生児期が最多であり，後は減っていくだけである（例外的な部位を除く）．ただし知能は，神経細胞同士の結合（シナプス）が増加し，神経回路が複雑になることでさらに発達していく．知的機能の変化に限定すれば，新しいことを覚える（記銘）能力や新しいことに対処する能力，すなわち流動性知能は30歳前後をピークとして衰えていく一方，知識や学習経験に基づく能力である結晶性知能は，個人差はあるものの，よく保たれ，場合により上昇も期待できる（▶図 15-21）．これらの機能が日常生活に支障をきたすまでに低下するのが，認知症である．

b 筋と骨

骨格筋細胞も，神経細胞と同様に分裂能を失っており，加齢とともに骨格筋量は減少する．骨格筋量はトレーニングによって各筋細胞が太くなる（肥大する）ことで維持できるが，それでもプロスポーツ選手が30歳代後半〜40歳ころには引退せざるをえないのは，加齢に伴う骨格筋量の減少が大きな原因である．

骨の老化については既述した（→68頁参照）．

c 感覚

水晶体による遠近調節機能が低下し，特に水晶体の曲率を増加して近い物にピントをあわせることが困難になる．これが老眼（老視）であり，40歳前後で自覚されるようになる．また，加齢とともに水晶体のタンパク質が変性して白濁し，視力障害をきたした状態が白内障である（→78頁参照）．

聴覚は，特に高音域の聴力が低下し，老人性難聴（老年性難聴）となる．

味覚も低下するため，薄味では感じられず，濃い味を好むようになる．

d 血液

造血能が低下する．ヘモグロビン濃度は，若年健常者では男性 14〜18 g/dL，女性 12〜16 g/dL であるが，70歳ころには男性 13.5 g/dL，女性 12 g/dL，85歳以上では男女とも 12 g/dL へと減少

する.

白血球数はあまり変化しないが，免疫機能が低下し，感染症に罹患することが増える．しかしそれ以上に重要なことは，NK 細胞(→94 頁参照)の活性の低下が，中高年で癌の発生率が著増する一因となることである.

e 心臓・循環系

健康な高齢者では，安静時の心拍出量は若年者と同程度に保たれるが，予備力(心拍出量を増加させる能力)の低下により運動時の最大心拍出量が低下するため，激しい運動を行うことは困難になる.

動脈が次第に硬化して血管抵抗が上昇するため，血圧は上昇する．▶表 15-1 に各年代における健常者の最高血圧を示す．血圧を評価する際は，年齢を考慮に入れることが大切である.

f 呼吸

肋軟骨の石灰化や胸郭の支持組織の線維化により，胸壁の弾性が低下し，呼吸筋力も低下する．このため肺活量は 70 歳までに約 35% 減少する.

一方，残気量は増加し，肺胞の拡張により予備呼気量は減少する．また気道上皮の線毛の動きも悪くなるため，肺炎などの呼吸器感染症に罹患しやすくなる.

g 泌尿器

加齢に伴って，機能していない糸球体が次第に増加するため，糸球体濾過量は減少し，再吸収能，濃縮能などほとんどすべての腎機能が低下する．腎血流量も低下する．腎臓自体も加齢によって萎縮する．また，女性では膀胱括約筋機能の低下によって尿失禁が，男性では前立腺肥大による排尿障害が生じやすくなる.

h 消化・吸収機能

加齢の影響は受けにくいが，反射機能の低下による誤嚥，腸管運動機能の低下による便秘などを

生じやすくなる.

また Ca^{2+} 吸収機能の低下によって骨粗鬆症をきたすことがある.

i 内分泌

加齢に伴う変化が著しいのは，性ホルモンの分泌である．男性では，男性ホルモンであるテストステロンは 70 歳代でも 20 歳代の約 70% が分泌されている．しかし女性では，閉経によりエストロゲン分泌は閉経前の 10～30% に激減する．このため負のフィードバックがかからなくなり，下垂体からのゴナドトロピン(性腺刺激ホルモン)の分泌が亢進し，ゴナドトロピン過剰によるさまざまな症状が出現する．これが更年期障害である.

j ホメオスタシス機構

高齢になっても，安静時の血糖値や体液の pHなどはよく保たれている．しかし，摂食によって血糖値が上昇するような変化が起こると，元に戻るまでに長い時間がかかる．つまり，加齢により体内環境を安定的に維持するホメオスタシス機構が低下する．体温調節機構も低下しているため，高温環境では熱中症に陥りやすい.

E 理学・作業療法との関連事項

■ 性機能障害

リハビリテーション職種がかかわる疾患では，性生活の制限が問題となることがある．脳血管障害，脊髄損傷，関節リウマチ，慢性腎不全，糖尿病などである.

問題は，性生活の障害が明らかになりにくい点であり，対象者にかかわる医療職として，注意する必要がある.

性機能障害に対するリハビリテーションでは，まず性機能と性交に関する知識を伝えることが大切である．そして性交を阻害する要因を明らかに

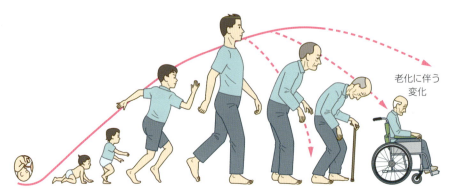

▶図15-22 人間の誕生・成長・老化

し，補助具の使用や動作を指導することによって活動制限を軽減し，性生活の再適応をはかる．

■脊髄損傷患者の妊娠・出産

男性の脊髄損傷患者では，勃起障害，射精障害，男性不妊の問題がみられる．女性では，月経異常，妊娠合併症，麻痺に伴う出産の問題などがある．人工授精や補助具を用いた射精など対応方法を工夫することで，妊娠・出産が可能であり，近年は経腟分娩が増加している．

■老化とリハビリテーション

老化は，中枢神経系，筋と骨，感覚，血液，心臓・循環系，呼吸，泌尿器，消化器，内分泌など全身の機能に及ぶ．高齢者の急速な増加に伴い，高齢者に対するリハビリテーションの関与も大きくなっている．

人の誕生，成長，老化の過程において，理学療法士・作業療法士は，それぞれ特徴のある役割を担う（▶図15-22）．小児期に獲得する起居動作・歩行などの運動能力は理学療法士，色・形・数字などの認知能力，手指の巧緻性，日常生活動作は作業療法士の仕事にかかわっている．これらの知識は，小児・成人いずれのリハビリテーションでも必要である．対象が高齢者の場合，安静を必要最小限にして日常生活の活動性を高めることで，活動性低下（不活発）による筋力低下・関節可動域制限を予防する必要がある．たとえば，骨粗鬆症患者には，転倒予防の筋力訓練・バランス訓練，段差解消・手すり設置などの環境整備，変形性膝関節症患者には関節運動を伴わない等尺性収縮による筋力訓練など，理学療法士の役割が大きくなる．高次脳機能障害や認知症患者には，日常生活活動訓練や種々の認知機能に働きかける作業課題を用いるなど，作業療法士の関与が大きくなる．

復習のポイント

☐ 精巣には，[①]細胞，[②]細胞，[③]細胞がある.

☐ [①]細胞は分裂して精子となり，[②]細胞は精細胞の保護のために働き，[③]細胞は主としてテストステロンを分泌する.

☐ [④]は，男性の尿道を取り囲むように存在する栗の実大の組織で，精子を守る精液を分泌する.

☐ [⑤]は，骨盤神経(副交感神経)の興奮により陰茎海綿体が充血して生じる.

☐ [⑥]は，下腹神経(交感神経)の興奮によって起こる.

☐ 2種類のゴナドトロピン(FSH と LH)の協調作用によって，卵胞の発育，排卵，黄体の形成などの[⑦]周期を生じる.

☐ 卵巣からの女性ホルモン分泌の増減によって，子宮では増殖期，分泌期，月経期の[⑧]周期を生じる.

☐ 卵子と精子は，それぞれの母細胞が[⑨]を行うことによって，染色体数が半減する.

☐ 受精卵は細胞分裂([⑩])を繰り返しながら卵管から子宮に至り，胞胚の時期(受精後約1週間)に子宮内膜に[⑪]する.

☐ [⑫]では母体血と胎児血の間で物質交換が行われるとともに，[⑬]を分泌して黄体の機能を維持する.

☐ [⑫]で酸素を受け取った胎児血は，臍静脈から静脈管を通って下大静脈に合流し，右心房から[⑭]を通って左心房に流入し，左心室から全身へと拍出される.

☐ 上大静脈からの血液は，右心室から肺動脈へと拍出されるが，肺がつぶれているため，[⑮]を通って大動脈に合流する.

☐ 思春期における成長の加速を[⑯]と呼ぶ.

☐ [⑰]知能は30歳前後をピークに低下するが，[⑱]知能は維持されることが多い.

関連する国試問題は➡236，239頁参照

①精 ②Sertoli ③Leydig ④前立腺 ⑤勃起 ⑥射精 ⑦卵巣 ⑧月経 ⑨減数分裂 ⑩卵割 ⑪着床 ⑫胎盤 ⑬ヒト絨毛性ゴナドトロピン ⑭卵円孔 ⑮動脈管 ⑯スパート ⑰流動性 ⑱結晶性

第16章

運動生理

> **学習目標**
> - 筋力と持久力について説明できる.
> - 筋収縮のエネルギー源について説明できる.
> - 運動に伴う全身の変化を説明できる.
> - 筋力に対するトレーニングと老化の影響を説明できる.

　身体運動は，歩行のように日常生活に欠かせない軽度なものから，激しいスポーツまでさまざまな段階がある．いずれも骨格筋の収縮とそれをサポートする全身の機能の変化を必要とする.

A 筋力と持久力

　骨格筋は，**運動神経**からのインパルスによって収縮して発生させた力によって，物体あるいは身体を動かす.

　したがって，神経筋接合部や運動神経，あるいはそれよりも中枢側の神経系の異常によって，筋収縮が障害される場合がある．たとえば重症筋無力症のように，神経筋接合部の障害のため筋力が低下する場合や，小脳や大脳基底核の障害のため協調運動が障害されたり，筋の緊張が亢進する場合などである.

　関節の可動域によって決まる身体の柔軟性も，身体運動に影響を与えるが，ここでは骨格筋のレベルに限って説明する.

1 筋力

　筋力（muscle power）とは，正確には単位時間に筋が行う仕事量，すなわち1分間にどれだけの荷重をどれだけの距離まで動かすことができるか

であり，単位はkg・m/分である．ただし，一般に筋力といった場合，筋の強さ（＝張力）をあらわすことが多い．**筋の張力**（muscle strength）は**筋の断面積**に比例し，ヒトの最大発生張力は2.5〜3.5 kg/cm² 程度である.

■筋力の検査

　およその筋力は**徒手筋力検査**によって評価される．たとえば握力は，被検者に検者の手を強く握らせる．三角筋は，両腕を水平に上げさせ，検者がそれを下に押そうとする力に抵抗させる（▶図16-1A）．上腕の屈筋（上腕二頭筋）は，腕を軽く曲げさせ，検者がそれを引こうとする力に抵抗させる（▶図16-1B）．このように検査法は，筋ごとに異なる.

2 持久力

　最大下の筋収縮をどれだけの時間持続できるかが，**筋の持久力**である．筋の持久力は，筋の中に蓄えられている**グリコーゲン**の量に依存している．グリコーゲンは，主として炭水化物から産生されるため，高炭水化物食は持久力を高めるのに役立つ.

　ただし，マラソンのように長時間，全身を使って行う運動の場合は，呼吸機能，循環機能，そして酸素運搬能（赤血球数やヘモグロビン濃度）など

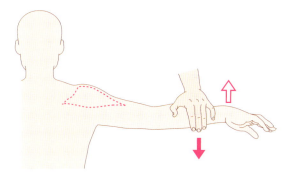

A. 三角筋（中部線維）　C5,6　腋窩神経支配

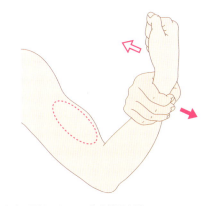

B. 上腕二頭筋　C5,6　筋皮神経支配

▶図 16-1　筋力の評価（徒手筋力検査）
➡：検者が力を加える方向，⇨：被検者が動かそうとする方向．

のサポートシステムも，持久力に大きく影響する．

B 筋収縮のエネルギー源

筋収縮のエネルギー源として直接用いられるのは，**ATP** である．筋細胞は ATP を少量しか蓄えることができず，最大運動の場合，細胞内にあった ATP は開始後 2〜3 秒で消費されてしまう．しかし，一方，筋細胞内で ATP は次々と産生されるため，長時間にわたって運動を続けることができる．筋細胞が ATP を産生する系は次の 3 つ（▶図 16-2）である．

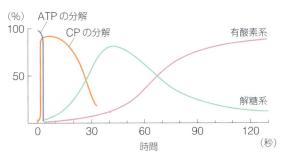

▶図 16-2　軽い運動時の筋におけるエネルギー供給源
〔Keul J, et al, 1969 より〕

1 クレアチンリン酸系

クレアチンリン酸（**CP**）は，ATP と同様に高エネルギーリン酸結合をもつ物質で，クレアチンリン酸の分解によって得られるエネルギーを利用して ATP が産生される．

ADP＋クレアチンリン酸⇔ ATP＋クレアチン

この系は運動開始直後から働き，ATP 供給の速度は約 4 mol/分で 3 つの系のうち最大である．筋内のクレアチンリン酸の量は ATP の約 5 倍で，最大運動を 10 秒程度続けることができる量である．

100 m 走やジャンプのような短時間の運動では，おもにこの系が働く．

2 グリコーゲン-乳酸系

筋内に貯蔵されている**グリコーゲン**を分解し，解糖系において無酸素的に ATP を産生する系である．大量の ATP を早急に必要とする場合に，この系が働く．約 2.5 mol/分の速度で ATP を供給できるが供給量は少なく，最大運動を数十秒程度しか持続できない．

400 m 走やテニスなどでは主にこの系が重要である．

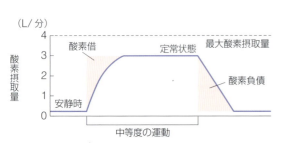
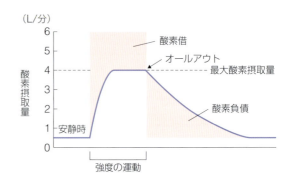

▶図16-3 酸素借と酸素負債
オールアウト：運動中に疲労して，それ以上，運動を継続できなくなった状態．

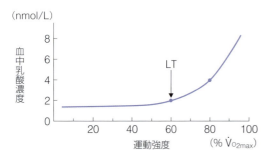

▶図16-4 漸増運動による血中乳酸濃度の変化

3 有酸素系

酸素の存在下に，グルコースや脂肪酸などから生じたアセチルCoAを**TCA回路（クエン酸回路）**に投入してATPを産生する系である．ATP供給速度は約1 mol/分と遅いが，1 molのグルコースから供給できるATPの量は解糖系よりもはるかに多い．酸素や栄養素の供給が続く限り，持続的にATPを供給することができる．

4 酸素負債

運動開始直後は，まだ呼吸が促進されていないため，身体内は，この間に筋で消費される酸素が不足する．これを**酸素借**（oxygen deficit）という．酸素借は，運動終了後に返還することになり，これを**酸素負債**（oxygen debt）という．運動終了後，酸素消費は減少しているにもかかわらず，呼吸の促進状態がしばらく続くのはこのためである（▶図16-3）．

5 運動強度と酸素摂取量

運動強度を徐々に増加させる漸増運動負荷を行うと，酸素摂取量は運動強度とともに直線的に増加するが，ある時点で最大に達し，それ以上増加しなくなる．この最大になった時点の酸素摂取量を**最大酸素摂取量**という．

また，漸増運動負荷時に換気量や血中乳酸濃度を測定すると，運動強度とともに直線的に増加するが，ある時点で急激に増加し始め，直線の傾きが変わる．この傾きが変化する点を**無酸素性作業閾値**（anaerobic threshold；**AT**：嫌気性代謝閾値）という．ATは運動強度が増加したため，有酸素系でのATP供給が不足し，無酸素系でのATP供給の割合が増加する時点である．ATは，換気量を指標として測定した場合は**換気閾値**（ventilatory threshold；VT），血中乳酸濃度を指標とした場合は**乳酸性閾値**（lactate threshold；LT）と呼ばれ，トレーニングをしていない健康成人では最大酸素摂取量の50～60％程度である（▶図16-4）．さらに運動強度が増加して最大酸素摂取量の80％程度になると，乳酸濃度はさらに急激に上昇する．

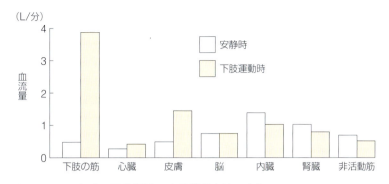

▶図16-5　軽度の下肢運動による臓器血流の変化
〔Wade OL, Bishop JM：Cardiac output and regional blood flow. F.A. Davis, 1962より引用改変〕

C 運動に伴う全身の変化

運動時には筋活動をサポートするように，全身の機能が大きく変化する．

1 循環器

運動に伴って心機能は亢進し，より多くの酸素・栄養を骨格筋に供給できるようになる．この心機能亢進は主に交感神経活動の増加によるが，運動時の筋ポンプ作用や，呼吸促進でおこる静脈還流の増加なども関与する．

運動時の心拍出量は安静時の4倍以上（23 L/分程度）に増加しうる．心拍出量の増加に伴って平均血圧も上昇する．

■運動時の各臓器血流量の変化

運動時に活動が盛んになる臓器では，代謝産物が増大して血管が拡張するため，血流量が増加する（▶図16-5）．特に動かしている**骨格筋**では，酸素消費の増大に応じて血流が増加し（▶図16-5, 6），最大で安静時の25倍に達する．

運動に伴って**心臓**の仕事量も増大するため，冠血流量も代謝性に増加する．

ある程度運動をすると，皮膚の血流量も増加する．これは運動に伴って熱産生が高まるため体温調節機構が働き，皮膚血管を拡張させて放熱を促進するためである．

これに対して**腹部内臓**（胃腸管，肝臓，腎臓，脾臓など）では，運動時の交感神経活動の増加により血管が収縮し，血流量は低下する．たとえば肝血流量は，激しい運動により，安静臥床時の約50％にまで減少する．運動時には腎血流量が減少するため，糸球体濾過量が減少し，尿量が減少する．

一方，**脳**の血流量は運動中も一定に保たれる．

■運動強度と心機能

漸増運動負荷を行うと，1回心拍出量は，運動強度が軽度のときには強度とともに増加するが，最大酸素摂取量の約40％の運動強度に達すると，その後は刺激強度を上げてもそれ以上は増えず，横ばいになる．

一方，心拍数は，運動強度が最大負荷に至るまで，運動強度とともにほぼ直線的に増加する．最大負荷時の心拍数を**最大心拍数**というが，実際に最大負荷を行うのは困難であるため，

最大心拍数（拍/分）＝220－年齢（歳）

という計算式で推定することが多い．

漸増運動負荷では，まず1回心拍出量が増加し始め，少し遅れて心拍数が増加し始める．そのため心拍出量は運動強度とともに直線的に増加する．

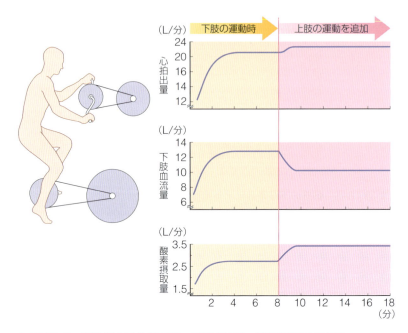

▶図 16-6　運動による心拍出量，下肢血流量，酸素摂取量の変化
〔Rowell LB：Human Circulation Regulation during Physical Stress. p 245, Oxford University Press, 1986 より許諾を得て転載〕

■運動の種類と血圧反応

　運動により平均血圧は上昇するが，動的運動と静的運動では，反応の程度や拡張期血圧変化に違いがみられる．

　歩行や走行などの**動的運動**では，活動筋の代謝による筋血管拡張，体温調節で起こる皮膚血管拡張などにより，全身の血管抵抗（総末梢抵抗）が低下する．このため，心拍出量の増加に伴って最高血圧は上昇するが，最低血圧は上昇しづらい．筋の収縮と弛緩をリズミカルに繰り返す運動では，筋ポンプ（▶図 8-28→124 頁参照）および呼吸の増加により静脈還流が増え，血液循環が促進される（▶図 16-7）．

　重量挙げのような**静的運動**では，筋収縮により血管が圧迫されて血流が減少するため，疲労しやすく，血圧は最高血圧も最低血圧も顕著に上昇する．このため心臓への負担が大きい．

2 呼吸器

　酸素摂取量は，安静にしている若年男性で 250 mL/分程度であるが，最大運動時には約 20 倍にまで増加する．これに応じて呼吸が促進され，呼吸数および 1 回換気量の増加により**換気量**が増加する．なお，かなり激しい運動をしない限り，**動脈血酸素飽和度**（Sao_2）は低下しない．

　呼吸促進のメカニズムは，大脳皮質からの運動指令や，関節の動きに関する情報が呼吸中枢を興奮させるためであると考えられている．

3 皮膚

　運動によって熱産生が増加するのに伴い，**発汗**が起こり，熱放散が増加する．このため長時間の運動では，水分補給が必要となる．

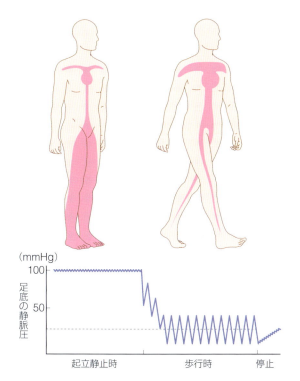

▶図 16-7 起立静止時と歩行時の血流の変化
〔Rowell LB : Human Circulation Regulation during Physical Stress. p 386, Oxford University Press, 1986 より許諾を得て転載〕

D トレーニングの効果

1 筋の変化

トレーニングをすると，筋は肥大し，筋張力が増加する．この効果は，負荷をかけて実施する**抵抗トレーニング**（ダンベルを持ち上げるなど）において顕著である．無負荷で行うトレーニング（ダンスや長距離走）では，心肺機能は向上するが，筋の肥大はほとんどおこらない（▶図 16-8）．

筋の肥大は 1 本 1 本の筋線維の肥大によるものであり，筋線維の数は原則として増加しない．肥大した筋線維では**筋原線維**とミトコンドリアが増加し，グリコーゲンの量も増加する．

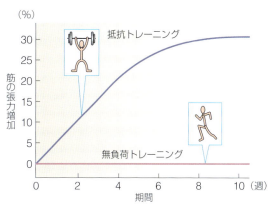

▶図 16-8 トレーニングにおける負荷の効果

2 全身の変化

トレーニングは，全身にもさまざまな変化を引き起こす．

骨格筋が付着する骨は，慢性的な張力がかかることによって骨細胞が刺激されて造骨が亢進し，骨密度が増加する．つまり，運動には骨粗鬆症の予防効果がある．また関節の可動域も増大する．体脂肪は消費されて減少し，代謝も改善される．

心肺機能への影響も大きい．心臓では 1 回心拍出量の増加とそれに伴う心拍数の減少がみられる．特に長期にわたる激しいトレーニングでは心肥大を生じる．この心肥大は病的な心肥大とは異なり，**スポーツ心臓**と呼ばれる．

呼吸機能も向上し，**肺活量**と**最大酸素摂取量**が増加する．

3 筋力の性差

男性ホルモンの**テストステロン**には，タンパク同化作用による筋肥大効果がある．そのため，筋力は男性のほうが女性よりも大きい．

女性の筋力は，下肢は男性の 70〜80% であるが，上肢では男性の 50% にすぎない．全体的には，女性の最大筋力は男性の最大筋力の 63.5% と

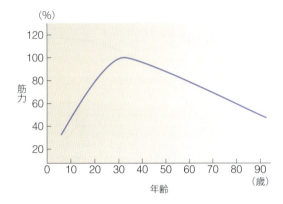

▶図 16-9　加齢による筋力の変化
〔McArdle WD, et al：Essentials of Exercise Physiology, 2nd ed. Lippincott Williams & Wilkins, 2000 より〕

見積もられている．また，テストステロンの筋肥大作用は，ドーピングに利用されることも少なくない（→NOTE❶）．

E　加齢変化

筋力は幼児期から思春期にかけて急激に増加し，20～30 歳代でピークとなる．その後は次第に筋力が低下し，70 歳でピーク時の 30％ 減，80 歳で 40％ 減となる（▶図 16-9）．加齢に伴う筋萎縮と筋線維数の減少は，筋力低下の原因となる．筋の萎縮は速筋で著しく，老化そのものによる影響と，老化に伴って活動性が低下する影響とが合併していると考えられている（→NOTE❷）．

1　運動ニューロン

脊髄の α 運動ニューロンや運動単位の数も加齢によって減少する．特に大型の α 運動ニューロンが減る傾向がある．また運動単位では，大きな張力を発生する FF 型（fast-twitch fatigable type）の最大張力が低下しやすい（第 5 章 NOTE❷ →62 頁参照）．すなわち，加齢に伴い瞬発的に大きな力を出すことが難しくなる．

2　持久力

持久力も加齢によって低下する．これには筋の持久力の低下とともに，心肺機能の予備力の低下

NOTE

❶ ドーピング（doping）

スポーツ選手がよい記録をねらって禁止されている薬物を服用することをドーピングという．競走馬に用いられることもある．

覚醒剤のような精神状態を変化させる薬物を用いたり，合成エリスロポエチンで赤血球数を増加させる場合もあるが，代表的なのはアナボリック（タンパク同化）ステロイドである．男性ホルモン（ステロイドホルモンの一種）のタンパク同化作用による筋肥大効果を利用するために，同様の作用がある薬物を合成して服用する．重症の肝機能障害をきたすおそれがあるほか，女性が用いると男性化し，男性が用いると精巣の萎縮と精子数の減少をきたす．

❷ サルコペニアとフレイル

サルコペニア sarcopenia は，骨格筋量・筋力が低下した状態で，ギリシア語の sarx（骨格筋）と penia（減少）に由来する造語である．欧州やアジアのワーキンググループ（EWGSOP や AWGS）による診断基準は，①骨格筋量低下，②筋力低下，③身体機能低下の 3 項目を評価し，①に加えて②あるいは③があるとサルコペニアと診断される．骨格筋量は骨格筋量指数（四肢の筋肉量/身長^2 [kg/m^2]），筋力は握力，身体機能は歩行速度を評価することが多い．

フレイルは，加齢に伴って身体予備力が低下した状態（要介護状態に至る前段階）で，英語の frailty を訳したものである．Fried らは，①体重減少，②主観的疲労感，③日常生活活動量の減少，④身体能力（歩行速度）の減弱，⑤筋力（握力）の低下，の 5 項目のうち，3 つ以上に該当するとフレイル，1 つか 2 つに該当するとプレフレイル，と定義している．

このように，サルコペニアとフレイルの評価基準は一部重なっており，両者は深く関連している．サルコペニアやフレイルの予防・治療には，栄養（特にタンパク質）と運動が重要である．

F 理学・作業療法との関連事項

▶表 16-1　徒手筋力検査における筋力の表示法と判定基準

表示法			判定基準
5	normal(N)	正常	強い抵抗を加えても，重力にうちかって関節を正常可動域いっぱいに動かすことができる筋力がある．
4	good(G)*	優	かなりの抵抗を加えても，重力にうちかって正常な関節可動域いっぱいに動かす筋力がある．
3	fair(F)*	良	抵抗を加えなければ，重力にうちかって正常な関節可動域いっぱいに動かすことができる．しかし，抵抗が加わると関節がまったく動かない．
2	poor(P)*	可	重力を除けば正常な関節可動域いっぱいに関節を動かす筋力がある．
1	trace(T)*	不可	筋肉の収縮は認められるが，関節運動はまったく生じない．
0	zero(0)*	ゼロ	筋肉の収縮がまったく認められない．

S または SS：spasm：痙攣（スパズム）または強い痙攣
C または CC：contracture：拘縮または強い拘縮
* 筋の痙攣あるいは拘縮が運動の範囲を制限することがある．それによって運動が不完全である場合には段階づけの後に S, SS, C, CC を付記し疑問符をつけておくべきである．
〔Daniels, et al, 1972 より一部改変〕

も大きく関与している．男子における年代別のマラソンの世界記録をみると，20〜30 歳では 2 時間をわずかに超えるだけであるが，50 歳で 2 時間 19 分 29 秒，73 歳で 2 時間 54 分 48 秒，80 歳では 3 時間 15 分 54 秒である（世界マスターズ陸上記録，2017 年より）．

F 理学・作業療法との関連事項

■徒手筋力検査

徒手筋力検査（manual muscle test；MMT）は，筋力を徒手的に検査・記録する方法である．筋力は 6 段階に評価される（▶表 16-1）．検査肢位は，どの筋力を測定するかによって異なる．正しい検査肢位で行うことによって客観的なデータを得ることができる（▶図 16-1）．また，実際には，MMT を実施する前に**関節可動域**（range of motion；**ROM**）を測定しておくことが望ましい．

■宇宙（無重力状態）における筋萎縮とトレーニング

無重力の状態では，姿勢保持に関連する体幹筋，大腿四頭筋，下腿三頭筋など**抗重力筋**の萎縮が進行する．短期宇宙飛行では，下腿三頭筋の筋断面は 1 日に約 1% 減少するといわれている．長期宇宙滞在では，週 6 日間，毎日 2 時間の運動を行っても，下肢筋力は 10〜20% 低下するとされ，より有効な運動プログラムが必要である．

復習のポイント

- ☐ 筋の張力は，筋の[①]に比例する．
- ☐ 筋細胞でATPは，[②]，[③]，[④]の3つの系で供給される．
- ☐ 血流は，運動により[⑤]や[⑥]で増加し，[⑦]では減少する．
- ☐ [⑧]の血流は，運動による変化がほとんど見られない．
- ☐ 心拍数（心拍出量）は，[⑨]に比例して直線的に増加するが，[⑩]の約40％に達すると横ばいになる．
- ☐ 平均血圧は，運動により上昇するが，[⑪]に比べ[⑫]は上昇しづらい（動的運動のとき）．
- ☐ 運動により酸素摂取量が増加し，[⑬]も増加する．
- ☐ トレーニングにより心臓の[⑭]は増加し，[⑮]は減少する．
- ☐ トレーニングの呼吸機能への効果としては，[⑯]や[⑩]の増加がみられる．
- ☐ 高齢者では，[⑰]および[⑱]の数が減少し，遅筋よりも速筋のほうが低下しやすい．

関連する国試問題は➡233，239，240頁参照

①断面積　②クレアチンリン酸系　③グリコーゲン-乳酸系　④有酸素系　⑤骨格筋　⑥心臓　⑦腹部内臓　⑧脳　⑨運動強度　⑩最大酸素摂取量　⑪最高血圧　⑫最低血圧　⑬換気量　⑭1回心拍出量　⑮心拍数　⑯肺活量　⑰運動単位　⑱筋線維

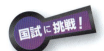

生理学分野の国家試験問題と解答，解説

問題 1

核酸について**誤っている**のはどれか．

1. RNA にはチミンが含まれる．
2. RNA は 1 本鎖のポリヌクレオチドからなる．
3. コドンは 3 つの塩基からなる．
4. DNA にはシトシンが含まれる．
5. DNA は 2 本鎖のポリヌクレオチドからなる．

(51-PM60)

解説
→15頁

　DNA も RNA も，塩基とリン酸と糖からなるヌクレオチドが鎖状につながった**ポリヌクレオチド**である．DNA の鎖は非常に長く，2 本鎖がらせん状になっている（二重らせん構造）．一方，RNA は短い 1 本鎖である．ヌクレオチドを構成する塩基はどちらも 4 種類であるが，DNA と RNA で共通の塩基は**アデニン，グアニン，シトシン**の 3 つで，もう 1 つの塩基は DNA は**チミン**，RNA は**ウラシル**である．

　タンパク質は DNA からの指令により，アミノ酸が連結されて合成される．1 つのアミノ酸は 3 つの塩基によってコードされており，これを**コドン**（暗号）という．

解答　1

問題 2

細胞内小器官の役割について正しいのはどれか．

1. 中心小体はリソソームを形成する．
2. ミトコンドリアは ATP を合成する．
3. リボソームは膜の脂質成分を産生する．
4. ゴルジ装置は細胞分裂時に染色体を引き寄せる．
5. リボソームが付着しているのは滑面小胞体である．

(48-AM61)

解説
→16頁

× 1. 中心小体は核分裂に際し，染色体を両極に引き離す．
○ 2. ミトコンドリアは，クエン酸回路や酸化的リン酸化にかかわる酵素を多く含み，ATP の大半を産生する．
× 3. リボソームは，タンパク質合成の場となる．
× 4. Golgi（ゴルジ）装置は，合成されたタンパク質に糖鎖を付けるなどの修飾を行う．
× 5. リボソームが付着しているのは，**粗面小胞体**である．

解答　2

問題3 細胞膜電位について誤っているのはどれか．

1. 静止膜電位は負の値である．
2. 活動電位は全か無の法則に従う．
3. 活動電位の発火直後には不応期が存在する．
4. 脱分極で極性が正の部分をオーバーシュートという．
5. カリウムイオンは脱分極のときに細胞外から細胞内に移動する．

(52-AM61)

解説
→18頁

○1. 静止電位は，神経細胞で−60 mV，骨格筋細胞で−90 mV 程度である．
○2. 活動電位の大きさは一定で，発生するか，発生しないかのどちらかである．これを**全か無の法則**（all-or-none law）という．
○3. 活動電位が発生した直後は，細胞は興奮性を失っており，どんなに強い刺激を加えても活動電位を発生しない．この時期を絶対不応期といい，これに続いて，強い刺激にのみ反応する相対不応期がみられる．
○4. オーバーシュートは，膜電位が上昇し，一時的に細胞内が細胞外に対して**プラス**になることをいう．
×5. 脱分極によって細胞内に流入するのは，**ナトリウムイオン**である．

解答　5

問題4 1本の神経線維を電気刺激した場合の興奮伝導の説明で正しいのはどれか．2つ選べ．

1. 興奮は一方向に伝わる．
2. 興奮は減衰せずに伝わる．
3. 興奮は太い線維ほど速く伝わる．
4. 興奮は並走する別の線維に伝わる．
5. 有髄線維では興奮が髄鞘に伝わる．

(52-PM61)

解説
→22，25頁

×1. 軸索の途中を刺激した場合，興奮は両方向に伝わる（**両側性伝導**）．
○2. **不減衰伝導**と呼ぶ．
○3. 神経線維が太いほうが伝導速度は速い．
×4. 1本の神経線維の興奮が，並走する別の線維を興奮させることはない（**絶縁性伝導**）．
×5. 髄鞘（ミエリン鞘）は絶縁性が高いため，興奮は髄鞘がない部分〔Ranvier（ランヴィエ）の絞輪〕をジャンプするようにして伝わる（**跳躍伝導**）．

解答　2,3

問題5 副交感神経が優位に働いたときの反応はどれか．

1. 散瞳　　　2. 心拍数増加　　　3. 気管支収縮　　　4. 皮膚血管収縮
5. 膀胱括約筋収縮

(45-AM64)

生理学分野の国家試験問題と解答，解説 ● 227

解説
→27頁

× 1. 交感神経の作用による．副交感神経の興奮では縮瞳する．
× 2. 交感神経の作用による．副交感神経の興奮では心拍数は減少する．
○ 3. 交感神経の興奮で，気管支は拡張する．
× 4. 例外的な場所（唾液腺と陰茎・陰核）を除いて，血管は交感神経の単独支配である．唾液腺や陰茎・陰核では，副交感神経の興奮により分泌促進や血管拡張が生じる．
× 5. 交感神経の作用による．副交感神経の興奮では弛緩して排尿を生じる．

解答　3

問題 6

伸張反射の反射弓を構成するのはどれか．2つ選べ．

1. α運動線維
2. Ia群求心性線維
3. Ib群求心性線維
4. Ⅲ群求心性線維
5. Ⅳ群求心性線維

(45-PM54)

解説
→37頁

　伸張反射の経路は，筋紡錘→Ia群求心性線維→脊髄→α運動ニューロン→骨格筋（同名筋）である．Ib群求心性線維はGolgi腱器官からの情報（筋張力）を，Ⅲ群とⅣ群求心性線維は痛覚や温度覚を伝える．

解答　1, 2

問題 7

主たる機能の組合せで正しいのはどれか．2つ選べ．

1. 大脳基底核―――深部感覚中継核
2. 小脳――――――筋トーヌス制御
3. 海馬―――――――姿勢調節
4. 網様体――――――覚醒水準
5. 角回――――――視覚中枢

(43-23)

解説
→39，40頁

× 1. 大脳基底核は運動プログラム作成に関与する．深部感覚の中継は視床が重要である．
○ 2. 小脳は身体の平衡や姿勢の維持，筋緊張の調節，運動の協調，運動学習に重要である．
× 3. 海馬は陳述記憶に重要な役割を果たす．姿勢調節には小脳や中脳が重要である．
○ 4. 脳幹網様体は視床を介して大脳皮質の広い領域に情報を送り，覚醒水準（意識レベル）の維持にかかわる．
× 5. 角回は言語や認知機能にかかわり，損傷により失書，失算，手指失認，左右失認などの症状が出現する〔ゲルストマン（Gerstmann）症候群〕．視覚中枢は後頭葉にある．

解答　2, 4

問題 8

正しいのはどれか．

1. 味覚は体性感覚である．
2. 脊髄視床路は深部感覚を伝達する．
3. 第一次体性感覚野は中心後回にある．
4. 第一次体性感覚野では足よりも手の再現領域が狭い．

5. 四肢切断後に第一次体性感覚野の体部位局在は変化しない.

(44-28)

解説
→43頁

× 1. 味覚, 嗅覚, 聴覚, 平衡感覚, 視覚は**特殊感覚**である. 体性感覚は皮膚や深部組織(筋, 関節など)の感覚である.
× 2. 脊髄視床路は**温度覚, 痛覚, 粗大触圧覚**の伝導路である. 深部感覚の脊髄伝導路は後索路である.
○ 3. 一次体性感覚野は頭頂葉の中心後回にあり, 体部位局在がある.
× 4. 一次体性感覚野では, 手や顔の再現領域が広い.
× 5. 四肢切断後には, 一次体性感覚野の切断された四肢の部位に相当する領域が縮小し, その周辺領域が拡大することが知られている.

解答 3

問題9

健常人の安静覚醒時の脳波で正しいのはどれか.

1. 振幅は α 波よりも β 波の方が大きい.
2. α 波は精神活動によって増加する.
3. 成人型になるのは6歳ころである.
4. 開眼によって β 波は抑制される.
5. 成人では δ 波は出現しない.

(45-AM63)

解説
→47, 49頁

　脳波は, 周波数が高いほど振幅は小さい. **α波**は安静閉眼時でリラックスしているときに出現し, 開眼により抑制される. 精神活動時には **β波** が増加する. 脳波が成人型になる時期は文献により異なり, 14歳または18歳ころといわれている. 成人では **δ波** は睡眠時に出現し, 覚醒時には出現しない.

解答 5

問題10

レム睡眠について正しいのはどれか.

1. 筋緊張が亢進する.
2. 脳波は高振幅である.
3. 入眠直後に多く出現する.
4. 急速眼球運動がみられる.
5. 一晩に20回程度みられる.

(50-PM64)

解説
→48頁

　入眠はノンレム睡眠で始まる. レム睡眠は約90分ごとに出現し, 一晩で3〜6回程度みられる. レム睡眠では**急速眼球運動**(rapid eye movement；REM)がみられるが, 全身の筋緊張は消失する. 一方, 脳波には覚醒時にみられるような速波(振幅は小さい)が出現する. つまり, レム睡眠は身体は眠っているのに, 脳は活動している状態である.

解答　4

問題11

大脳辺縁系について誤っているのはどれか．

1. 海馬は陳述記憶と深い関係がある．
2. 海馬は前頭葉の一部である．
3. 乳頭体はPapez（パペッツ）回路の一部をなす．
4. 扁桃体は食欲，性欲に関連した中枢である．
5. 大脳辺縁系は発生学的に古い．

(43-24)

解説
→49頁

○1. 海馬は大脳辺縁系に含まれ，陳述記憶に重要な役割を担う．
×2. 海馬は，**側頭葉**の内側部に位置する．
○3. Papez回路は，乳頭体，視床前核，帯状回，海馬などで構成され，記憶・情動に関与する．
○4. 扁桃体は，恐怖や嫌悪にも関与する．
○5. 大脳辺縁系は発生学的に古く，下等な動物でも比較的発達している．

解答　2

問題12

骨格筋の構造で正しいのはどれか．2つ選べ．

1. A帯を明帯という．
2. A帯は筋収縮時に短縮する．
3. I帯の中央部にZ帯がある．
4. Z帯は筋収縮時に伸長する．
5. Z帯とZ帯との間を筋節という．

(51-PM61)

解説
→54頁

A帯は暗帯であり，I帯は明帯である．筋が短縮するとき，A帯とZ帯の長さは変化せず，I帯とH帯が短縮する．

解答　3, 5

問題13

運動単位について誤っているのはどれか．

1. 1個の運動ニューロンとそれに支配される筋線維群を運動単位という．
2. 1つの筋肉は多数の運動単位で構成される．
3. 1個の運動ニューロンが何本の筋線維を支配しているかを神経支配比という．
4. 上腕二頭筋より虫様筋の方が神経支配比は大きい．
5. 最も強い筋収縮は筋のすべての運動単位が同期して活動するときに起こる．

(52-AM62)

解説
→56頁

　　虫様筋や外眼筋のように精緻な動きにかかわる筋は，**神経支配比**が小さい．随意運動をすると
き，筋収縮の力を徐々に大きくしていくと，小さな運動単位が先に活動を始め，力の大きさに依
存して大きな運動単位も活動するようになる〔Henneman（ヘネマン）のサイズの原理〕．すべての
運動単位が同期して活動すると，力は最大になる．

解答　4

問題
14

骨格筋の筋張力で誤っているのはどれか．

1. 活動張力は筋長が長くなるほど大きくなる．
2. 全張力から静止張力を引くと活動張力が得られる．
3. 求心性運動では速度が速いほど最大筋張力が小さい．
4. 筋張力が一定の場合，短縮速度は負荷が小さいほど速い．
5. 遠心性運動は求心性運動より大きな張力を発揮することができる．

(49-PM69)

解説
→60, 61頁

　　全張力＝静止張力＋活動張力である．活動張力は筋長が静止長のときに最大で，短くても長く
ても小さくなる．静止張力は静止長よりも長くなると生じ，長さに依存して増加する．**遠心性運
動**は静止長よりも長い状態で収縮するため，全張力は求心性運動よりも大きくなりうる．**求心性
運動**および**等張性運動**では，収縮速度が速いほど発生できる張力は小さくなる．

解答　1

問題
15

タイプⅠとタイプⅡbとの骨格筋線維における比較で正しいのはどれか．

1. タイプⅠは疲労しやすい．
2. タイプⅠはミトコンドリアの量が少ない．
3. タイプⅡbは抗重力筋に多い．
4. タイプⅡbは単収縮の速度が遅い．
5. タイプⅡbはミオグロビン量が少ない．

(45-AM61)

解説
→61, 62頁

　　タイプⅠは疲労しづらく，ミトコンドリアやミオグロビンを多く含む．有酸素的な代謝の活性
が高く，抗重力筋に多い**タイプⅡB**は疲労しやすいが，単収縮の速度が速く，大きな張力を発生
する．無酸素的な代謝の活性が高く，瞬発的な運動に適している．

解答　5

問題
16

筋紡錘で正しいのはどれか．

1. 錘外筋の筋線維と平行に存在する．
2. 求心性線維はⅠb群に属する．
3. α運動ニューロンの支配を受ける．
4. 一次終末は主に核鎖線維に終止する．

5. 二次終末は主に伸張の速度を検知する．

(46-PM62)

解説
→63頁

　筋紡錘の求心性線維はⅠa群とⅡ群である．筋紡錘を支配する運動ニューロンは**γ運動ニューロン**である．**核袋線維**には主に一次終末が終止し，長さ変化の速度を検知する．二次終末は主に**核鎖線維**に終止し，静的な長さを検知する．

解答　1

眼球構成体の説明で正しいのはどれか．

1. 角膜は光信号を電気信号に変換する．
2. 虹彩は涙液を産生する．
3. 硝子体は網膜に入る光量を調整する．
4. 網膜は眼球の内圧を保つ．
5. 毛様体は水晶体の厚さを変化させる．

(51-PM64)

解説
→77頁

× 1．光信号を電気信号に変換するのは，網膜にある**視細胞**である．
× 2．涙液を産生するのは**涙腺**である．
× 3．網膜に入る光量を調節するのは**虹彩**である．
× 4．眼球の内圧(眼圧)を保つのは，眼房水の循環(毛様体上皮による分泌と強膜静脈洞への吸収)である．
○ 5．毛様体が収縮・弛緩することによって，水晶体の厚さ(曲率)を変える．

解答　5

回転加速度を感知するのはどれか．

1. 耳小骨　　　2. 蝸牛管　　　3. 球形嚢　　　4. 三半規管
5. コルチ器

(43-27)

解説
→81頁

× 1．耳小骨は**鼓膜の振動**を増幅し，内耳に伝える．
× 2．蝸牛管は**聴覚**に関与する．
× 3．球形嚢と卵形嚢は互いに直角な2つの面内の**直線加速度**をそれぞれ感知する．
○ 4．三半規管(半規管膨大部)では，クプラに覆われた有毛細胞が回転加速度を感知する．
× 5．Corti(コルチ)器は蝸牛管内にあり，蓋膜の振動を有毛細胞が感知することにより**聴覚**を生じる．

解答　4

免疫グロブリンについて正しいのはどれか．

1. 唾液中には含まれない．
2. T細胞が抗原の刺激を受けて産生する．
3. IgGは血漿中に占める割合が最も少ない．
4. IgEはアレルギー反応に関与する．
5. IgMには胎盤透過性がある．

(44-36)

解説
→95頁

× 1. 唾液中には，分泌型の抗体（免疫グロブリン）であるIgAが含まれている．
× 2. 抗体を産生するのは，**B細胞**が活性化して生じた形質細胞である．
× 3. IgGは血漿中に占める割合が最も多く，抗体の主役として働く．
○ 4. IgEは肥満細胞からヒスタミンを遊離して，アレルギー反応を引き起こす．
× 5. IgMは胎盤を透過しない．感染の初期に産生される．また，ABO式血液型の抗体もIgMである．

解答　4

血液凝固因子はどれか．

1. アルブミン　　2. トロンビン　　3. ヘモグロビン
4. プラスミノゲン　5. エリスロポエチン

(52-AM65)

解説
→96頁

× 1. 最も主要な血漿タンパクであるが，血液凝固には関与しない．
○ 2. フィブリノゲンをフィブリンに変化させ，血液凝固を引き起こす．
× 3. 赤血球内にあって酸素を結合する働きをする．
× 4. 活性化してプラスミンとなり，凝固した血液を溶かす（**線維素溶解**）．
× 5. 腎臓から分泌されるホルモンで，骨髄を刺激して赤血球新生を促進する．

解答　2

心臓で正しいのはどれか．

1. 心筋の収縮は主に水素イオンの細胞内流入によって生ずる．
2. 通常，心筋は伸張されると収縮力が低下する．
3. ノルアドレナリンは心筋収縮力を増加する．
4. 左心室と左心房とは同時に収縮が始まる．
5. 収縮期に冠血管の血流は増加する．

(45-AM65)

解説
→105頁

× 1. 心筋の収縮はカルシウムイオンの流入によって生じる．
× 2. 心筋は伸張されると収縮力が増大する．
○ 3. ノルアドレナリンは交感神経の神経伝達物質として，心機能を亢進させる．
× 4. 心室と心房は交互に収縮する．

× 5. 左冠状動脈の血流は心室拡張期に増加する.

解答　3

問題22

右心不全の症候として正しいのはどれか. 2つ選べ.

1. 肺水腫　　　2. 肝脾腫　　　3. 起坐呼吸　　　4. 下腿浮腫
5. チアノーゼ

(52-PM65)

解説
→123頁

左心不全では肺静脈系へのうっ血が, 右心不全では体静脈系へのうっ血が症状の主体となる.
× 1. 左心不全の症状である.
○ 2. 体静脈系でうっ血が起こると, 肝臓や脾臓内の血液量が増加して腫大し, 肝脾腫になる.
× 3. 左心不全の症状である. 仰臥位になると静脈還流が増加するために呼吸困難が悪化する. このため患者は座ったような姿勢で眠る.
○ 4. 重力の影響で, 身体の下方から浮腫が進行する.
× 5. チアノーゼは脱酸素化ヘモグロビンの増加によって出現する. ガス交換の障害などによって生じるので, 左心不全の症状である.

解答　2, 4

問題23

呼吸運動の促進要因として正しいのはどれか.

1. 気道の拡張
2. 四肢の運動
3. 髄液のpH上昇
4. 動脈血酸素分圧の上昇
5. 肺胞二酸化炭素分圧の低下

(49-AM65)

解説
→138,
220頁

× 1. 気道が拡張すると呼吸をしやすくなるが, 拡張が呼吸運動を促進するのではない.
○ 2. 運動により呼吸運動は促進され, 酸素摂取量が増大する.
× 3. 髄液のpHの上昇により, 中枢の化学受容器が抑制され, 呼吸運動は抑制される.
× 4. PaO₂の上昇により, 頸動脈小体が抑制され, 呼吸運動は抑制される.
× 5. 肺胞CO₂分圧の低下により, 化学受容器が抑制され, 呼吸運動は抑制される.

解答　2

問題24

呼吸循環調節系について正しいのはどれか.

1. 頸動脈小体は血中の酸素分圧の低下を感知する.
2. 頸動脈小体は総頸動脈と鎖骨下動脈の分岐部にある.
3. 大動脈弓の圧受容器からの求心路は舌咽神経である.
4. 頸動脈洞の圧受容器からの求心路は迷走神経である.

5. 血中の酸素分圧の低下は化学受容体を介して脊髄に伝えられる.

(51-PM66)

解説
→139頁

○ 1. 中枢の化学受容器は主に CO_2 **分圧の上昇**と pH の**低下**を感知する.
× 2. 頸動脈小体は**外頸動脈**と**内頸動脈**の分岐部にある.
× 3. 大動脈の圧受容器からの求心路は**迷走神経**である.
× 4. 頸動脈洞の圧受容器からの求心路は**舌咽神経**である.
× 5. 血中の酸素分圧の低下は,末梢の化学受容器(化学受容体)を介して**延髄の呼吸中枢**に伝えられる.

解答　1

問題 25

尿の生成について正しいのはどれか.

1. 集合管では尿の希釈を行う.
2. 血漿蛋白は糸球体を透過する.
3. 血液の濾過は腎小体で行われる.
4. 近位尿細管ではアンモニアの再吸収を行う.
5. 抗利尿ホルモンは水の再吸収量を減少させる.

(52-AM67)

解説
→145頁

× 1. 集合管では尿の**濃縮**が行われる.
× 2. 健常な糸球体からは血漿タンパクは濾過されない.
○ 3. 腎小体は,糸球体と Bowman 嚢のことである.
× 4. アンモニアは尿細管から分泌される.
× 5. バソプレシン(抗利尿ホルモン)は主に集合管に作用し,水の再吸収量を増加させ,尿を濃縮する.

解答　3

問題 26

腎臓の機能で誤っているのはどれか.

1. 原尿の 99% は尿細管で再吸収される.
2. ナトリウムは主に近位尿細管で再吸収される.
3. カリウムは主に遠位尿細管で再吸収される.
4. 傍糸球体細胞からレニンを分泌する.
5. 間質細胞からエリスロポエチンを分泌する.

(43-31)

解説
→146頁

○ 1. 原尿は,血漿成分が糸球体で濾過されたもので,**糸球体濾液**ともいう.
○ 2. グルコースやアミノ酸は,近位尿細管でほぼ 100% 再吸収される.
× 3. カリウムは主に**近位尿細管**で再吸収される.
○ 4. 分泌されたレニンは,アンジオテンシンを介して副腎皮質からのアルドステロン分泌を促進する.
○ 5. エリスロポエチンは,骨髄を刺激して赤血球新生を促進する.

解答 3

問題 27

CO₂ と換気との関係で正しいのはどれか．

1. 換気が低下すると呼吸性アルカローシスを生じる．
2. 代謝性アシドーシスでは換気が増加する．
3. Paco₂ は通常 24 Torr に維持されている．
4. Paco₂ は呼吸性アルカローシスで上昇する．
5. Paco₂ が低下すると換気が増大する．

(46-PM64)

解説
→157 頁

× 1. 換気が低下すると**呼吸性アシドーシス**を生じる．
○ 2. 代償性に換気が促進されて，pH の変化を小さくする．
× 3. Paco₂ は通常 **40 Torr** に維持されている．
× 4. Paco₂ は呼吸性アルカローシスで**低下**する．
× 5. Paco₂ が低下すると換気は**抑制**される．

解答 2

問題 28

酸塩基平衡で正しいのはどれか．

1. 正常の血液 pH は 7.0 である．
2. 嘔吐では代謝性アルカローシスになる．
3. 過換気では呼吸性アシドーシスになる．
4. 呼吸性アルカローシスでは尿は酸性になる．
5. 代謝性アルカローシスでは Kussmaul 呼吸がみられる．

(50-PM65)

解説
→157 頁

× 1. 正常の血液 pH は **7.40** である．
○ 2. 嘔吐では酸性の胃液が出て行くため，残った体液はアルカリ側に傾く．
× 3. 過換気では呼吸性**アルカローシス**になる．
× 4. 呼吸性アルカローシスでは腎臓が代償して**アルカリ性**の尿を排泄する．
× 5. Kussmaul（クスマウル）呼吸がみられるのは，代謝性**アシドーシス**である．

解答 2

問題 29

嚥下で正しいのはどれか．

1. 口腔内の食塊は反射運動で咽頭へ送られる．
2. 軟口蓋が挙上すると咽頭と鼻腔の通路が開く．
3. 喉頭蓋が引き上げられて気道が閉鎖される．
4. 食塊が食道に入る時期に呼吸が促進される．
5. 食道期の食塊移動は蠕動運動による．

(46-AM66)

解説
→161頁

× 1. 口腔内の食塊が咽頭に送られるのは**随意運動**である．
× 2. 軟口蓋が挙上すると咽頭と鼻腔の通路が**閉鎖**する．
× 3. **喉頭**が引き上げられて喉頭蓋が後下方に傾いて，気道が閉鎖される．
× 4. 食塊が食道に入る時期は気道が閉鎖されるため，呼吸は**停止**する．
○ 5. 食塊が食道を移動する時間は，5～8秒である．

解答　5

問題30

排便機構について正しいのはどれか．

1. 外肛門括約筋は平滑筋である．
2. 結腸壁が伸展されることで便意が生じる．
3. 内肛門括約筋を収縮させることで排便する．
4. 排便中枢は大脳皮質からの抑制を受けている．
5. 食物で胃が伸展されると大腸の蠕動運動が抑制される．

(52-PM67)

解説
→168頁

× 1. 外肛門括約筋は**骨格筋**である．
× 2. **直腸壁**が伸展されることで便意が生じる．
× 3. 内肛門括約筋を**弛緩**させることで排便する．
○ 4. 排便中枢は仙髄にあり，大脳皮質からの抑制がなくなると排便反射が生じる．
× 5. 食物で胃が伸展されると，大腸の蠕動運動が**亢進**する．

解答　4

問題31

正しいのはどれか．

1. プロラクチンは乳腺から分泌される．
2. 卵胞刺激ホルモンは視床下部から分泌される．
3. エストロゲンは下垂体ホルモン分泌を促進する．
4. 黄体化ホルモンはプロゲステロンの分泌を促進する．
5. 性腺刺激ホルモン放出ホルモンは下垂体から分泌される．

(44-32)

解説
→178,
　203頁

× 1. プロラクチンは**下垂体前葉**から分泌され，乳腺に作用する．
× 2. 卵胞刺激ホルモンは**下垂体前葉**から分泌される．
× 3. エストロゲンは下垂体からの性腺刺激ホルモン分泌を**抑制**する（負のフィードバック）．ただし，排卵時は例外で，正のフィードバックがみられる．
○ 4. 黄体形成ホルモン（黄体化ホルモン）は，排卵を誘発し，黄体の形成を促進する．
× 5. 性腺刺激ホルモン放出ホルモンは**視床下部**から分泌される．

解答　4

問題32 内分泌物質の作用で正しいのはどれか．

1. バゾプレシンは尿量増加に働く．
2. 上皮小体ホルモンは血中 Ca を増加させる．
3. 甲状腺ホルモンは基礎代謝率を低下させる．
4. インスリンはグルコースの細胞内取り込みを阻害する．
5. 副腎皮質ホルモンは糖新生（グルコース産生）を阻害する．

(48-PM67)

解説
→181頁

- ×1. バゾプレシンは集合管での水再吸収を増加させ，尿量を**減少**させる．
- ○2. 上皮小体ホルモン（副甲状腺ホルモン）であるパラソルモンは，骨の吸収を促進して，血中 Ca^{2+} 濃度を上昇させる．
- ×3. 甲状腺ホルモンは基礎代謝率を**上昇**させる．
- ×4. インスリンはグルコースの細胞内取り込みを**促進**する．
- ×5. 副腎皮質ホルモン（糖質コルチコイド）は糖新生を**促進**する．

解答　2

問題33 健常成人男性の運動による呼吸変化の例を表に示す．
変化の傾向として**誤っている**のはどれか．

1. ①   2. ②   3. ③   4. ④   5. ⑤

	安　静	最大運動強度
①呼吸数(/min)	10	50
②1回換気量(l)	0.6	3.2
③分時換気量(l/min)	6	160
④酸素摂取量(l/min)	0.25	4.57
⑤呼吸商(RQ)	0.79	0.42

(43-28)

解説
→193頁

　　運動時には酸素消費量の増加に伴って酸素摂取量が増加する．このため呼吸数および1回換気量が増加し，分時換気量が増加する．**呼吸商＝CO_2排泄量÷O_2消費量**であり，代謝される栄養素によって値が異なる．通常は0.7と1.0の間であるが，運動強度が高くて酸素の供給が不足すると，1.0より大きくなることもある．

解答　5

問題34 体温について正しいのはどれか．2つ選べ．

1. 腋窩温は直腸温よりも高い．
2. 体温調節中枢は視床下部にある．
3. 一般に男性は女性よりも皮膚温が低い．
4. ヒトの体表温度は核心温度とも呼ばれている．

5. 体温が低いと筋肉を収縮させて熱を発生させる．

(45-PM68)

解説
→194,
195頁

　身体深部の温度を核心温，身体表面の皮膚の温度を体表温(皮膚温)という．核心温の代表は直腸温であるが，やや低い腋窩温，口腔温，鼓膜温も核心温とされ，**直腸温＞口腔温＞腋窩温**である．安静時の熱産生は骨格筋の役割が大きいので，男性のほうが体温は高めになる．外気温や体温が低下すると，骨格筋の律動的な収縮が不随意に起こって熱産生を高める．この反応が**ふるえ**で，視床下部にある体温調節中枢による反射性の体温調節機構の1つである．

解答　2,5

問題35

体温について正しいのはどれか．

1. 甲状腺ホルモンは熱産生を減少させる．
2. 末梢血管収縮で熱放散が低下する．
3. 体温調節中枢は小脳にある．
4. 食物摂取により低下する．
5. 夜間睡眠時に上昇する．

(51-AM67)

解説
→194頁

× 1. 甲状腺ホルモンやアドレナリンは，熱産生を**増加**させる．
○ 2. 皮膚血管が収縮して皮膚血流が低下すると，体表からの熱放散が減少する．
× 3. 体温調節中枢は**視床下部**にある．
× 4. 食物摂取した後，熱産生が増加する．これを特異動的作用(**食事誘発性熱産生**)という．
× 5. 夜間睡眠時には代謝が低下し，体温も低下する．

解答　2

問題36

体温上昇に伴う生体反応について正しいのはどれか．

1. 発汗増加　　　2. 呼吸抑制　　　3. 気管支収縮　　　4. 立毛筋収縮
5. 皮膚血管収縮

(47-PM68)

解説
→195頁

　体温が上昇すると，汗腺支配の交感神経活動が亢進して発汗が増加し，汗の蒸発により放熱が促進される．寒冷時(体温低下時)には皮膚血管や立毛筋の収縮が起こり，皮膚表面からの熱放散が減少し，体温の低下を防ぐ．ただし，ヒトでは頭部を除いて実質的には毛がないため，立毛筋の収縮は体温調節にはほとんど関与せず，鳥肌として観察されるのみである．

解答　1

問題 37

老化に伴う生理機能の変化で正しいのはどれか．

1. 血管抵抗は低下する．
2. 残気量は減少する．
3. 心拍出量は増加する．
4. 肺活量は増加する．
5. 予備呼気量は減少する．

(52-AM68)

解説
→213頁

× 1. 動脈の血管壁が硬化するため，血管抵抗は**上昇**する．
× 2. 残気量は**増加**する．
× 3. 安静時の心拍出量は，ほとんど変化しない．
× 4. 胸壁の弾性が低下し，肺活量は**減少**する．
○ 5. 肺胞の拡張により，予備呼気量が著しく減少する．

解答　5

問題 38

図は多段階的運動負荷時の心肺系の生理的変化を表す．正しいのはどれか．

1. A：心拍数
2. A：平均血圧
3. B：末梢血管抵抗
4. B：拡張期血圧
5. C（単位）：リットル

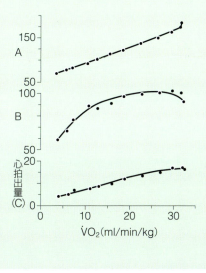

(43-35)

解説
→219頁

　　Aは心拍数（拍/分），Bは1回心拍出量（mL），Cは心拍出量（L/分）である．心拍数と心拍出量は酸素消費量（運動強度）に比例して増加するが，1回心拍出量はある程度増加すると，それ以上は変化しない．

解答　1

問題39 運動時の変化について正しいのはどれか．

1. 脳の血流量が増加する．
2. 皮膚血流量が減少する．
3. 内臓血管の拡張が起こる．
4. 骨格筋の血管収縮が起こる．
5. 心臓への静脈還流量が増加する．

(51-AM64)

解説
→219頁

× 1. 脳血流は常に一定に保たれるようになっており，運動時にもほとんど変化しない．
× 2. 骨格筋における熱産生が増加するため，熱放散を増加させるために皮膚血流は増加する．
× 3. 内臓血管は収縮し，血流を骨格筋へと振り分ける．
× 4. 骨格筋では代謝が亢進して代謝産物が増加するため，血管が拡張して血流が増加する．
○ 5. 心臓が促進されて心拍出量が増加するため，静脈還流量も増加する．下肢を用いる運動では筋ポンプも作動するため，さらに増加する．

解答　5

索引

①用語の配列は完全五十音方式による.
②ページ数の「f」は図中,「t」は表中の用語を示す.
③「——」でつないだ用語はすぐ上の用語につなぐものである. また「——,」でつないだ用語は逆引きである.

和文

あ

アーランガーとガッサーの一般分類 24
アイントーベンの正三角形 107
アウエルバッハ神経叢 162
悪性高熱症 197
アクチン 53,55f
アクチンフィラメント 54,55f,58f
アジソン病 182
アシドーシス 140,157
アセチルコリン 25,30
アセチルコリンエステラーゼ 30
アセトアルデヒド 170
アセトアルデヒド脱水素酵素 170
圧受容器 24
圧迫帯 112
アデノシン 47
アデノシン三リン酸 8
アドレナリン 119,173
アドレナリン受容体 30
アブミ骨 79,80f
アポクリン腺 195
アポトーシス 16
アマクリン細胞 75,76,76f
アミノ基 174
アミノ酸 167,189,191
アミノ酸輸送系 167f
アミノペプチダーゼ 167
アミン型ホルモン 174,174f
アラキドン酸 189
アルカローシス 140,157
アルコール 169
アルドステロン 97,148,173,181
アルブミン 97,169
アンジオテンシン 119
——Ⅰ 120
——Ⅱ 120
暗順応 79
アンモニア 169,192

い

胃 161,163f
——の蠕動運動 161,162f
胃液 163
イオドプシン 75
閾値 18,72
異常感覚 84
胃相 163,164f
胃大腸反射 168
一次運動野 42
一次終末 62
一次性能動輸送 14
一次精母細胞 200
一次卵胞 204,205f
一酸化窒素 119,173
溢流性尿失禁 152
胃底腺 162,163f
イヌリン 149
意味記憶 45
胃抑制ペプチド 163
陰茎 199,200f
陰茎海綿体神経 201
飲水中枢 41
インスリン 97,173,177f,183
インスリン様成長因子 67,185
陰性徴候 39
インターロイキン 94
咽頭 132,160
咽頭相 160,161f
インパルス 18
陰部神経 151,201

う

ウィリスの大脳動脈輪 125,125f
ウートフ徴候 198
ウェーバーの法則 72
ウェルニッケ中枢 44
右軸偏位 107
右心 102
産声 210
うま味 82
ウロビリノゲン 91
運動学習 40
運動神経 23

運動性言語野 42
運動単位 56
運動野 42

え

栄養素 188
腋窩温 195
液性因子 119
液性免疫 94,95f
エクソサイトーシス 27
エクリン腺 195
エコノミークラス症候群 96
エストラジオール 184
エストロゲン 68,184
エネルギー必要量 193
エピソード記憶 45
エリスロポエチン 91,144,185
遠位尿細管 145,146f
遠近調節 77,78f
嚥下 160
嚥下障害 161,170
嚥下中枢 160
嚥下反射 160
塩酸 162
遠視 77,78f
遠心性収縮 60
遠心性線維 23,34
延髄 34
塩素 8
エンテロガストロン 163
エンドセリン 119
塩味 82

お

横隔神経 134
横隔膜 134
横行小管 54,55f
黄体 204,205f
黄体期 204
黄体形成ホルモン 178,203
黄体形成ホルモン放出ホルモン 202
黄疸 91
嘔吐反射 164
横紋筋 53

241

オーバーシュート　18
悪寒　197
オキシトシン　177,179
オキシヘモグロビン　89,89 f
オピオイド　31
折りたたみナイフ現象　37
温覚　73
温点　73
音波　79

か

回　42
外因性発熱物質　197
外温性　194
外眼筋　79 f
開口期　210
開口分泌　27
外呼吸　131
介在板　66
外耳　80 f
概日リズム　48,185
外耳道　79,80 f
階層説　38
外側溝　42
外側膝状体　76 f,77
外側脊髄視床路　35
外側直筋　79
外側皮質脊髄路　36
回腸　166
解糖系　191
外尿道括約筋　151
海馬　45,49
外胚葉　207
灰白質　34
海馬傍回　49
蓋膜　80,80 f
海綿質　67,68 f
外リンパ　80
外肋間筋　134
カイロミクロン　168,191
カウパー腺　199,200 f
過換気症候群　140
蝸牛　79,80 f
蝸牛管　79
蝸牛神経　80 f,81
蝸牛窓　80
蝸牛頂　80,80 f
核　14
顎下腺　160 f
核鎖線維　62,63 f

拡散　122,137,138
核酸　15
拡散障害　142
学習　44
核心温　195
核袋線維　62,63 f
拡張期　64
拡張期血圧　110
拡張期雑音　115
角膜　75
角膜反射　39,79
下行脚　146 f,147
下行路　35 f
下斜筋　79
加重　59
下垂体　41 f,176 f
　── 後葉　179
　── 前葉　178
ガストリン　163
ガス分圧　137 t
下直筋　79
渇感　73
褐色細胞腫　183
褐色脂肪組織　194
活性型ビタミンD　67
滑走説　57,59 f
活動張力　60
活動電位　16,18,56 f
　──，心筋の　103
　──，心室筋細胞の　104
滑面小胞体　16
カテコールアミン　30
下腹神経　151,201
過分極　75
かゆ状液　162
カリウム　190
顆粒球　93
顆粒膜　204
顆粒膜黄体細胞　203
顆粒膜細胞　204
カルシウム　190
カルシトニン　67,97,180,180 f
カルモジュリン　66
加齢変化
　──，筋力の　222
　──，血圧の　113
　──，骨量の　68 f
　──，糸球体の　146
　──，水晶体の　77
カロリー　192

眼圧　78
感音難聴　81
感覚　71
感覚記憶　45
感覚受容器　71
感覚神経　23,71
感覚性言語野　44
感覚野　42
換気閾値　218
換気障害　141
眼球　75 f
眼球運動　79
冠血流量　124
還元 Hb　89
間質液　8
冠循環　124
緩衝作用　155
肝静脈　126
間接対光反射　39
間接ビリルビン　91
間接法，血圧測定の　112
完全房室ブロック　108
肝臓　169,185
杆体　75
肝動脈　126
間脳　34,40
眼房水　78
甘味　82
顔面神経　81
関連痛　74,75 f

き

記憶　45
期外収縮　109
気管　133
器官　4
器官系　5
気管支　133
気管支喘息　141
起始核　38
基礎緊張　120
基礎代謝量　193
拮抗支配　24
拮抗抑制　36
基底膜　80 f,81,122
気道　131,132
キヌタ骨　79,80 f
機能局在　42
機能性尿失禁　152
機能的残気量　136

キモトリプシン　165
逆説睡眠　48
逆蠕動　164
ギャップ結合　66,103
嗅覚　83,132
——の伝導路　84 *f*
嗅球　83,83 *f*
球形嚢　81,82 *f*
嗅細胞　83,83 *f*,132
球状帯　181,181 *f*
嗅上皮　83,83 *f*
嗅神経　83,83 *f*
求心性収縮　60
求心性線維　23,34
吸息　134
急速充満期　115
橋　34
胸管　127
強縮　59
胸髄　33
胸部導出　107
胸膜腔内圧　134
莢膜細胞　204
局所電流　22
曲精細管　199
極体　205
虚血　74
巨人症　178
巨赤芽球性貧血　91,93
キラー T 細胞　95
起立性低血圧　124
筋
　——の持久力　216
　——の張力　216
　——の分類　53 *f*
近位尿細管　145,146,146 *f*
筋原線維　53,54 *f*
近視　77,78 *f*
筋小胞体　16,54
　——の終末槽　55 *f*
筋節　54
筋線維　53
筋線維束　53
筋組織　3
筋電図　31,63
筋肉痛　73
筋紡錘　62,63 *f*
筋ポンプ　124
筋力　216
　——の加齢変化　222

く

区域気管支　133
空間的加重　29,30 *f*
空間的二点識別閾　73
空腸　166
クエン酸回路　191,218
クスマウル呼吸　140
屈曲反射　37
クッシング症候群　182
屈折異常　78 *f*
クッパー細胞　91,92 *f*,93
クプラ　81,82 *f*
グラーフ卵胞　204,205 *f*
グリア細胞　22
クリアランス　149
グリコーゲン　169,188,216
グリコーゲン-乳酸系　217
グリセロール　167,189
グルカゴン　97,173,183
グルコース　5 *f*,97,169,188
グルタミン酸　31
クレアチニン　149,192
クレアチン　192
クレアチンリン酸系　217
グレーヴス病　180
クレチン病　180
クレブス回路　191
グロビン　89
グロブリン　97
クロム親和性細胞　182

け

警告反応期　182
形質細胞　94
痙縮　38,59
頸髄　33
頸動脈小体　139
撃発活動　108
血圧　109,114 *t*
　——の加齢変化　113
　——の測定　112
血圧波形　110 *f*,111 *f*
血液型　98
血液型不適合妊娠　99
血液凝固　97 *f*
血液-精巣関門　199
血液脳関門　34,50
血液の成分　88 *f*
結果学習　45

血管拡張物質　119
血管収縮物質　119
血管抵抗　111,118
血管内皮細胞　95,119,122
血管平滑筋　118
血球成分　86,87 *f*
月経期　205
月経周期　204
血漿　86,96
血漿 Ca^{2+} 濃度　180 *f*
結晶性知能　212
血漿タンパク　97,146
血小板　95
血小板凝集　96 *f*
血小板血栓　95
血清　86
血栓　96
血糖値　97,149
血尿　152
血餅　86
血流の再配分　122 *f*
ケトアシドーシス　157
解熱　197
減圧反射　120,121 *f*
嫌気性代謝閾値　218
腱受容器　62
原始卵胞　204
減数分裂，精子の　200
減数分裂，卵の　205
原腸胚　208 *f*
原尿　146
原発性アルドステロン症　182

こ

好塩基球　94
口蓋扁桃　132
後角　34
高カリウム血症　107
交感神経　23,25,27 *f*,105,177
　——の伝導路　26 *f*
交感神経性血管収縮神経　120
交換体　14
後眼房　78
口腔相　160,161 *f*
口腔内消化　160
高血圧　114
抗原抗体反応　94
膠原線維　95
抗原提示　93
後索路　35,73

交叉性伸展反射　38
後産期　210
好酸球　94
膠質浸透圧　98,122
拘縮　59
甲状腺　179
甲状腺機能亢進症　180
甲状腺機能低下症　180
甲状腺刺激ホルモン　175,178
甲状腺刺激ホルモン放出ホルモン
　　　　　　　　　　　　　175
甲状腺ホルモン　173,176f,179
後脊髄小脳路　35
酵素　14
拘束性換気障害　141
高体温　197
好中球　4t,94
高張　9
硬直　59
喉頭　160
喉頭蓋　132
行動性体温調節　196
後頭葉　44
更年期障害　213
抗貧血ビタミン　91
後負荷　116
興奮
　——の再入　108
　——の伝達　29
　——の伝導　22
　——の発生　22
興奮収縮連関　56
興奮性シナプス　28f,29
興奮性シナプス後電位　29
興奮伝導速度　105
合胞体　66
高密度リポタンパク質　191
抗利尿ホルモン　120,148,179
誤嚥　213
誤嚥性肺炎　132,161
呼吸器系　6,7f
呼吸細気管支　133
呼吸商　193
呼吸数　135
呼吸性アシドーシス　156f,157
呼吸性アルカローシス　156f,157
呼吸性代償　157
呼吸中枢　139f
呼吸不全　142
呼吸リハビリテーション　142

鼓室階　79,80f
固縮　59
呼息　134
骨格筋　3,53,54f
骨格筋細胞　4t,53
骨芽細胞　67,68f
骨幹　67
骨吸収　67
骨形成　67
骨細胞　67,68f
骨小腔　67
骨髄　66,67
骨層板　67,68f
骨粗鬆症　68,186
骨端　67
骨単位　68f
骨端線　67f
骨軟化症　68
骨盤神経　151,201
骨ラセン板　80
骨量の加齢変化　68f
コドン　15
ゴナドトロピン　178,203
ゴナドトロピン放出ホルモン　202
鼓膜　79,80f
鼓膜温　195
固有感覚　62
固有心筋　105
コラーゲン線維　95
ゴルジ腱器官　36,62,63
ゴルジ装置　16
コルチ器　80,80f
コルチゾル　173,181
コレシストキニン　163,165
コレステロール　169,189
コロトコフ音　113
コン症候群　182

さ

サーファクタント　134
再吸収　122
最高血圧　110,113
臍静脈　208
再生不良性貧血　93
最大骨量　68
最大酸素摂取量　218
最大心拍数　219
最低血圧　110,113
細動脈　117
臍動脈　208

サイトカイン　95
細胞　3
細胞外液　8,9f
細胞死　16
細胞質　16
細胞小器官　16,16f
細胞性免疫　95
細胞体　21
細胞内液　8,9f
細胞膜　9,13
サイロキシン　179
杯細胞　133,133f
錯感覚　84
酢酸　170
左軸偏位　107
左心　102
左半側空間無視　43
サルコペニア　222
酸塩基平衡　156f
残気量　136
酸素　89,137
酸素化 Hb　89
酸素借　218
酸素摂取量　220
酸素抜き取り率　124
酸素負債　218
酸素飽和度　89
酸味　82

し

視覚　74
　——の伝導路　76f,78f
視覚野　44
視覚連合野　44
耳下腺　160f
時間的加重　29,30f
ジギタリス　116
子宮　202,203f
糸球体　144f,145
　——の加齢変化　146
糸球体濾液　146
糸球体濾過量　149
死腔　135
軸索　21
刺激伝導系　104f,105
自原抑制　37,63
視交叉　76f,77
視細胞　75,76f
支持組織　3
脂質　6f,188

脂質代謝　191
脂質二重層　13
思春期　211
視床　41
歯状核　40
視床下部　41,179
耳小骨　79,80*f*
茸状乳頭　82*f*
視神経　75
視神経乳頭　77
姿勢反射　39
耳石　81,82*f*
耳石器　81,82*f*
持続支配　25
舌　160
膝蓋腱反射　36,37*f*
失認　84
至適筋長　61
自動体外式除細動器（AED）　109
自動調節機序　119
シナプス　26
　── の構造　28*f*
シナプス間隙　27
シナプス後抑制　29
シナプス小胞　27
シナプス前抑制　29
シヌソイド　126
ジヒドロピリジン受容体　56
ジペプチド　191
脂肪　167
脂肪細胞　4*t*,185
脂肪酸　167,189
視放線　76*f*,77
射精　201,202*f*
射精管　199,200*f*
射乳　177,210
集合管　145
集合リンパ管　127
収縮期　64
収縮期血圧　110
収縮期雑音　115
収縮性　66,116
重症筋無力症　141
重層扁平上皮　161
重炭酸イオン　138,155,165
重炭酸ナトリウム　155
終板　55
終板電位　55
終末細気管支　133
終末槽　54

充満期　115
絨毛間腔　208
絨毛膜　207
主幹リンパ管　127
縮瞳　79
主細胞　162
樹状細胞　93
樹状突起　21
受精　206
受精卵　206
授乳　210
主要組織適合抗原　99
受容体　13
シュワン細胞　22
循環器系　7,7*f*
順応　72
瞬目反射　79
昇圧反射　120
消化液　168
消化管　159,185
消化器系　6,6*f*,159*f*
松果体　185
上行脚　146*f*,147
上行路　35*f*
硝子体　75
上室性期外収縮　109
上室性頻拍　109
上斜筋　79
小循環　102
脂溶性ビタミン　190
脂溶性ホルモン　174,175*f*
小腸　164
上直筋　79
情動行動　41
小脳　34,40
小脳核　40
小脳症状　40
上皮細胞　4*t*
上皮小体　180
上皮組織　3
小胞体　16
静脈還流　123
静脈還流曲線　117,118*f*
静脈還流量　109
初回通過効果　170
触圧覚　73
触圧点　73
食事誘発性熱産生　194
触診法，血圧測定の　113
食道相　160,161*f*

食道粘膜　161
女性ホルモン　204
初乳　210
除脳固縮　39
徐波睡眠　47
徐脈性不整脈　107
自律神経　23,24,173
自律神経節　25
自律神経中枢　38
自律神経反射　36,38
腎盂　145,145*f*,150
心音　115
心機能曲線　117,118*f*
心筋　3,53,64
　── の活動電位　103
心筋梗塞　96,107
心筋細胞　103
神経核　34
神経筋接合部　28,54,56*f*
神経細胞　4*t*,21
神経支配比　56
神経終末　22,26
神経節細胞　75,76*f*
神経線維　22
神経組織　4
神経伝達物質　27
神経内分泌　176*f*,177
神経内分泌反射　177
腎血漿流量　149
腎血流量　149
心雑音　115
心室　102
心室筋細胞　103
　── の活動電位　104*f*
心室細動　109
心室性期外収縮　108*f*,109
心室頻拍　108*f*,109
心周期　114,114*f*
腎小体　144*f*,145
腎性代償　157
振戦　140
心臓　102,185
　── の自動性　105
腎臓　144,185
心臓リハビリテーション　127
身体失認　43
腎単位　145
伸張反射　36,37*f*,63
陣痛　210
心電図　106

浸透圧　9
浸透圧勾配　147
腎乳頭　145,150
心拍出量　109
心拍出量曲線　117,118 *f*
心拍数　109
深部感覚　73
深部痛　73
心房　102
心房筋細胞　103
心房細動　109
心房収縮期　115
心房性ナトリウム利尿ペプチド
　　　　　　　　　　　　　185
腎門　145 *f*,150

す

随意運動　46
随意筋　53
膵液　165
膵管　165
水晶体　75,78 *f*
──の加齢変化　77
水素イオン　155
膵臓　165,183
錐体　75
錐体路　36
錐体路徴候　36
膵島　183
錘内筋線維　62
水平細胞　75,76,76 *f*
睡眠　47
睡眠時無呼吸症候群　140
睡眠中枢　47
水溶性ビタミン　190
水溶性ホルモン　174,175 *f*
スターリングの心臓の法則　65,116
ステルコビリン　91
ステロイド核　173
ステロイド型ホルモン　173,174 *f*
ストレス学説，Selye の　182
スパート　211
スパイロメータ　136 *f*
スポーツ心臓　221

せ

精液　199
精管　199,200 *f*
精細管　200 *f*
精細胞　199

正視　78 *f*
精子　4 *t*,199,201,207 *f*
──の減数分裂　200
精子細胞　201
静止性収縮　60
静止長　61
静止張力　60
静止電位　17
性周期　204 *f*
精神性発汗　195
性腺　184
性腺刺激ホルモン　178
精巣　199,200 *f*
精巣上体　199,200 *f*
清掃率　149
精祖細胞　200
声帯　132
生体恒常性　10
生体長　61
生体防御　86
成長　210
成長曲線　211 *f*
成長板　67
成長ホルモン　173,178
静的運動　220
静的感受性　63
精囊　199,200 *f*
正のフィードバック　177,203 *f*,210
性ホルモン　173
声門　132
生理食塩水　10
精路　199
セカンドメッセンジャー　174
赤核脊髄路　36
脊髄　24 *f*,33 *f*,35 *f*
脊髄視床路　73
脊髄反射　36
セクレチン　163,165
舌咽神経　81
絶縁性伝導　22
舌下腺　160 *f*
赤筋　61
赤血球　4 *t*,88
赤血球数　89 *t*
節後線維　25
節後ニューロン　25
摂食中枢　41
節前線維　25
節前ニューロン　25
絶対不応期　18

セットポイント　41,196
舌乳頭　81,82 *f*
切迫性尿失禁　152
セリエのストレス学説　182
セルトリ細胞　199,200 *f*
セロトニン　31
線維素溶解　96,96 *f*
前角　34
全か無の法則　18
前眼房　75,78
線条体　49
染色体　14
仙髄　33
前脊髄視床路　36
前脊髄小脳路　35
尖体　201
先端巨大症　178
全張力　61
前庭階　79,80 *f*
前庭頸反射　39
前庭窓　79,80 *f*
前庭動眼反射　39
蠕動運動，胃の　161,162 *f*
蠕動運動，大腸の　168
蠕動波　161
前頭葉　42
前頭連合野　42
全肺気量　136
前皮質脊髄路　36
前負荷　115
線毛上皮　133
線溶　96,96 *f*
戦慄　197
前立腺　199,200 *f*

そ

臓器感覚　73
双極細胞　75
双極肢導出　106
桑実胚　206
増殖期　205
相対不応期　18
総胆管　165
相反神経支配　36
相反抑制　36,37 *f*
相補性　15
側角　35
側坐核　42
束状帯　181
塞栓　96

側頭葉　43
側頭連合野　44
側脳室　49
側方抑制　77
組織　3
咀嚼　160
速筋　61
ソマトスタチン　183
粗面小胞体　16

た

第3脳室　49,50f
第4脳室　49,50f
体温　193
体温調節中枢　41
対光反射　39,78,79
　── の経路　78f
対向流増幅系　147
胎児赤芽球症　99
胎児ヘモグロビン　170,209
代謝産物　119
代謝水　148
代謝性アシドーシス　156f,157
代謝性アルカローシス　156f,157
代謝当量　193
大十二指腸乳頭　165
体循環　102,103f
大循環　102
帯状回　49
大静脈圧　116
体性感覚　73
　── の伝導路　72f
体性感覚野　43
体性神経反射　36
大蠕動　168
大唾液腺　160
大腸　168
大動脈小体　139
タイト結合　50
大脳　34,35f
大脳基底核　49
大脳皮質　42-44
胎盤　185,207,208
タイプI線維　61
タイプIIA線維　61
タイプIIB線維　61
体部位局在　42,44f
唾液　160
唾液腺　160f
多細胞生物　3

脱酸素 Hb　89
脱分極　18
多糖類　188
多尿　151
田原結節　104f
単核細胞　66
短環フィードバック　176
短期記憶　45
単球　93
単極肢導出　106
単細胞生物　3
炭酸　155
炭酸・重炭酸緩衝系　155
炭酸脱水酵素　155
単シナプス反射　36
胆汁　91,165,170
胆汁酸　166
単収縮　59
男性ホルモン　182
胆石症　166
淡蒼球　49
担体　14
単糖　167
単糖類　188
タンパク質　6f,167,189,192
タンパク質代謝　191
タンパク同化作用　184
タンパク尿　152

ち

チェーン-ストークス呼吸　141
遅筋　61
蓄尿反射　150,151f
腟　202,203f
緻密質　67,68f
着床　206,207f
チャネル　13
中間密度リポタンパク質　191
中耳　80f
中心窩　75,75f
中心溝　42
中心後回　43
中心静脈圧　116,123
中心前回　42
中心体　16
中枢神経系　21,34
中性脂肪　169,188
中脳　34
中胚葉　208
超音波　81

聴覚の伝導路　81f
聴覚野　43
長環フィードバック　176
長期記憶　45
聴診間隙　113
聴診ギャップ　113
聴診法　112
腸相　163,164f
超低密度リポタンパク質　191
腸内細菌叢　168
懲罰系　41
跳躍伝導　23
直接対光反射　39
直接ビリルビン　91
直接法，血圧測定の　112
直腸温　195
陳述記憶　45

つ

痛覚　73
痛点　73
ツチ骨　79,80f

て

抵抗血管　118
抵抗トレーニング　221
抵抗反応期　182
低身長症　178
低体温　197
低張　9
低密度リポタンパク質　191
デオキシヘモグロビン　89,89f
デオキシリボ核酸　15
適刺激　71
テストステロン　184,221
鉄　91,191
鉄欠乏性貧血　91,92
手続き記憶　45
デルマトーム　73
伝音難聴　81
電解質　96
電解質コルチコイド　173,181
電気的心軸　107
電子伝達系　191
転写　15
伝導速度　19

と

糖　166
　── の膜消化　166f

頭蓋内圧亢進　50
瞳孔括約筋　78
瞳孔散大筋　78
糖鎖　188
糖質　188
糖質コルチコイド　173,181,182
糖質代謝　191
等尺性収縮　59,60ƒ
動静脈吻合　126
糖新生　189
洞性徐脈　107
頭相　163,164ƒ
闘争と逃走　182
糖タンパク　188
等張　9
頭頂後頭溝　42
等張性収縮　59,60ƒ
頭頂葉　43
頭頂連合野　43
動的運動　220
動的感受性　63
糖尿　149,152
糖尿病　184,186
洞房結節　104,104ƒ
洞房結節細胞　104
洞房ブロック　108
動脈血酸素分圧　139
動脈血酸素飽和度　220
動脈血二酸化炭素分圧　157
動脈の弾性　111
等容性弛緩期　115
等容性収縮期　114,116
ドーピング　222
特異的防御機構　94
特異動的作用　194
特殊感覚　74
特殊心筋　105
怒責　120
ドパミン　31
トランスファーRNA　15
トランスフェリン　92
トリグリセリド　188
トリグリセロール　189
鳥肌　194
トリプシン　165
トリペプチド　191
トリヨードサイロニン　179
努力肺活量　141
トロポニン　54,55ƒ,57
トロポミオシン　54,55ƒ

トロンビン　96

な

内因子　93,164
内因性発熱物質　197
内温性　193
内呼吸　131
内耳　80ƒ
内耳神経　81
内臓痛　74
内側直筋　79
内尿道括約筋　151
内胚葉　208
内分泌腺　172
内リンパ　80
長さ-張力関係　65
ナチュラルキラー細胞　94
ナトリウム　190
軟口蓋　160
難聴　81

に

苦味　82
ニコチン性アセチルコリン受容体
　　　　　　　　　　　　　　55
ニコチン性受容体　30
二酸化炭素　137
二酸化炭素分圧　125,139
二次終末　62
二次性能動輸送　14
二次精母細胞　200
二重支配　24
二重らせん　15ƒ
二次卵胞　204,205ƒ
二次卵母細胞　205
日内変動　196
日射病　197
二点識別覚　73
二糖類　188
ニトログリセリン　124
乳化　166
乳酸　191
乳酸性閾値　218
乳糜　127,168
ニューロン　21
尿管　150
尿細管　145,146ƒ
尿失禁　152,213
尿素　169,192
尿道　150,199

尿道球腺　199,200ƒ
尿の生成　145
尿閉　152
尿崩症　152
妊娠黄体　209

ね

ネクサス　66
熱中症　197
熱放散　194
ネフロン　145
粘液水腫　180
粘膜　94

の

脳　34
脳圧亢進　50
脳幹　34,38
脳梗塞　96
脳室　49
脳死判定　38
脳循環　125
脳神経　24ｔ
脳性ナトリウム利尿ペプチド　185
脳脊髄液　49,50ƒ
脳波　46,46ƒ,49ｔ
脳ヘルニア　50
ノルアドレナリン　25,30
ノンレム睡眠　47

は

歯　160
肺活量　136
肺血栓塞栓症　96
肺高血圧　127
肺循環　102,103ƒ,126
肺静脈圧　127
肺線維症　141
肺動脈圧　126
排尿困難　152
排尿障害　213
排尿痛　152
排尿反射　38,151ƒ
胚盤　207,208ƒ
胚盤胞　206
排便中枢　168
排便反射　168,169ƒ
肺胞　131,134
肺胞換気量　137
肺胞上皮細胞　134

肺胞内圧　127
排卵　207f
排卵期　204
ハヴァース管　67,68f
白筋　61
白質　34
拍出期　115
白体　204,205f
白内障　78
破骨細胞　67
破水　210
バセドウ病　180
バソプレシン　97,120,148,179
パチニ小体　73,74f
発汗　195,220
白血球　4t,93
発声筋　132
発熱　197
馬尾　33
バビンスキー反射　36
パラアミノ馬尿酸　149
パラソルモン　67,97,173,180f,181
バルサルバ試験　120
パルスオキシメータ　142
半規管膨大部　81,82f
反射弓　24,25f,36
反射性尿失禁　152
半透膜　8
半盲　76f

ひ

ピークフロー　141
被殻　49
皮下脂肪組織　189
皮下静脈叢　126
鼻腔　132
鼻孔　132
鼻甲介　132
皮質脊髄路　36
鼻汁　132
尾状核　49
微小循環　122
尾髄　33
ヒス束　104f,105
ヒスタミン　123,163,173
ヒスチジン　192
脾臓　91
ビタミン　189
　── B$_{12}$　91,164
　── D　97,181

非陳述記憶　45
必須アミノ酸　192
鼻道　132
非特異的防御機構　94
ヒト絨毛性ゴナドトロピン
　　　　　　　　　　　185,209
ヒト絨毛性ソマトマンモトロピン
　　　　　　　　　　　185
ヒドロキシアパタイト　67
泌尿器系　6,7f
疲憊期　182
皮膚　94
皮膚温　195
皮膚感覚　73
皮膚循環　126
皮膚分節　73,74f
肥満　193
肥満細胞　123
鼻毛　132
標的細胞　172
表面筋電図　64f
ビリルビン　92f
ピルビン酸　191
貧血　92
頻尿　152
頻拍　109

ふ

ファーター乳頭　165
フィードフォワード　11
フィブリノゲン　96,97
フィブリン　96
不応期　18,65,104
フォルクマン管　68f
不感蒸散　148
腹圧性尿失禁　152
腹外側視索前野　47
副交感神経　23,26,27f,105
複合筋活動電位　23
副甲状腺　180
副細胞　162
副腎　181
副腎髄質　182
副腎皮質　181
副腎皮質刺激ホルモン　178
輻輳反射　79
副鼻腔　132
不減衰伝導　22
浮腫　123
不随意筋　53

不整脈　107
ブドウ糖　5f
負のフィードバック
　　　　　　10,11f,175,203f
プラスミノゲン　96
プラスミン　96
プラトー　65,103
ふるえ　194
プルキンエ線維　104f,105
フレイル　222
ブローカ中枢　42
ブロードマンの脳地図　43f
フローボリューム曲線　141
プロゲステロン　184
プロスタグランジン　173
　── E$_2$　197
　── I$_2$　119
プロスタサイクリン　119
プロラクチン　178
分泌期　205
分娩　210
噴門　161,162f

へ

平滑筋　3,53,66
　── の収縮メカニズム　67f
平均血圧　110
閉経　213
平衡感覚　81,82f
平衡斑　81,82f
閉塞性換気障害　141
ペースメーカ　104
ペースメーカ電位　105
ペーペズ回路　49
ヘーリング-ブロイエル反射　140
壁細胞　162
ペプシノゲン　162
ペプチド　191
ペプチド型ホルモン　173,174f
ペプチド輸送系　167f
ヘマトクリット値　89t
ヘム　89
ヘモグロビン　88,89
ヘモグロビン酸素解離曲線
　　　　　　　　　　　89f,90
ヘモグロビン濃度　89t
ヘリコバクター・ピロリ　163
ベル-マジャンディの法則　24
ヘルパー T 細胞　94
便意　168

辺縁系　49
辺縁葉　42
変形能　88,89*f*
娩出期　210
扁桃体　49
便秘　213
弁別閾　72
鞭毛　201
ヘンレループ　147

ほ

防衛反応　182
防御反射　63
膀胱　150,150*f*
抱合型ビリルビン　91
傍糸球体装置　144
房室結節　104*f*,105
房室束　104*f*
房室ブロック　108
報酬系　41
紡錘波　47
乏尿　151
胞胚　206,208*f*
傍分泌　172
ボーア効果　90
ボーマン嚢　144*f*,145
補助呼吸筋　134
ボタロ管　209
勃起　201,202*f*
骨　66
ホメオスタシス　10,41,144
ポリペプチド　191
ボルグ指数　128
ホルモン　172
　── の不活性化　170
ホルモン-受容体複合体　174
本能行動　41,173
ポンプ　14
翻訳　15

ま

マイスナー小体　73,74*f*
マイスナー神経叢　162
毎分肺胞換気量　137
膜消化　166*f*,167
マグネシウム　191
マクロファージ　93
末梢神経系　21
マンシェット　112
慢性閉塞性肺疾患　141

満腹中枢　41

み

ミエリン鞘　22
ミオシン　53
ミオシン軽鎖キナーゼ　66
ミオシンフィラメント　54,55*f*
味覚　81
　── の伝導路　83*f*
ミセル　168
三つ組　54,55*f*
ミトコンドリア　16
脈圧　110,111
味蕾　81,82*f*,160

む

無機質　190
無酸素性作業閾値　218
無髄神経線維　22
ムスカリン性受容体　30
無尿　151

め

明暗順応　78
明順応　79
迷走神経　26,105
メッセンジャーRNA　15
メラトニン　185
メルケル盤　73,74*f*
免疫　94
免疫グロブリン　94

も

毛細血管　117,122
毛細血管圧　122
毛細リンパ管　127
網状赤血球　88
網状帯　181*f*,182
盲点　77
毛包受容器　73,74*f*
網膜　75
毛様体　77
網様体　38
毛様体筋　77,78*f*
毛様体小帯　77,78*f*
網様体脊髄路　36
網様体賦活系　39
モノアミン　39
モノアミンオキシダーゼ　30
門脈　126

門脈循環　126

や, ゆ

やせ　193
有郭乳頭　82*f*
融合膜　50
有酸素系　218
有髄神経線維　22
誘発筋電図　64*f*
誘発脳波　47
有毛細胞　80
幽門　161,162*f*
遊離ビリルビン　91
輸出細動脈　145
輸送体　14
輸入細動脈　145

よ

葉気管支　133
溶血　91
溶血性貧血　93
葉酸　91
葉状乳頭　82*f*
腰髄　33
陽性徴候　39
ヨウ素　191
腰椎穿刺　50
羊膜腔　207
容量血管　123
抑制性シナプス　29
抑制性シナプス後電位　29
余剰学習　45
予備吸気量　136
予備呼気量　136

ら

ライディッヒ細胞　184,199,200*f*
らせん動脈　208
ランヴィエの絞輪　22
卵円孔　209
卵黄嚢　207
卵割　206
卵管　202,203*f*
卵管膨大部　206
卵形嚢　81,82*f*
ランゲルハンス島　183
卵細胞　4*t*
乱視　78
卵子　205,207*f*
卵巣　202,203*f*

卵巣周期　204
卵の減数分裂　205
卵胞　205*f*
卵胞期　204
卵胞腔　204
卵胞刺激ホルモン　178,203
卵母細胞　205

り

リアノジン受容体　56
リエントリー　108
リパーゼ　165
リボ核酸　15
リボソーム　15,16
リボソーム RNA　15
リポタンパク質　191
流動性知能　212
両眼視　79
両側性伝導　23
緑内障　78
リン酸イオン　8
リン脂質　13,189
輪状咽頭筋　160
リンパ球　93
リンパ循環　127
リンパ節　127

る

類洞　126
ルフィニ小体　73,74*f*

れ

冷覚　73
冷点　73
レニン　120,144,148,185
レニン-アンジオテンシン系　120*f*
レプチン　185
レム睡眠　47,48
連結橋　57,58*f*
連合学習　45
連合野　42
　　── の区分　43*f*

ろ, わ

ロイドとハントの分類　24
老化　212,213
老眼　212
老視　77
老年性難聴　81,212
濾過　122,146

濾過-再吸収の法則　123
肋間神経　134
ロドプシン　75
濾胞　179
ワーラー変性　22

数字・欧文

Ⅰ音　115
Ⅰa 群求心性線維　36
Ⅰb 群求心性線維　37
Ⅰb 抑制　37
Ⅱ音　115
Ⅲ音　115
Ⅳ音　115
1 回換気量　135
1 回心拍出量　109
1 秒率　136
1 秒量　136
5-ヒドロキシトリプタミン(5-HT)　31
α-アミラーゼ　165
α 運動ニューロン　54
α 波　46
β 波　46
γ-アミノ酪酸(γ-amino-butyric acid：GABA)　30
γ 環(γ loop)　63
δ 波　46
θ 波　46

A

A 型　98
A 細胞　183
A 帯　53,55*f*
AB 型　98
ABO 式血液型　98,99*f*
acetylcholine(ACh)　25,30
acetylcholine esterase(AChE)　30
acidosis　157
acromegaly　178
action potential　16
active tension　60
Addison 病　182
adenosine triphosphate(ATP)　8,8*f*,217
adrenocorticotropic hormone (ACTH)　178
AED　109
afferent fiber　23

afterload　116
alarm reaction phase　182
aldosterone　181
alkalosis　157
aminopeptidase　167
anaerobic threshold(AT)　218
androgen　182
anti-diuretic hormone(ADH)　148
apoptosis　16
arteriole　117
ATP　8,8*f*,217
atrial natriuretic peptide(ANP)　185
atrio-ventricular node(AV node)　105
Auerbach 神経叢　162
auscultatory gap　113
automated external defibrillator (AED)　109
automaticity　105

B

B 型　98
B 細胞　94,183
Babinski 反射　36
basal metabolic rate(BMR)　193
Basedow 病　180
Bell-Magendie の法則　24
bitter　82
blood-brain barrier　50
blood-testis barrier　199
Bohr 効果　90
Borg 指数　128
Botallo 管　209
Bowman 囊(Bowman's capsule)　144*f*,145
brain natriuretic peptide(BNP)　185
Brodmann の脳地図　43*f*
Broca 中枢　42
buffer action　155

C

Ca　190
Ca²⁺　57,97
Ca²⁺ 放出チャネル　56
Ca²⁺ 誘発性 Ca²⁺ 遊離 (Ca²⁺-induced Ca²⁺ release)　65
cal　192
calcitonin　180

calmodulin（CaM）　66
carbonic anhydrase　155
cardiac muscle　53
cardiac output（CO）　109
carrier　14
central venous pressure（CVP）
　　　　116
cerebral circulation　125
cerebrospinal fluid（CSF）　49
channel　13
Cheyne-Stokes 呼吸　141
cholecystokinin（CCK）　163, 165
cholelithiasis　166
chronic obstructive pulmonary
　disease（COPD）　141
chylomicron　168
chymotrypsin　165
circadian rhythm　48
Cl^-　8
clot　86
CO_2　137
　── の運搬　138 f
CO_2 ナルコーシス　142
colloid osmotic pressure　98
compound muscle action potential
　（CMAP）　23
cone　75
Conn 症候群　182
contractility　66, 116
contracture　59
coronary circulation　124
cortisol　181
Corti 器　80, 80 f
Cowper 腺　199, 200 f
cretinism　180
cross bridge　57
CSF　49
Cushing 症候群　182
cutaneous circulation　126
CVP　116

D

D 細胞　183
defense response　182
deoxyribonucleic acid（DNA）　15
dermatome　73
DHP 受容体　56
diastolic blood pressure（P_D）　110
diffusion　138
dipeptide　191

disaccharide　188
DNA　15
dopamine　31
doping　222
dwarfism　178

E

efferent fiber　23
Einthoven の正三角形　107
electrocardiogram（ECG）　106
electroencephalogram（EEG）　46
electromyogram（EMG）　64
end plate　55
end plate potential　55
endoplasmic reticulum　16
enterogastrone　163
enzyme　14
Erlanger と Gasser の一般分類　24
erythropoietin　91
estrogen　184
evoked EMG　64
exchanger　14
excitation-contraction coupling　56
excitatory post-synaptic potential
　（EPSP）　29
exhaustion phase　182
exocytosis　27

F

F アクチン　54
F 波　31 t
fatty acid　189
Fe　191
feedforward　11
FF 型（fast-twitch fatigable type）
　　　　62, 222
fight and flight　182
follicle-stimulating hormone（FSH）
　　　　178, 203
FR 型（fast-twitch fatigue resistant
　type）　62

G

G アクチン　54
GABA　30
gap junction　66, 103
gastric inhibitory peptide（GIP）
　　　　163
gastrin　163

glomerular filtration rate（GFR）
　　　　149
glucagon　183
glucocorticoid　181
glutamic acid　31
glycerol　189
Golgi 腱器官　36, 62, 63
Golgi 装置　16
gonadotropin　178
gonadotropin-releasing hormone
　（GnRH）　202
Graaf 卵胞　204, 205 f
Graves 病　180
growth hormone（GH）　178

H

H^+　155
H 帯　54, 55 f
H 波　31 t, 64
H_2CO_3　155
Havers 管（Haversian canal）
　　　　67, 68 f
Hb　88
Hb 濃度　89 t
HbF　170, 209
HCl　162
HCO_3^-　138, 155, 165
heart rate（HR）　109
Helicobacter pylori　163
Henle ループ　147
Hering-Breuer 反射　140
high density lipoprotein（HDL）
　　　　191
histamine　123, 163
His 束（His bundle）　104 f, 105
homeostasis　10
HPO_4^{2-}　8
Ht 値　89 t
human chorionic gonadotropin
　（hCG）　185, 209
human chorionic somatomammotro-
　pin（hCS）　185
hypertension　114
hyperthyroidism　180
hyperventilation syndrome　140
hypothyroidism　180

I

I　191
I 帯　54, 55 f

immunoglobulin(Ig) 94
inhibitory post-synaptic potential
　(IPSP) 29
insulin 183
insulin-like growth factor(IGF)
　　　　　　　　　67, 185
intercalated disk 66
intermediate density lipoprotein
　(IDL) 191
isometric contraction 59
isotonic contraction 59

J

jaundice 91
juxtaglomerular apparatus(JGA)
　　　　　　　　　144

K

K 190
K^+ 8
Korotkoff 音 113
Krebs 回路 191
Kupffer 細胞 91, 92f, 93
Kussmaul 呼吸 140

L

lactate threshold(LT) 218
Langerhans 島 183
lateral inhibition 77
leptin 185
Leydig 細胞 184, 199, 200f
lipase 165
Lloyd と Hunt の分類 24
low density lipoprotein(LDL) 191
luteinizing hormone(LH) 178, 203
lymph node 127

M

M 波 64
manchette 112
mast cell 123
mean blood pressure(P_M) 110
Meissner 小体 73, 74f
Meissner 神経叢 162
melatonin 185
Merkel 盤 73, 74f
METs 193
Mg 191
micelle 168
mineralocorticoid 181

mitochondria 16
monoamine oxidase(MAO) 30
monosaccharide 188
mOsm 9
motor unit 56
mRNA 15
muscle power 216
muscle spindle 62
muscle strength 216
myofibril 53
myosin light-chain kinase(MLCK)
　　　　　　　　　66
myxedema 180

N

Na 190
Na^+ 8, 96
Na^+-K^+ ポンプ 14
$NaHCO_3$ 155
natural killer 細胞(NK 細胞) 94
negative feedback 11
nephron 145
neuron 21
neurotransmitter 27
nexus 66
-NH_2 174
NO 119, 173
node of Ranvier 22
nonREM 睡眠 47
noradrenaline 25, 30

O

O 型 98
O_2 137
opioid 31
Osm 9
oxygen debt 218
oxygen deficit 218
oxytocin 177

P

P 波 106t
P_A 127
P_a 127
pacemaker potential 105
Pacini 小体 73, 74f
Pa_{CO_2} 157
Pa_{O_2} 139
Papez 回路 49

para-amino hippuric acid(PAH)
　　　　　　　　　149
paradoxical sleep 48
parathormone(PTH) 67, 181
parathyroid gland 180
P_D 110
peak bone mass 68
pepsinogen 162
PGE_2 197
PGI_2 119
pH 155
pheochromocytoma 183
pituitary gigantism 178
placenta 185
plasma 86
plateau 65, 103
P_M 110
polypeptide 191
polysaccharide 188
PQ 間隔 106t
preload 115
progesterone 184
prolactin 178
proprioception 62
prostaglandin 173
PR 間隔 106t
P_S 110
pulmonary circulation 126
pulse pressure 110
pump 14
Purkinje 線維(Purkinje fiber)
　　　　　　　　　104f, 105
P_V 127

Q

QRS 群 106t
QT 106t

R

Ranvier の絞輪 22
re-entry 108
receptor 13
refractory period 18
REM 睡眠 47
renal plasma flow(RPF) 149
renin 120
resistance reaction phase 182
respiratory quotient(RQ) 193
resting potential 17
resting tension 60

Rh 式血液型　98
Rh（＋）　98
Rh（－）　98
rhodopsin　75
ribonucleic acid（RNA）　15
ribosome　16
rod　75
RPF　149
rRNA　15
Ruffini 小体　73,74f

S

S 型（slow-twitch type）　62
salty　82
Sao$_2$　220
sarcomere　54
sarcopenia　222
sarcoplasmic reticulum　54
Schwann 細胞　22
secretin　163,165
Selye のストレス学説　182
serotonin　31
Sertoli 細胞　199,200f
serum　86
sino-atrial node（SA node）　104
sinusoid　126
skeletal muscle　53
sliding theory　57
smooth muscle　53
somatostatin　183

sour　82
spasticity　38
ST 部分　106 t
Starling の心臓の法則（Starling's
　law of the heart）　65,116
stroke volume（SV）　109
sweet　82
synapse　26
systolic blood pressure（P$_S$）　110

T

T 管（T tubule）　54,55f
T 細胞　95
T 波　106 t
T$_3$　179
T$_4$　179
TCA 回路　191,218
terminal cisterna　54
testis　199
tetanus　59
threshold　18
thyroid gland　179
thyroid stimulating hormone（TSH）
　　　　　　　　　　175,178
thyrotropin releasing hormone
　（TRH）　175
thyroxine（T$_4$）　179
tight junction　50
Torr　137
total tension　61

transporter　14
triad　54
triggered activity　108
triglyceride　188
triiodothyronine（T$_3$）　179
tripeptide　191
tRNA　15
trypsin　165
twitch　59

U

Uhthoff 徴候　198
umami　82

V

Valsalva 試験（Valsalva maneuver）
　　　　　　　　　　　120
vasopressin　148
Vater 乳頭　165
ventilatory threshold（VT）　218
very low density lipoprotein
　（VLDL）　191
vital capacity（VC）　136
Volkmann 管　68f

W, Z

Weber の法則　72
Wernicke 中枢　44
Willis の大脳動脈輪　125,125f
Z 帯　54,55f